跟我学中医
——中医入门

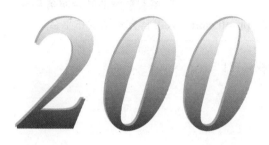

主　编　何清湖　葛晓舒

编　委（按姓氏笔画排序）

尹周安　龙　玲　刘旺华　向　陈
肖碧跃　何清湖　周　曦　郭春秀
黄巧丽　葛晓舒　曾晓进　谢雪姣

人民卫生出版社

图书在版编目（CIP）数据

跟我学中医：中医入门 200 问 / 何清湖，葛晓舒主编 . —北京：人民卫生出版社，2017

ISBN 978-7-117-24351-3

Ⅰ.①跟…　Ⅱ.①何…　②葛…　Ⅲ.①中医学 – 基本知识　Ⅳ.①R2

中国版本图书馆 CIP 数据核字（2017）第 080059 号

人卫智网	www.ipmph.com	医学教育、学术、考试、健康，购书智慧智能综合服务平台
人卫官网	www.pmph.com	人卫官方资讯发布平台

跟我学中医——中医入门 200 问

主　　编：何清湖　葛晓舒
出版发行：人民卫生出版社（中继线 010-59780011）
地　　址：北京市朝阳区潘家园南里 19 号
邮　　编：100021
E - mail：pmph @ pmph.com
购书热线：010-59787592　010-59787584　010-65264830
印　　刷：三河市博文印刷有限公司
经　　销：新华书店
开　　本：710×1000　1/16　印张：18
字　　数：285 千字
版　　次：2017 年 5 月第 1 版　2017 年 11 月第 1 版第 2 次印刷
标准书号：ISBN 978-7-117-24351-3/R · 24352
定　　价：39.00 元

打击盗版举报电话：010-59787491　E-mail：WQ @ pmph.com
（凡属印装质量问题请与本社市场营销中心联系退换）

内容提要

中医学是中国的国粹，千百年来，中医药文化已经深深地渗透到人民生活的各个方面，发挥着防病、保健、养生等重要作用。本书通过问答体的形式揭示中医的奥妙，帮助普通百姓了解中医、学习中医，具体分为学中医必知的医史医话、中医的基础理论、实用的中医诊断知识、生活中的中药常识、熟悉常用中医名方、中医经典凝萃、中医养生的理论与方法、民俗谚语的中医解读、明辨民间疗法效果、国医大师经验谈十部分内容。一问一答，通俗易懂，趣味横生，又不失专业性，每个问题都阐述了中医学的某个重要知识点，对希望学习中医的人来说，是一部简单、实用、入门级的科普读物。

前　言

中医药学是中国传统文化的珍贵遗产,经过几千年的发展,始终没有断绝,而且积累了大量宝贵的养生与诊治疾病的经验,在当代社会仍然发挥着重要的作用。从民间谚语到时令饮食,从季节养生到服食防病,从刮痧针灸到方药治病,中医药文化在我们的生活中处处可见,有着广泛的群众基础,老百姓相信中医文化,热爱中医文化。但是中医药学体系庞杂,一般人学习中医往往望而生畏。我们这部书希望向广大群众普及中医学知识,因此本着"通俗、实用、专业"的原则,抽选了中医学科里面比较重要又与百姓生活息息相关的内容,采用问题解答的形式介绍中医学,兼顾了趣味性和专业性,能让普通百姓一看就发现中医原来如此有趣,又如此实用,从而能用基本的中医理论指导自己科学养生,积极地防病保健。

现代高等中医药院校学习中医学的主体课程有《中国医学史》《中医基础理论》《中医诊断学》《中药学》《方剂学》《中医内科学》等,我们在这些知识体系中,挑选出最实用、最能体现中医特色的重要问题,同时结合民俗文化和百姓身边生活,确立了10个编写框架:医史医话、中医理论、中医诊断、中药常识、中医名方、经典凝粹、中医养生、民俗谚语、民间疗法、国医经验。每一部分都包含20个问题,把这200个问题串起来,基本呈现了相关中医知识体系的概貌。这些问题都是老百姓日常生活中经常接触到的话题,但是可能知其然不知其所以然,缺乏深刻、科学的认识。例如,为什么中医界喜欢用"杏林"的名号,中医为什么讲究阴阳五行学说,中医为什么从不"头痛医头、脚痛医脚",什么是子午流注养生法,生活中口味偏嗜能导致什么病,什么是"上火",黄芪、人参分别补什么气,等等。通过这些问题,让老百姓了解中医的发展史、中医药的治疗特色,同时能认识一些对中医不科学的说法,了解中医的先进性和优势所在。特别是全面了解中医代表性的养生观念和养生方法后,能科学养生,避免盲目跟风。

我长期以来一直致力于中医知识的大众普及和中医药文化研究,20余年来出版了大量中医科普和文化著作。近年来,养生成为百姓生活的热门话题,为了能让广大普通民众深入了解中医基本理论和疾病防治特色,我与湖南中医药大学的中青年骨干教师们,通过近两年的努力,完成了《跟我学中医——中医入门200问》这部书的编写工作。当然,由于时间和水平有限,书中疏漏和不足之处在所难免,希望读者及时批评指正,以便再版时能够订正完善!

何清湖

2017 年 1 月于长沙

目 录

学中医必知的医史医话

1. 神农为什么要尝百草? ……………………………… 1

2. 为什么中医界总提到"杏林"二字? ……………… 3

3. "橘井泉香"是什么典故? ………………………… 4

4. 历史上有精通中医的皇帝吗? …………………… 4

5. 为什么范仲淹说"不为良相,则为良医"? ……… 6

6. 扁鹊为什么被称为"神医"? ……………………… 6

7. 针灸是怎么起源的? ……………………………… 8

8. 中医为什么把酒称作"百药之长"? ……………… 9

9. 汤液是由谁发明的? ……………………………… 11

10. 中药著作为什么喜欢以"本草"命名? ………… 12

11. 医生为什么被称为"大夫""郎中"? …………… 13

12. 魏晋时期流行服食的"五石散"是什么? ……… 14

13. 吸鼻烟能治病吗? ……………………………… 15

14. 古代中医是怎么预防天花的? ………………… 16

15. 药王孙思邈为什么长寿? ……………………… 17

16. 墨能入药治病吗? ……………………………… 19

17. 宋代钱乙用一味黄土就治好了太子的病? …… 20

18. 许胤宗熏蒸法治柳太后中风案是怎么回事? … 21

19. 古代江湖医生都是骗人的吗? ················· 22

20. 清末医界的"中西医汇通派"是什么意思? ················· 24

要了解的中医基础理论

1. 为什么中医总说阴阳? ················· 26

2. 生病时五脏会相互影响吗? ················· 28

3. 为什么说中医不会"头痛医头,脚痛医脚"? ················· 29

4. 什么是"冬病夏治"? ················· 31

5. 为什么中医不能"一方包治百病""一方专治一病"? ················· 32

6. 阳虚、阴虚是什么意思? ················· 33

7. 为什么说"心主神明"? ················· 34

8. 为什么说脾胃一虚百病生? ················· 35

9. 什么是"五脏藏神"说? ················· 37

10. 病是吃出来的吗? ················· 38

11. "书呆子"容易生什么病? ················· 39

12. 喜怒哀乐都会伤身体吗? ················· 41

13. 男人为什么怕"肾虚"? ················· 42

14. 针灸为什么能治病? ················· 43

15. 为什么说生病就是邪正相争? ················· 44

16. 外感六邪是什么? ················· 46

17. 为什么中医治病强调"因人、因时、因地"? ················· 48

18. 为什么说"是药三分毒"? ················· 50

19. "子午流注"养脏腑是怎么回事? ················· 51

20. 人体节律决定疾病的变化吗? ················· 53

⫷ 要学会的中医诊断知识 ⫸

1. 为什么传统中医诊病不用靠仪器设备？ ················· 55

2. 看眼睛就能知道身体的疾病吗？ ················· 56

3. 耳鸣说明身体出了什么问题？ ················· 58

4. 为什么说有齿痕舌多是气血虚？ ················· 59

5. 舌苔反映身体的什么异常？ ················· 60

6. 口气能反映身体的疾病吗？ ················· 62

7. 头晕眼花是什么病的预兆？ ················· 63

8. 说话声和呼吸声能反映身体的疾病吗？ ················· 64

9. 为什么说"咳嗽不止于肺，而不离乎肺"？ ················· 66

10. 哪些迹象表明身体"上火"了？ ················· 67

11. 指甲能反映身体的疾病吗？ ················· 68

12. 为什么会"少气懒言"？ ················· 69

13. 大小便能反映身体的疾病吗？ ················· 71

14. 发热也分许多种类吗？ ················· 72

15. "盗汗"和"自汗"都是什么汗？ ················· 74

16. 老了都会"肾虚"吗？ ················· 75

17. 中医为什么要辨别体质？ ················· 76

18. 什么是"回光返照"？ ················· 77

19. 失眠有多少原因？ ················· 78

20. 口味偏好也能致病吗？ ················· 80

⫷ 弄懂生活中的中药常识 ⫸

1. 气虚吃黄芪还是人参好？ ················· 82

2. 风寒感冒为什么要吃发汗的药？ ················· 85

3. 枸杞菊花茶能防止老花眼吗？ ················· 87

4. 女性要多吃当归吗? ………………………………………………… 89

5. 板蓝根能预防流行性感冒吗? ……………………………………… 90

6. 山楂可以多吃吗? …………………………………………………… 91

7. 山药是滋补上品吗? ………………………………………………… 92

8. 田七是止血良药吗? ………………………………………………… 94

9. 天麻是除头痛的神药吗? …………………………………………… 95

10. 茯苓可以延年益寿吗? ……………………………………………… 96

11. 金银花为什么是凉茶中的主角? …………………………………… 97

12. 西洋参可以补充体力吗? …………………………………………… 98

13. 豆豉有什么功效? …………………………………………………… 99

14. 决明子真可以减肥吗? ………………………………………………101

15. 胖大海泡服包治咽喉疾患吗? ………………………………………102

16. 大枣是长生药吗? ……………………………………………………104

17. 薏米化湿可以常吃吗? ………………………………………………105

18. 水蛭粉可以减少血管斑块吗? ………………………………………106

19. 石斛为什么那么昂贵? ………………………………………………107

20. 百合是补肺的良药吗? ………………………………………………108

认识中医名方治病奥妙

1. 感冒发热吃小柴胡汤有用吗? ………………………………………110

2. 夏日肠胃感冒为什么吃藿香正气散好? ……………………………111

3. 天王补心丹和酸枣仁汤为什么是失眠名方? ………………………113

4. 半夏厚朴汤是慢性咽炎的对证方吗? ………………………………115

5. 老年慢性支气管炎的专方是小青龙汤吗? …………………………116

6. 小儿外感咳嗽吃桑菊饮还是止嗽散好? ……………………………117

7. 逍遥散是治月经不调的名方吗? ……………………………………119

8. 半夏泻心汤是幽门螺杆菌的克星吗? ………………………………120

9. 总是胃痛嗳气要吃大柴胡汤或旋覆代赭汤吗? ……………………122

10. 为什么人参养荣丸是气血双补名方？ …………………………123

11. 中气下陷吃补中益气汤行吗？ …………………………………124

12. 六味地黄丸真能延年益寿吗？ …………………………………126

13. 炙甘草汤能治虚劳证吗？ ………………………………………127

14. 高血压都吃天麻钩藤饮吗？ ……………………………………129

15. 补阳还五汤能预防中风吗？ ……………………………………130

16. 子宫肌瘤吃桂枝茯苓丸有用吗？ ………………………………131

17. 糖尿病要吃各种地黄丸吗？ ……………………………………133

18. 冬天皮肤干燥瘙痒吃当归饮子就会好吗？ ……………………134

19. 生理性肾阳虚要吃金匮肾气丸吗？ ……………………………136

20. 地黄饮子或安神定志丸能防治老年性痴呆吗？ ………………137

学习经典了解常见病证问题

1. 什么是中医四大经典？ …………………………………………140

2. 为什么《伤寒论》里用得最多的药是生姜？ …………………141

3. 非典在中医理论为什么叫温病？ ………………………………143

4. 为什么张仲景用辨证的方法看病？ ……………………………144

5. 心痛就是心脏病吗？ ……………………………………………145

6. 出现"多饮、多食、多尿、消瘦"的症状一定是糖尿病吗？ ……146

7. 肝炎患者为什么会出现厌油、厌食等消化问题？ ……………147

8. 发热就吃清热解毒的中药吗？ …………………………………147

9. 感冒怎么辨寒热呢？ ……………………………………………148

10. 便秘就吃泻药吗？ ………………………………………………149

11. 温病为什么非常重视舌质、舌苔的变化呢？ …………………151

12. 什么是卫气营血辨证？ …………………………………………152

13. 什么是六经辨证？ ………………………………………………154

14. 感冒不及时治疗会发生什么变化呢？ …………………………155

15. 怎么根据发热的特点辨别疾病呢？ ……………………………156

16. "冬伤于寒,春必温病"是怎么回事? ·············157

17. 张仲景治疗虚证为什么以补脾、肾为主? ·············158

18.《黄帝内经》为什么是中医必读经典? ·············159

19. 桂枝汤为什么号称"经方之冠"? ·············161

20. "百病生于气"怎么理解? ·············162

中医养生的理论和方法

1. 养生为什么要"天人相应"? ·············164

2. 为什么要"春夏养阳,秋冬养阴"? ·············165

3. 养形和养神哪个更重要? ·············167

4. 为什么"上医治未病"? ·············168

5. 为什么说"恬惔虚无,病安从来"? ·············170

6. 养生只是老年人的事吗? ·············170

7. 亚健康需要治疗吗? ·············172

8. 体质可以调养改变吗? ·············173

9. 中医养生只能用药吗? ·············175

10. 什么是"虚不受补"? ·············176

11. 药膳人人都可以吃吗? ·············178

12. 为什么说"药补不如食补"? ·············179

13. "吃什么,补什么"对吗? ·············180

14. 雾霾天要吃"清肺食物"吗? ·············181

15. 冬天手脚冰凉是病吗? ·············182

16. 晚上吃夜宵好吗? ·············183

17. 怎样睡觉才能养生? ·············185

18. 中医如何看待减肥? ·············186

19. 中医如何看待节欲? ·············188

20. 为什么"食宜谷食多而肉食少"? ·············189

民俗谚语中的中医道理

1. 为什么南方"三月三,地菜煮鸡蛋"? …………………… 191
2. "男不离韭,女不离藕"有道理吗? …………………… 192
3. 为什么说"桃养人,杏伤人,李子树下埋死人"? …………… 193
4. 孝顺老人家就让他多吃羊肉粥吗? ………………… 194
5. 民间什么时候喝雄黄酒? …………………………… 196
6. 为什么"清明插柳,端午插艾"? …………………… 197
7. 为什么民间常用"五木汤"沐浴? ………………… 198
8. 为什么民间提倡产后喝益母草汤? ……………… 199
9. 端午时节为什么熏苍术? ………………………… 200
10. 为什么说"饭后百步走,活到九十九"? ………… 201
11. 古代为什么喝屠苏酒? …………………………… 202
12. 三月三南方地区为何爱吃青团? ……………… 203
13. 为什么说"欲得长生,肠中常清"? …………… 205
14. "筋长一寸,寿延十年"有道理吗? …………… 206
15. 为什么说"要得小儿安,需得三分饥和寒"? …… 207
16. 为什么说"男子以保精为主,女子以调经为主"? … 208
17. 为什么"三分治病,七分养"? ………………… 209
18. "肥人多湿,瘦人多火"吗? …………………… 210
19. 为什么"笑一笑,十年少;愁一愁,白了头"? …… 211
20. 为什么中国人喜欢酿"桂花酒"? …………… 213

明辨民间流传的小单方和疗法

1. 刮痧有什么作用? ………………………………… 215
2. 拔罐疗法适合什么病症? ……………………… 216
3. 捏脊疗法能防治小儿疾患吗? ……………… 217

4. 热敷法能治很多常见病痛吗? ·················219

5. 掐人中能治晕厥吗? ·····················220

6. 久咳不愈怎么食疗? ·····················221

7. 醋蛋液能治高血压吗? ···················223

8. 鳝鱼血真能治病吗? ·····················224

9. 大蒜能治腹泻吗? ·······················225

10. 为什么吃核桃能健脑? ··················226

11. 黑芝麻能乌发养颜吗? ··················227

12. 辟谷有什么作用? ······················229

13. 敷肚脐能治病吗? ······················230

14. 田螺肉能治病吗? ······················231

15. 莲蓬壳炭吹鼻能治鼻出血吗? ············233

16. 小儿初生要吃黄连吗? ··················234

17. 放血真能治发热吗? ····················235

18. 汗蒸法能治病吗? ······················236

19. 民间怎么治鸡眼的? ····················238

20. 敷海带治疖肿有用吗? ··················239

国医大师临证经验集粹

1. 朱良春为什么喜欢用虫类药? ·············241

2. 王绵之的中药配伍中有哪些奇效药对? ······243

3. 郭子光认为小柴胡汤有哪些奇妙的运用? ····246

4. 李济仁"归芎参芪麦味方"为什么是治疗冠心病的名方? ···247

5. 张学文的"绿豆甘草解毒汤"能濒危救急吗? ·······248

6. 任继学的"增损珠珀散"是做什么的? ········250

7. 邓铁涛为什么认为冠心病从脾胃论治? ······250

8. 方和谦的加味和肝汤是治疗慢性浅表性胃炎的专方吗? ···252

9. 唐由之治干眼病有什么特效方剂? ··········253

10. 班秀文认为带下病和湿热下注证有什么联系? …………………254

11. 周仲瑛怎么用紫雪丹和安宫牛黄丸治热证? …………………255

12. 张灿玾为什么用交泰丸治遗精? …………………256

13. 张琪如何用"加味清心莲子饮"清心? …………………257

14. 程莘农的"程式三才针灸法"是怎么回事? …………………258

15. 为什么颜德馨用纯中医法能有效治疗白血病? …………………259

16. 李振华的香砂温中汤和沙参养胃汤到底怎么养胃? …………………261

17. 徐景藩怎么治疗急性胰腺炎的? …………………263

18. 李玉奇为什么说"萎缩性胃炎"就是"胃脘痈"? …………………264

19. 李辅仁如何用独参汤、生脉饮、十全大补汤治疗急症? …………………265

20. 裘沛然的"一花四叶汤"怎么用? …………………266

参考文献 …………………269

学中医必知的医史医话

1 神农为什么要尝百草？

"神农尝百草"是大家耳熟能详的故事，据说他尝过百草，甚至一天遇到七十毒。那么神农为什么尝百草呢？

神农，相传为中华始祖"三皇"之一。三皇即伏羲、神农、黄帝，他们是传说中原始社会重要的部落首领。《帝王世纪》中说神农"人身牛首，长于姜水"。历史上，神农也被称为炎帝，是受五行学说的影响，因战国以来五德终始说流行，神农"以火德王，故号炎帝"。传说神农是农耕和医药的发明者，对中医药的起源及发展作出过较大贡献。《史记·补三皇本纪》提到："神农氏作蜡祭，以赭鞭鞭草木，尝百草，始有医药。"西汉时期成书的《淮南子·修务训》亦说："神农尝百草之滋味，一日而遇七十毒。"东晋干宝《搜神记》卷一有"神农以赭鞭鞭百草，尽知其平毒寒温之性，臭味所主，以播百谷"的记载。后世传言神农乃玲珑玉体，身体是透明的，人能见其五脏六腑，因而能化解药毒。又传说神农因尝断肠草，不能解其毒而致死。神农是医药之祖的说法得到了历史的公认，神农尝百草的神话，流传久远，至今不衰。

"神农尝百草"的说法在历史上流传较久，妇孺皆知，至于"一日而遇七十毒"，并不是说他一天之内中毒 70 次，上古时期将所有治病的有效药物都称之为"毒药"，这些药物服用后令人头晕眼花，类似中毒，如《周礼·天官·医师章》就提到"医师掌医之政令，聚毒药以共医事"。因此，"一

1

日而遇七十毒"是形容神农在搜集、品尝草木药性的过程中,多次尝试到药性峻猛的药物。《淮南子》还提到神农中毒之后"得茶而解之",即吃了茶叶之后解除了药物的毒副作用,这也成为中国最早发现茶叶解毒疗效的记载。

吃草治病并非人类独有,许多动物也有吃草药治病的现象。神农尝百草的传说体现了人类祖先本能地积累草药知识的过程。原始农业兴起后,人类发现许多植物不仅可以培植食用,还有药效,不同的植物,植物的不同部位,都具有不同的酸苦甘辛咸等味道,食用后引起人体寒热温凉的性质也不一样,于是原始的草药"四气五味说"就出现了。神农尝百草的故事代表了中国先民最初的医药探索之路。中国最早的药物学专著《神农本草经》就假托为神农之作。此书也称《神农本草》,简称《本草经》或《本经》,是我国秦汉以前药学知识和用药经验的第一次系统总结,为中医药学经典之一。全书分3卷,载药365种(植物药252种,动物药67种,矿物药46种)。《神农本草经》阐述了药物的上中下三品分类、药物的性能、药物在方剂配伍中的君臣佐使理论、药物的阴阳配合、药物的七情合和、药物的四气(寒热温凉)五味(辛甘酸苦咸)、药物的有毒无毒、药物的采制、药物的煎煮法、药物与病证的关系,等等,为中药学和方剂学的发展奠定了基础。《神农本草经》的问世,对我国药学的发展影响很大。历史上具有代表性的几部本草著作,如《本草经集注》《新修本草》《证类本草》《本草纲目》等,都是渊源于《本经》而发展起来的。书中有200多种药物至今仍常用,其中有158种被收入1977年版的《中华人民共和国药典》。

实际上,《神农本草经》的作者并非神农。它的成书在东汉,是秦汉时期众多医学家总结、搜集、整理当时药物学经验成果的专著。汉代托古之风盛行,人们借用神农遍尝百草、发现药物这一广为流传的传说,将神农冠于书名之首,定名为《神农本草经》。俨然《内经》冠以黄帝一样,都是出于托名古代圣贤的意图。正如《淮南子·修务训》所说:"世俗之人,多尊古而贱今,故为道者必托之于神农、黄帝,而后始能人说。"

2 为什么中医界总提到"杏林"二字?

我们经常听到中医称自己为"杏林中人",很多与中医有关的事物都跟"杏林"有关系,如人们称赞医生则称"誉满杏林""春暖杏林"等。为什么中医界总提到"杏林"呢? 这跟东汉时期的医生董奉有关。

董奉的故事见于《神仙传》等古籍,他字君异,侯官(现今福建闽县)人。董奉少年时期,除了学习古籍经典之外,发奋钻研医术,立志要做一位济世的医生。后来偶然遇到了一位高人,因而修得道术,不但医术极为高明,而且能够预言风雨,老百姓都把他看作能"呼风唤雨"的仙人。董奉修得道术后,青春长留,驻颜不变。据说有一个在侯官出生的少年,第一次见到董奉时,董奉已是四十出头的人,50年后,此人回侯官探亲,看见许多当年的邻居朋友,都已经老的老,死的死,唯有董奉的颜貌一如往日,没有一点变化,心中很奇怪,就问董奉:"当初我看到先生是中年人,现在我已满头白发,您却依然健壮如中年,先生是否得道? "董奉回答:"碰巧吧。"此后,前来寻求"长生不老"的"仙药"和"法术"的人,日益增多,搅得董奉终日不能安宁。于是,他便离开家乡,周游天下,以医术济世救人。他经过交州(现今广西),刺史士燮出现厥亡三日,经董奉救治,死而复生,这一消息很快传遍了整个江南。士燮全家万分感激,特地在府邸的旁边建造了一座高楼,供董奉居住,一日三餐均亲自侍奉。一年后,董奉谢绝了士燮的盛情挽留,离开交州北上。途经江西时,他看到当地人民由于三国争战而贫病交加,十分同情,便在庐山住下来。董奉定下了一个奇特的规定:看病不收费用,但重病者病痊愈后,可在他居住的山坡上种植杏树五株;病轻者,种一株。由于他医术高明,医德高尚,远近患者纷纷前来求治,数年之间就种植了万余株杏树,成为一片杏林。杏子成熟时,董奉写了一张告示:来买杏的人,不必通报,只要留下一斗谷子,就自行摘一斗杏去。他把杏子交换来的谷子,用以救济贫民。据说,每年有两三万贫病交加的人,受到董奉的救济。当地人非常感谢他,送给他的匾额上写着"誉满杏林""杏林春暖"等话语。这些话经过长期流传,就成了医德高尚、医术高明的雅称。

现在,"杏林"已经成为中医学界的代称,凡学习中医的人必推崇"杏林精神"，学习董奉不计报酬，一心为百姓的仁心仁术。代表着祖国传统医学的杏林文化，是中华民族传统文化史上一个划时代的文化现象。

3 "橘井泉香"是什么典故？

过去医家常常以"橘井"一词或橘、杏并用来为医书取名，诸如"橘井元珠""橘杏春秋"等。现在的一些中药店内，仍在显眼处悬挂"橘井泉香"匾额。那么"橘井泉香"到底是什么意思呢？跟古代的什么人有关呢？

《神仙传》记载，西汉文帝时，湖南郴州人苏耽，医术精湛、助人为乐，为人治病不收报酬，笃好养生之术，人们称他为"苏仙翁"。苏耽在汉文帝的时候因为德行昭著，上天决定让他位列仙班。成仙前，苏耽在辞别母亲时告知她："明年天下将流行瘟疫，咱们家庭院中的井水和橘树能治疗瘟疫。患瘟疫的人，给他井水一升，橘叶一枚，吃下橘叶、喝下井水就能治愈了。"后来果然像他所说的那样，前来求取井水、橘叶的人很多，都被治愈了。此后人们便以"橘井泉香"来歌颂医家救人的功绩，医家也将其书写在匾上以明志。于是医学史上就有了"橘井泉香"的典故。

在老百姓的心目中，做好事的人死后应该做神仙，成了神仙就要有香火，于是就有了苏仙观，山也改名苏仙岭。至今湖南郴州市东北郊苏仙岭上的苏仙观、飞升石、鹿洞，以及市内第一中学内的橘井，都是纪念苏仙的遗迹。"橘井泉香"一词与"杏林春暖""悬壶济世"一样，在中医学界脍炙人口。

4 历史上有精通中医的皇帝吗？

在我国古代帝王中，有不少与中医药结缘的，这对中医学的形成与发展起到了推动作用。

相传,远古时期,"三皇"之一神农,为普济众生,曾翻山越岭寻找草药,最后掌握了多种药性,成为"本草学"的奠基人;"五帝"之一黄帝,热心医药,他曾经与臣子岐伯、伯高等研讨医药。

南北朝时简文帝(梁)萧纲,对医学精通,曾撰写《劝医论》,提示为医者要敢于吃苦,才能作良医。五代时后蜀皇帝孟昶,无治国之策却富有文学才华,而且兼通医药。在他的倡导下,翰林学士韩保升挂衔兼职对《新修本草》校正增删,著成《重广英公本草》,对后世影响颇大,蜀亡降宋后,他被封为秦国公,每遇群臣有病,他都亲自动手诊治。

尤其是宋代多个皇帝都懂医药。宋太祖赵匡胤的弟弟赵光义得病,十分痛苦。太祖去探望他并亲自为他灼艾治病。赵光义感到很疼痛,叫了出来。太祖于是将热艾往自己身上灼烧,的确很痛,这样做可以分担弟弟的痛苦,赵光义十分感动。由此还形成一个成语"灼艾分痛"。宋太宗赵炅早在登基之前,在自己的封地里,便非常留心医术方药。当时潭州人释洪蕴,以医鸣人,赵炅闻讯,拜释洪蕴为师,请他为自己讲解方药知识。宋真宗赵恒在位25年,他受到了太宗的直接教导,也有一定的医术。当时龙图阁大学士杜镐突得重病,宋真宗亲自"调药饮之",说明了他对药物调制的熟悉程度。《宋史》记载:大臣王旦患病,他曾"御手调药,并以薯蓣粥为赐",以调养身体,以利康复。宋仁宗赵祯自己也专研方剂,他在古方"甘桔汤"中,加了荆芥、防风、连翘三味药,通治咽喉口舌诸病。宋徽宗赵佶亲自主编了《圣济总录》一书,书中展现了他不同一般的医学水平,此书理法方药皆备,是我国唯一一部由帝王本人执笔编撰的医著。

清代康熙皇帝不仅是历史上的一位开明君主、杰出政治家,而且对中医很感兴趣,他重视医药保健,熟悉养生之道。据记载,《红楼梦》作者曹雪芹的祖父曹寅身患疥疮两个多月,卧床不起,康熙知道后,亲赐"六味地黄汤",曹寅遵旨服药,疾病很快便痊愈了。同时,康熙嘱咐曹寅戒欲,赐方"土茯苓代茶饮"。土茯苓具有利湿、解毒、祛风的功效。两方同用,可谓标本兼顾,这足以表明康熙皇帝对医药的熟悉程度。

5 为什么范仲淹说"不为良相，则为良医"？

许多中医常常听到这句话："不为良相，则为良医。"它把"医"与"相"并提，使人觉得学医责任重大。这句流传很广的话是谁说的呢？与宋代大文豪范仲淹有关。

《能改斋漫录》记载，范仲淹有一次到祠堂求签，求了一个下下签。他拿着签文去解签，问以后能否当宰相，签词表明不可以。他又求了一签，祈祷说："如果不能当宰相，可以当良医吗？"结果还是不行。于是他长叹说："不能为百姓谋利造福，不是大丈夫一生该做的事。"后来，有人问他："大丈夫立志当宰相，是理所当然的。当不了宰相，您为什么又祈愿当良医呢？这是不是有一点太卑微了？"范仲淹回答说："怎么会呢？有才学的大丈夫，固然期望能辅佐明君治理国家，造福天下，哪怕有一个百姓未能受惠，也好像自己把他推入沟中一样。要普济万民，只有宰相能做到。现在签词说我当不了宰相，要实现利泽万民的心愿，莫过于当良医。如果真成为技艺高超的好医生，上可以疗君亲之疾，下可以救贫贱之厄，中能保身长全。身在民间而依旧能利泽苍生的，除了良医，再也没有别的了。"这就是后世相传"不为良相，愿为良医"的由来。

宋代以前，医生的地位普遍不高，知识分子一般不愿意当医生。但是到了宋代，情况发生了变化，北宋的皇帝懂医药，也重视医药，这引发了大批文臣武将开始关注医药知识，尤其范仲淹说了"不为良相，则为良医"的话后，鼓励了大批知识分子从事医药工作。如大诗人陆游就是一个很好的医生，苏轼把收集的医方编成了《苏学士方》等。在此后数百年间，有些人弃政从医，就是受到范仲淹这句名言影响后所做出的选择，不少医家还引用此名言为座右铭。

6 扁鹊为什么被称为"神医"？

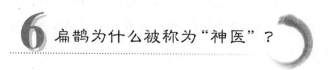

先秦历史文学作品中我们经常看到"神医"扁鹊给人看病的故事。扁鹊是谁呢？他为什么被称为"神医"呢？

扁鹊的故事见于《史记·扁鹊仓公列传》，原名秦越人。学者考证秦越人被叫做"扁鹊"有几种说法，一是因为他医术高超，被当时的人们尊为神医，并且借用上古神话——黄帝时的神医"扁鹊"的名号来称呼他；另一种说法是按照古人的传说，医生治病救人，走到哪里，就将安康和快乐带到哪里，好比是带来喜讯的喜鹊，所以，古人把那些医术高超、医德高尚的医生称作"扁鹊"。由此可见，"扁鹊"是古代对医术高超者的一个通用称谓。秦越人凭借其高超的医术、渊博的学识，走南闯北、治病救人，顺理成章地被人们尊称为"扁鹊"。扁鹊年轻时虚心好学，刻苦钻研医术。他把积累的医疗经验，用于平民百姓，周游列国，到各地行医，为民解除痛苦。同时，他创造出了望、闻、问、切四种诊断方法，奠定了中医临床诊断和治疗的基础，开启了中医学的先河。

据《史记》记载，扁鹊曾来到虢国，听说虢国太子暴亡不足半日，还没有装殓，于是告诉太子老师中庶子说自己能够让太子复生。中庶子认为他所说是无稽之谈，人死哪有复生的道理。扁鹊长叹说："如果不相信我的话，可试着诊视太子，应该能够听到他耳鸣，看见他的鼻孔还在轻微张合，摸到大腿及至阴部还有温热之感。"中庶子闻言赶快入宫禀报，虢君大惊，亲自出来迎接扁鹊。扁鹊说："太子所得的病，就是所谓的'尸厥'。人接受天地之间的阴阳二气，阳主上主表，阴主下主里，阴阳和合，身体健康；现在太子阴阳二气失调，内外不通，上下不通，导致太子气脉纷乱，面色全无，失去知觉，形静如死，其实并没有死。"扁鹊命弟子协助用针砭法进行急救，刺太子的百会穴。不久太子果然醒了过来。扁鹊又用热敷法使太子坐了起来。再用汤剂调理阴阳，二十多天，太子的病就痊愈了。这件事传出后，人们都说扁鹊有起死回生的绝技。

还有一次，扁鹊到了齐国，齐桓侯把他当客人招待。他到朝廷拜见桓侯，说："您有小病在皮肤和肌肉之间，不治将会深入体内。"桓侯说："我没有病。"扁鹊走出宫门后，桓侯对身边的人说："医生都贪图钱财，想治疗没病的人说成是自己的功劳。"过了五天，扁鹊再去见桓侯，说："您的病已在血脉里，不治恐怕会深入体内。"桓侯说："我没有病。"扁鹊出去后，桓侯不高兴。过了五天，扁鹊又去见桓侯，说："您的病已在肠胃间，不治将更加深入体内。"桓侯不搭理他。扁鹊出去后，桓侯很不高兴。过了五天，扁鹊看见桓侯就转身跑走了。桓侯派人问他跑的缘故。扁鹊说："疾病在皮肉之间，汤剂、药熨的效力就能达到治病的目的；疾病在血脉中，靠针刺和砭石的效力就能达到治病的目的；疾病在肠胃中,药酒的效力就能达到治病的目的;疾病进入骨髓,就是掌管生命的神也无可奈何。疾病已进入骨髓,我因此不再要求为他治病。"过了五天后,桓侯患了重病,派人召请扁鹊,扁鹊已逃离齐国。桓侯于是病死了。

由于治疗虢国太子的尸厥证,让扁鹊赢得了起死回生的美誉,而望诊齐桓公的疾病更是料事如神,因此扁鹊在古代就成了"神医",历代医生读到《史记》的扁鹊之事,无不佩服。东汉张仲景在《伤寒论·序》里就提到:"余每览越人入虢之诊,望齐侯之色,未尝不慨然叹其才秀也。"正是《史记》的精彩记录成就了扁鹊神医之名。

7 针灸是怎么起源的?

20世纪70年代,美国总统尼克松访华的时候,随行人员中有一位《纽约时报》的副主编,得了急性阑尾炎,一位中医给他做了针灸麻醉,他觉得非常惊奇,回到美国后,写了一篇文章《神奇的针灸》。那么作为中医治疗疾病重要手段之一的针灸是怎么起源的呢?

远古时期,人们偶然被一些尖硬物体,如石头、荆棘等碰撞了身体表面的某个部位,会出现意想不到的疼痛被减轻的现象。于是古人开始有意识地用一些尖利的石块来刺身体的某些部位或人为地刺破身体使之出血,以减轻疼痛。古书上曾多次提到针刺的原始工具是石针,称为砭石。这种砭石大约出现于距今4000~8000年前的新石器时代,当时人们已掌握了挖制、磨制技术,能够制作出一些比较精致的、适合于刺入身体以治疗疾病的石器,这种石器就是最古老的医疗工具砭石。砭石在当时还常用于外科化脓性感染的切开排脓,所以又被称为针石。中国在考古中曾发现过砭石实物。可以说,砭石是后世刀针工具的基础和前身。随着古人智慧和社会生产力的不断发展,针具逐渐发展成青铜针、铁针、金针、银针,直到现在用的不锈钢针。针具的改革,扩大了针刺治疗范围,提高了治疗效果,促进了针灸术的发展。

灸法产生于火的发现和使用之后。在用火的过程中,人们发现身体某部位的病痛经火的烧灼、烘烤而得以缓解或解除,继而学会用兽皮或树皮包裹烧热的石块、砂土进行局部热熨,逐步发展以点燃树枝或干草烘烤来治疗疾病。经过长期的摸索,选择了易燃而具有温通经脉作用的艾叶作为灸治的主要材料,在体表局部进行温热刺激,从而使灸法和针刺一样,成为防病治病的重要方法。由于艾叶具有易于燃烧、气味芳香、资源丰富、易于加工贮藏等特点,因而后来成为了最主要的灸治原料。

针灸是一门古老而神奇的科学。早在公元 6 世纪,中国的针灸学术便开始传播到国外。目前,在亚洲、西欧、东欧、拉美等已有 120 余个国家和地区应用针灸为本国人民治病,不少国家还先后成立了针灸学术团体、针灸教育机构和研究机构,著名的巴黎大学医学院就开设有针灸课。据报道,针灸治疗有效的病种达 307 种,其中效果显著的就有 100 多种。1980 年,联合国世界卫生组织提出了 43 种推荐针灸治疗的适应病症。1987 年,世界针灸学会联合会在北京正式成立,针灸作为世界通行医学的地位在世界医林中得以确立。

8 中医为什么把酒称作"百药之长"?

在中国人的餐桌上,酒是不可或缺的,俗话说"无酒不成席",很多人吃饭的时候喜欢小酌一杯。有些人还自己泡药酒用来强身健体,延年益寿。那么中国人为什么那么喜欢喝酒呢? 酒在古代为什么被称为"百药之长"呢?

酒的发明非常早,在原始社会时期,自人类刚刚学会农业生产时起,我们的祖先就已经从谷物和剩余熟饭的自行发酵中认识了"酒"。陶器的发明与广泛应用为酒的酿造提供了重要条件,但人工酿酒发明于何时,至今不能确定。现有的文献与考古资料表明,我国很可能最晚在夏代就已具有了酿酒技术。到了商代,随着农业生产的发展,用谷物酿酒更为普遍,商纣王"酒池肉林"的传言或有夸大,但酒在当时的风靡程度绝非虚言。

酒在古代不但是祭祀、宴饮的必备品,而且在医疗活动中的价值也备受推崇,是人们生活不可或缺之物。古代的酒,是由黍或稻酿制成的一种含有低度酒精的饮料,人们在长期饮酒过程中,逐渐认识到少量服用可以通经活血,令人精神兴奋;多量服用就会麻醉神经,令人昏睡不醒,因而酒被先民们当做最早的兴奋剂和麻醉剂来使用。酒有通血脉、养脾气、厚肠胃、润皮肤、去寒气、制药剂、消毒杀菌的功效，在《黄帝内经》中有详细记载。酒与医的密切关系，从"医"的字形上也可看出一些端倪。"医"字在古代有两种写法，一种是"毉"，下部的"巫"字显然表明了医学与巫术的密切关系；另一种写法则是"醫"，下部的"酉"与"酒"通用，表明医疗活动离不开酒。在医学发展的早期，治疗手段还比较单调的情况下，酒在当时的医疗活动中扮演了特殊的角色，汉代的班固曾称酒为"百药之长"，其重要程度可想而知。

先秦时期普遍认为酒对身体有好处，是保养身体的上佳之选。比如《礼记·射义》中就认为酒既可以养老，也可以养病。而《曲礼》中则说如果一个人有了病，应该"饮酒食肉"。要知道，在古代，能吃上肉是很让人羡慕的事情，"肉食者"是身份与地位的象征，所以孟子才会设想美好的社会中应该"七十者可以食肉"。这里将饮酒与吃肉放在同等的位置，对其推崇可想而知了。同时也可看出，当时的酒也较为珍贵，不是一般老百姓能轻易尝试的。

酒也被用来预防、治疗疾病。比如《黄帝内经》中就有名为"汤液醪醴论"的篇章，这里的"汤液""醪醴"其实都是当时不同酒的名称。《黄帝内经》认为，如果病邪侵入时，只要服用汤液、醪醴等酒，就不会生病了。在实践中，人们对用酒治疗疾病已经很熟悉，如《素问·玉版论要》所说：如果面部病色比较浅，那么可以用汤液来主治，10天左右可痊愈；如果病色变深，那就要用汤药进行治疗，21天左右可痊愈；如果病色已经很深，则须用醪酒主治，需百日方可痊愈。显然，当时已经能使用不同的酒来针对性治疗不同程度的疾病。

酒的药用价值当然不止于治病，还可与药物配合运用。因为酒本身也是很好的溶剂，可以提高药材中药用成分的溶解度。而且酒行药势，可以有效促进药效的发挥。此外，由于单纯服药往往因其味苦涩而难以被人们接受，而酒与药的结合弥补了药苦的缺陷，也改善了酒的风味。这也正是后世药酒盛行的原因。据记载，在商代就已经出现了名为"鬯"的药酒，这种药酒是以黑黍为酿酒原料，加入郁金香草酿成的。在秦汉之际的医学方书《五十二病方》中，用到酒的药方已经有数十个，其中既有内服，也有供外用的。

不过，古代的药酒与今天的药酒制作不一样。我们现在一般采用浸泡法来制作药酒，而古代的药酒大多数是把药物直接加入到酿酒原料中一起发酵。因为古代酒的密封、保藏手段有限，浸泡法容易导致酒的酸败，往往药物还没有充分溶解,酒可能就已经变质了,所以只能把药物与酿酒原料同时发酵,这样由于时间较长,药物的有效成分可充分溶出。

所以,古代许多传统节日中,都有合家老少共饮酒的风俗,比如用酒泡大黄、白术、桂枝、桔梗、防风等制成的屠苏酒,是除夕男女老幼必用之品;而像端午时饮艾叶酒、雄黄酒,重阳节饮菊花酒则更是众所周知了。

9 汤液是由谁发明的?

中药的剂型有很多,如膏、丹、丸、散等,使用最多的剂型是汤液。那么汤液这种剂型是怎么出现的呢? 又是由谁发明的呢?

在汤液这种复合剂型没有出现之前,医生们习惯使用大剂量的单味药来治疗疾病。商代以后,医生慢慢改变用药习惯,开始使用适量的混用复合药,传说汤液就是由商代宰相伊尹发明的。

伊尹(生卒年不详),名挚,一说名伊,夏末商初人。奴隶出身,被有莘国君厨师收养。后来被商汤封官为尹(相当于宰相),故以伊尹之名传世。传说,他的父亲是个既能屠宰又善烹调的家用奴隶厨师,他的母亲是居于伊水之上采桑养蚕的奴隶。他母亲生他之前梦感神人告知:"臼出水而东走,毋顾。"第二天,她果然发现臼内水如泉涌。这个善良的采桑女赶紧通知四邻向东逃奔20里,回头看时,那里的村落成为一片汪洋。因为她违背了神人的告诫,所以变成了一棵空心的桑树。后来有莘氏采桑女发现空心桑树中有一婴儿,便带回献给有莘王,有莘王便命家用奴隶厨师抚养他。伊尹自幼聪明颖慧,勤学上进,既掌握了烹调技术,又深懂治国之道;既作奴隶主贵族的厨师,又作贵族子弟的老师。由于他研究三皇五帝和大禹王等英明君王的施政之道而远近闻名,以至于使求贤若渴的商汤王三番五次以玉、帛、马、皮为礼前往有莘国去聘请他。在今嵩县空桑涧西南,有个平兀如几的小山,就是世传商汤聘请伊尹的三聘台,而在城南沙沟龙头村的"元圣祠"右厢房则专修有三聘台以供后人凭吊。由于有莘王并不答应商汤聘任伊尹,商汤只好娶有莘王的女儿为妃。于是,伊尹便以陪嫁奴隶的身份来到汤王身边。伊尹给商王做汤的时候加入一些中草药调味,没想到效果很好,慢慢地汤液就出现了。根据学者考证,伊尹在商的身份除了在政权为相之外,更为重要的身份还是一个巫师。商代是一个非常崇信鬼神的朝代,国家大事小情皆要通过占卜,因此巫师具有崇高的地位。伊尹是商代第一大巫师,上古时期巫、史、医合一,巫师本身多兼有医的功能。

历代医家都对伊尹创制汤液的故事深信不疑。元代王好古撰有《汤液本草》一书,他坚信汤液就是伊尹所创立的。元代的三皇庙中,伊尹已列配享,与上古传说的医家进入医家朝拜的殿堂。还有将黄帝、神农和伊尹并称"三圣人"的说法。但清代医家徐大椿则认为汤液并不是伊尹发明的,而是至商代伊尹时开始盛行而已。现在,大多数学者认为靠伊尹一个人的力量发明汤液不太可能,汤液的出现应该是一个长期的过程。

10 中药著作为什么喜欢以"本草"命名?

在中国医学发展的历史中,留下了很多中药著作,比如《本草纲目》《神农本草经》《新修本草》等等。很多人会发现一个问题,大多数中药著作都以"本草"命名,而中药不光有植物药,还包括动物药和矿物药。那么中药著作为什么喜欢以"本草"命名呢?

上古时期,在饥不择食的年代,人类采摘植物来填饱肚子,不知道什么有毒什么没毒,运气好的,吃了没问题,可能还能治好病;运气不好的,吃了有毒的植物,可能导致生病或者死亡。慢慢地,原始人逐渐积累了一定的药物知识。此后原始人在寻找食物的过程中,逐渐发现了某些动、植物的医疗功效,进而用于治病实践,这就是药物的起源。由于人类对植物接触最多,认识最早,起初寻找药物时只是在植物中进行,所以最初的药物只有植物。《说文解字注》云:"药,治病草……从草。"这也反映了最初只有植物药的状况。如中医四大经典之一的《神农本草经》载有药物365种,其中植物药就有252种,像人参、百合、甘草、当归、龙眼等这些常用中药都记载了功效。《本草纲目》载有药物1892种,其中收录的植物药共有1095种,占全部药物总数的58%。

古代以"草"或"草本"作为植物的代称,而中药里又以植物药为主,虽然以后又发现了动物药、矿物药,但"草为药之本"的概念一直被保留下来。这就是后世把中药称为"本草"的由来。

11 医生为什么被称为"大夫""郎中"?

在医院里,我们经常听到这样的对话:"你哪里不舒服?""大夫,我头疼。"为什么人们喜欢把医生称为"大夫"或"郎中"呢?

医生最早是对学习医学的人的称呼。"医生"一词,始见于《唐六典》"医生四十人",即指学习医学的人。唐代置学习医,故有了"医生"之称。但在古代人们通常把医生称为"大夫"或"郎中",并且有一个奇怪的现象,就是黄河以北大多称医生为"大夫",而黄河以南又多称"郎中"。至于这是何种原因造成的,谁也讲不清了。直至近代,医生才成为业医者的通称。

实际上"大夫"和"郎中"都是古代的官职。古代国君之下有卿、大夫、士三级。"大夫"这个称呼历史悠久,早在夏朝就有。后来周公制周礼,也设有公、卿、大夫、士等官。战国出现一个新概念——"士大夫"。在此之前,士都排在大夫之后。战国典籍中表示等级序列仍用"大夫士"。大夫士与士大夫表面看去只是前后颠倒了一下,实际上反映了一个重大的变化:大夫士强调的是等级;士大夫指的是阶层,它的特点是知识分子和官僚的混合体。分而言之,无论在春秋以前或战国,大夫都指有一定官职和爵位的人,社会地位比士高。为什么从战国开始,士常常冠在大夫之前呢?这是随着官僚制度的兴起,士大显身手的结果。一些出身士的人,靠着自己的才能,平步青云,出现了一批布衣卿相。另一方面,战国时期的大夫与春秋时期的也不大一样。春秋时期的大夫,大部分是靠宗亲分封而来的,并且是世袭的。战国时期的大夫正演变为官僚体系中的一个职位和爵位,大夫中多数不再是靠宗亲分封,一般的也不再世袭,它们中的多数是由士升上来的。"士大夫"是上述情况在观念上的反映。秦汉以后,中央要职有御史大夫、谏议大夫、中大夫、光禄大夫等。隋唐以后,大夫成为高级官阶称号。宋代徽宗政和年间改订官阶时,医官始别置大夫以下官阶。翰林医官院医官就分为七级,如和安大夫、成和大夫、保全大夫等。

因此,从那时起人们就把医生称为"大夫"。为了区别于官名,将称医生为"大夫"的"大"读成 dài,而不读 dà。至今北方人仍沿称医生为"大夫"。

"郎中"也是古代的官名,始于战国。汉代沿袭设置,属光禄勋,管理车、骑、门户,并内充侍卫,外从作战,分为东郎、户郎、骑郎三类,长官没有车、户、骑三将,其后类别逐渐消失。从隋唐到清代,各部都设置郎中,分管各司事务,为尚书、侍郎、丞以下的高级部员。郎中作为医生的称呼始自宋代。尊称医生为郎中是南方方言,从此沿用至今。

12 魏晋时期流行服食的"五石散"是什么?

长生不老一直是人们所追求的目标,为了长寿,人们采用过很多方法,古代养生家们觉得最可靠的就是服用金石丹药。历史上,矿物药何时用作内服,现在不能确定,我们只知道大概在春秋战国时期,服用石药已经相当普遍了。魏晋南北朝时期也流行服食丹药,当时的人喜欢服食"五石散"。这是种什么药呢?真能延年益寿吗?

魏晋时期,在人们的信念中,金石是恒久的象征,人如果服用了金石,就可以将金石恒久的因素摄入体内,进而达到长寿的目的。而实现这种"转移"的最简单的方法,就是直接服食金石类药物,于是便有了最初的服食黄金,到了魏晋,风行服食"五石散"。最早提倡服"五石散"的人是魏晋时期著名玄学家何晏,此后在上流社会蔓延,最后在全社会风行。五石散是由石钟乳、石硫黄、白石英、紫石英、赤石脂组成,这些药都是温燥的矿物药,服药之后会全身发热,精神狂躁。服用五石散后,必须食用冷食来散热,所以五石散又被称为寒食散。由于五石散的药性非常猛烈而且复杂,仅靠"寒食"来散发药性是远远不够的,还要辅以冷浴、散步、穿宽大的衣服等各种举动来散发药性,但有一项例外,那就是酒要"温"。此类动作被称为"散发"或"行散"。

但服用"五石散"不但没有达到延年益寿的目的,反而使很多人因为大量服石,导致发狂、暴热,还有很多人因此而死亡。服石对身体的严重损害无疑是触目惊心的。服石主要会引发两类疾病:一是诱发外科方面的病症,具体如痈疽、发背;二是也会损害人的神经中枢,从而导致精神错乱,发癫、发狂。而以壮阳纵欲为目的去服石的帝王将相,则由于服石而宣淫无度,精竭身亡者亦为数不少,当然也不乏名流学者。这种情况引起了人们的警觉,服散之风在盛行了300多年后渐渐衰落。

实际上,五石散对于年迈体虚、阳气不足者,用法得当的话,有一定的助阳强体作用。但在养生求仙之风的鼓吹下,过度滥用,才使人致重疾乃至死亡。

13 吸鼻烟能治病吗?

在《红楼梦》中,第五十二回写晴雯患病,宝玉便命麝儿取鼻烟给她嗅些。晴雯用指甲挑了些嗅入鼻中,只觉得鼻中一股酸辣,透入囟门,接连打了五六个喷嚏,眼泪、鼻涕顿时齐流。宝玉笑问如何,晴雯笑道:"果觉通快些。"这样的场景在明清电视剧中经常见到。许多达官贵人的衣服上常常挂着一个小瓶,这个小瓶就是鼻烟壶,而里面装的就是鼻烟。那么鼻烟是用来干什么的呢?鼻烟能治病吗?

吸鼻烟的习俗,源自烟草发明者印第安人。其原料为晾晒后的富有油分且香味好的干烟叶。制作时,先拍除烟叶上的沙土,再在碾磨上磨细,筛取100目以下部分,加入必要的名贵药材,然后封贮在陶缸内埋入地下,使其陈化一年以上,并窨以玫瑰花或茉莉花增加其香气。用时以手指粘上烟末送到鼻孔,轻轻吸入。根据文献记载,鼻烟主要产自意大利,明万历九年(1581)由意大利传入中国。鼻烟刚传入时中文称为"士拿乎""士那富""西腊""布露辉卢""科伦士拿乎"等,均为外来语译音。到了雍正年间,雍正皇帝根据鼻烟是用鼻子来闻的特点,把"士那乎"命名为"鼻烟",至此,鼻烟开始有了中国名字。鼻烟传入宫中后,随着皇帝赏赐给大臣们鼻烟以及鼻烟壶,开始向上层社会流入。由于早期的鼻烟均为德国、西班牙、法国和泰国生产的制品(尤以德国为多),价格昂贵,所以只有官僚及贵族等上层社会才有能力购买。鼻烟品种价格悬殊很大,高档和低档之间,以大洋计算,差额达几百元甚至几千元之多。当时,宫廷内流传一句话,"黄金易得,高尚鼻烟难求",而一般百姓只闻其名不见其物。当时传入的鼻烟十分稀少,最初只是作为士大夫和达官显贵的一种雅好,并当做贵重礼品馈赠亲友。此外,以嗅闻鼻烟来招待宾客,表达相互的友谊和尊敬。康熙中叶以后,吸闻鼻烟习俗逐渐在民间流传开来。清末民初,北京鼻烟铺很多,鼻烟开始在社会上普及起来。

闻鼻烟是唤其芬芳之气,借以醒脑提神,驱秽避疫。它有驱寒冷、治头痛、开鼻塞、明目、活血等作用。因为闻鼻烟可起到轻度的麻醉作用,以缓解神经紧张的压力,使疲劳的身躯得到暂时的休息和松弛。民间老百姓携带鼻烟是为了避瘟。到了清代后期,宫廷中的医生常以鼻烟治疗鼻病和瘟疫。

到了清末,鼻烟慢慢被旱烟、水烟、纸烟代替,最终被社会淘汰。但是鼻烟作为一种文化,至今仍在民间传留。北京流传一条歇后语是"买鼻烟不闻——装着玩",常被用来嘲笑假充内行。而且通过嗅觉治疗疾病的方法仍在民间流行,这就是中医外治法中的鼻嗅疗法。

14 古代中医是怎么预防天花的?

1980 年,世界卫生组织宣告天花已经在全世界消灭。至此,这个肆虐了数千年的病毒终于消失。几千年来,天花到处肆虐逞凶,造成了大量的人口死亡和不幸,不管是皇帝还是老百姓都不能幸免于难,像清代顺治皇帝就死于天花,康熙皇帝得过天花,变成了麻子脸。但古代中医寻找到了有效的方法预防天花。

天花最早记载于《肘后救卒方》,起初叫"虏疮"。中国原来没有天花,是东汉时一个叫马援的人到越南打仗,胜利后带回了一批俘虏,这些俘虏身上携带天花病毒,从此天花在中国传播开来。长期以来,人类对于天花病一直没有有效的防治方法。我国古代人民在同这种猖獗的传染病不断作斗争的过程中,发明了预防天花的方法——人痘接种术。古书上记载了四种方法。一是"痘衣法",取天花患儿贴身内衣,给健康未出痘的小儿穿两三天,以达种痘之目的。一般在着衣 9~11 天时始发热,为种痘已成,此法成功率低。二是"痘浆法",把天花患儿的新鲜痘浆,以棉花蘸塞入被接种对象的鼻孔,以此引起发痘,达到预防接种的目的。因本法需直接刺破儿痘,病家多不愿接受,故在古代亦较少用。三是"旱苗法",取天花痘痂研极细末,置曲颈根管之一端,对准鼻孔吹入,以达种痘预防天花的目的。一般至七日而发热,为种痘已成。此法以其简便而多用,但因苗入刺激鼻黏膜,鼻涕增多,往往冲去痘苗而无效,后多不用。四是"水苗法",取痘痂20~30粒,研为细末,和净水或人乳三五滴,调匀,用新棉摊薄片,裹所调痘苗在内,捏成枣核样,以线拴之,塞入鼻孔内,12小时后取出。通常至七日发热见痘,为种痘成功。此法为我国古代人痘接种法中效果最好的。人痘接种术可达到预防天花的目的,即便发病,亦可起到减轻病情,避免产生危重的病情。上述四种方法,痘衣法和痘浆法比较原始,旱苗法和水苗法都是用豆痂作为痘苗,虽然方法上比痘衣法和痘浆法有所改进,但仍是用人工方法感染天花,有一定危险性。后来在不断实践的过程中,发现如果用接种多次的痘痂作疫苗,则毒性减弱,接种后比较安全。据记载,清代初期,安徽安庆有一位世代行医的张姓医师,沿袭人痘接种已有三代。他采取的方法是:采取患天花儿童的痘浆,贮藏于专门的小瓶内(埋在土里待用),使用时将所贮藏的痘浆稀释,用来染衣物,并让小孩穿上。据说穿上这样的衣服三天之后,小孩全身便会有痘疹萌芽,十日之后,痘疮就逐渐萎缩,被接种的人也就痊愈了。

人痘接种法的发明,有效地保护了我国人民的健康,而且很快传播到世界各地。清康熙二十七年(1688),俄国医生来到北京学习种人痘的方法,不久又从俄国传至土耳其,随即传入英国和欧洲各地。18世纪中叶,人痘接种法已传遍欧亚大陆。人痘接种法的发明,是我国对世界医学的一大贡献。1796年英国人琴纳发明了牛痘接种法,1805年传入我国。因为牛痘比人痘更加安全,我国也逐渐用种牛痘代替了种人痘,并改进了种痘技术。

15 药王孙思邈为什么长寿?

俗话说"人生七十古来稀",但唐代一位医生却活到了一百多岁,他就是孙思邈。而且孙思邈并不是从小就身体很好的,实际上,他幼年体弱多病,家里为了给他治病花光了钱。那么孙思邈是怎么从一个体弱多病的少年成为一个长寿老人的呢？

孙思邈在生活中非常注意养生，后人将他养生的经验总结成了以下13条：

(1) 发常梳：将手掌互搓36下令掌心发热，然后由前额开始扫上去，经后脑扫回颈部。早晚各做10次。头部有很多重要的穴位，经常"梳发"，可以防止头痛、耳鸣、白发和脱发。

(2) 目常运：合眼，然后用力睁开眼，眼珠打圈，望向左、上、右、下四方；再合眼，用力睁开眼，眼珠打圈，望向右、上、左、下四方。重复3次。有助于眼睛保健，纠正近视。

(3) 齿常叩：口微微合上，上下排牙齿互叩，无需太用力，但牙齿互叩时须发出声响，做36下。可以通上下颚经络，保持头脑清醒，加强肠胃吸收，防止蛀牙和牙骨退化。

(4) 漱玉津：玉津即津液、口水。

1) 口微微合上，将舌头伸出牙齿外，由上面开始，向左慢慢转动，一共12圈，然后将口水吞下去。之后再由上面开始，反方向做12圈。

2) 口微微合上，这次舌头不在牙齿外边，而在口腔里，围绕上下颚转动。左转12圈后吞口水，然后再反方向做一次。吞口水时尽量想象将口水带到下丹田。从现代科学角度分析，唾液含有大量酵素，能调和荷尔蒙分泌，因此可以强健肠胃。

(5) 耳常鼓

1) 手掌掩双耳，用力向内压，放手，应该有"噗"的一声。重复做10下。

2) 双手掩耳，将耳朵反折，双手食指扣住中指，以食指用力弹后脑风池穴10下。每天临睡前后做，可以增强记忆和听觉。

(6) 面常洗：搓手36下，暖手以后上下扫面，暖手后双手同时向外圈。这动作经常做，可以令脸色红润有光泽，同时不会有皱纹。

(7) 头常摇：双手叉腰，闭目，垂下头，缓缓向右扭动，直至复原位为一次，共做6次。反方向重复。这动作经常做可以令头脑灵活，注意要慢慢做，否则会头晕。

(8) 腰常摆：身体和双手有韵律地摆动。当身体扭向左时，右手在前，左手在后,在前的右手轻轻拍打小腹,在后的左手轻轻拍打"命门"穴位,反方向重复。最少做 50 下,做够 100 下更好。可以强化肠胃、固肾气、防止消化不良、胃痛、腰痛。

(9) **腹常揉**:搓手 36 下,手暖后两手交叉,围绕肚脐顺时针方向揉。揉的范围由小到大,做 36 下。可以帮助消化、吸收、消除腹部鼓胀。

(10) **摄谷道(即提肛)**:吸气时,将肛门的肌肉收紧。闭气,维持数秒,直至不能忍受,然后呼气放松。无论何时都可以练习。最好是每天早晚各做 20~30 次。相传这动作是十全老人乾隆最得意的养生功法。

(11) **膝常扭**:双脚并排,膝部紧贴,人微微下蹲,双手按膝,向左右扭动,各做 20 下。可以强化膝关节,所谓"人老腿先老、肾亏膝先软",要延年益寿,应由双腿做起。

(12) **常散步**:挺直胸膛,轻松散步。最好心无杂念,尽情欣赏沿途景色。民间有个说法:"饭后走一走,活到九十九。"虽然有点夸张,不过,散步确实是有益的运动。

(13) **脚常搓**:右手擦左脚,左手擦右脚。由脚跟向上至脚趾,再向下擦回脚跟,共做 36 下;两手大拇指轮流擦脚心涌泉穴,共做 100 下。脚底集中了全身器官的反射区,经常搓脚可以强化各器官,治失眠,降血压,消除头痛。

16 墨能入药治病吗?

墨是文房四宝之一,提到书法,大家就会想到墨。但是提到治病,你会想到墨吗?你知道墨也能入药治病吗?

在古代,为了使墨的气味芳香,光色紫润,质地细密,入纸不晕,制墨师在制墨配方中,加入很多名贵中药,如麝香、冰片、珍珠粉等。人们发现制墨可以加入中药,墨也可以入药。相传,唐代有位秀才,因夜读日久,鼻子总是出血。有一天深夜,他的鼻子出血,一时找不到药,急忙用棉花沾上墨汁塞鼻,没想到,一会儿鼻血就止住了。从此,他看见别人鼻出血便也用这个方法医治,效果很好,这样,用墨止鼻血的方法就在民间开始流行了。

据史料记载,以墨入药始于三国,至南唐时,墨药兴起。晋代医家葛洪在《肘后救卒方》里载有"姜墨丸"治疗痢疾。南唐的徽墨中加入了麝香、冰片、珍珠粉等名贵中药,具有清热止血、震惊祛痛的功能,成为宫廷内院、官宦人家和文人学士竞相购买的佳品。《普济方》中载有用好墨,温酒服二钱,治疗胞衣不出,痛引腰脊。明清时期,药墨在民间广为流行,当时的商贾即使不通文墨,外出时身边也会带有墨锭,以备急用。明代李时珍《本草纲目》记载:"墨气味辛温无毒,主治止血,生肌肤。"清代被尊称为墨药华佗的胡开文所制药墨珍品——八宝五胆药墨,更是因为其选材珍贵,疗效卓著而名声显赫,后由红顶商人胡雪岩力荐进贡,作为皇宫御药,治好了不少皇亲大臣的皮肤顽疾。八宝五胆药墨与云南白药、漳州片仔癀(黄药)并称为"中华三大奇药",而八宝五胆药墨更被誉为"中华三大奇药"之首。此药在上等墨中加入了麝香、熊胆、黄金、犀牛角等十多种名贵中药,具有消炎解毒、止血止痛的功效,对皮炎、湿疹、顽癣等症有很好的疗效。

当然,不是所有的墨都能入药。据《本草衍义》载:"墨,松之烟也。世有以粟草灰伪为者不可用,须松烟墨方可入药,然惟远烟为佳。"现在的墨多为黑色颜料和入胶汁制成,所以医生如果以墨入药必须向患者讲明,非松烟墨不能入药,否则非但治不了病,还可能产生不良后果。

17 宋代钱乙用一味黄土就治好了太子的病?

北宋的钱乙是著名的儿科医生,对后世儿科学影响很大。现代人常吃的六味地黄丸就是钱乙创制的,本来是用来治疗小儿肾阴不足发育迟缓,现在很多人把它作为保健药服用。《小儿药证直诀》是钱乙的儿科著作,他曾经担任过翰林医官院的医官,为长公主和皇子看过病,特别是他为太子看病时留下了一段佳话。

有一天,宋神宗的皇子突然生病了,请了不少名医诊治,毫无起色,病情越来越重,最后开始抽筋。皇帝见状十分着急。这时,长公主向皇帝推荐钱乙。于是,钱乙被召进宫内。皇帝见他身材瘦小,貌不出众,有些小看他,但既然召来了，只好让他为儿子诊病。钱乙从容不迫地诊视一番，要过纸笔，写了一贴"黄土汤"的药方。心存疑虑的宋神宗接过处方一看，见上面有一味药竟是黄土，不禁勃然大怒道："你真放肆！难道黄土也能入药吗？"钱乙说："可以。"正好这时太子又开始抽筋，长公主说："钱乙在京城里很有名气，还曾经治好过我的病，他的诊断很准确，皇上不要担心。"于是，皇帝命人从灶中取下一块焙烧过很久的黄土，用布包上放入药中一起煎汁。太子服下一贴后，抽筋便很快止住。用完两剂，病竟痊愈如初。宋神宗很高兴，召见钱乙问原因，钱乙回答说："据我判断，太子的病在肾，肾属北方之水，按中医五行原理，土能克水，所以此症当用黄土。况且，也是诸位太医们用了药，治疗得差不多要好了，我只是很凑巧在这个时候给加了把劲而已。"宋神宗听后才真正信服钱乙的技术，把他从翰林医官提升为太医丞。

黄土怎么能入药治好病呢？黄土汤成分为甘草、干地黄、白术、附子(炮)、阿胶、黄芩各三两，灶心黄土半斤。黄土汤里的主药是灶心黄土，现在药名叫灶心土，也叫伏龙肝，这可不是随便地里抓一把黄土就能用的，那么什么是灶心黄土呢，就是农村做饭用的土灶，在那个炉膛里的灶底，被火反复烧的那些砌炉灶用的黄土，用的时候给撬下来，捣碎，就可以用了。黄土汤的熬制方法是把灶心黄土先熬水，然后用这个水，再去熬剩下的几味药。灶心土性质辛而微温，入脾、胃经，可以收敛止血，温中止呕。黄土汤出自张仲景的《金匮要略》，是温阳健脾、养血止血的名方。

18 许胤宗熏蒸法治柳太后中风案是怎么回事？

中医治疗中风有很多方法，那么你听说过用熏蒸的办法治好中风的故事吗？

《旧唐书·方技传》中提到唐代医生许胤宗在南陈时，柳太后有一年患上了中风，嘴巴也歪了，既不能言语，更不能服药，御医们想了很多办法，可就是效果不佳。许胤宗给柳太后看过之后，就命人做了十多剂治疗中风的黄芪防风汤。其他御医看了说："明明知道太后不能喝药，还做这么多汤药有什么用啊!"许胤宗笑答说:"虽然太后现在不能用嘴喝,但是我可以用其他办法让太后服药。"他叫人把滚烫的汤药放在太后的床下,汤气蒸腾起来,药气在熏蒸时便慢慢进入了太后的肌肤,并从肌肤进入身体,药效逐渐发挥,达到了调理气血的作用。在被汤药熏蒸了数小时后,病情终于有了好转,柳太后当天晚上就能说话。以后经过一段时间调理,太后便康复同以前一样了。许胤宗因为治好柳太后的中风而出了名。黄芪具有补气固表、利水退肿、托毒排脓、生肌等功效。现代研究表明,黄芪有增强机体免疫功能、保肝、利尿、抗衰老、抗应激、降压和较广泛的抗菌作用。目前黄芪是治疗中风偏瘫的主要药物之一。

熏蒸排毒是中医传统外治疗法的分支。通过熏蒸产生的热气使局部的血管受热扩张,促进血液加速循环,加速循环的血液可以疏通毛细血管,带走淤积在血管里的各种有害毒素,起到活血化瘀的目的。气血循环打通了血脉的阻塞,机体功能的恢复使积压在体内的毒素被清理和杀灭。通过大小便和汗液把体内的毒素垃圾排出。长期坚持熏蒸排毒不但可以消除病痛,而且可以让身体的新陈代谢恢复到健康的水平,新陈代谢好了,身体的五脏六腑得到了很好的滋润营养,就会恢复到健康的状态,提高了免疫力,身体健康,没有了病痛,达到健康长寿。我国很早就用熏蒸方式治疗各种病症。在唐代宫廷,皇妃就用温泉、鲜花浴身。元代《御药院方》记载了多种熏蒸方法,用于治疗皇帝、皇后的关节痛、痔疮、阳痿、阴囊肿痛等病症。尤其在清代,熏蒸排毒在清宫方药中占有很大的比例。并且熏蒸排毒的方法流传到日本和韩国,到现在熏蒸排毒已经成为日本和韩国最重要的保健治疗养生的方式。

19 古代江湖医生都是骗人的吗?

在很多人心目中,江湖医生都是骗人的,他们四方游走,没有固定的场所给人看病,就算出了问题,也追究不到人。但是,江湖医生真的都不可靠吗?

铃医又称走方医、草泽医、串铃医,指游走江湖的民间医生。他们常手持串铃沿途摇动，或敲打竹板等，四方行医。大多数是家传师授，他们有的肩挑药囊（篓），悬挂葫芦；有的背个药箱（篮），手摇铜铃、串铃或弹拍竹鼓；有的铃医还慢步呼喊治病用药及介绍用法及疗效。如民国时期，广东澄海樟东一带常有"走乡医"穿街过巷，呼喊着"剑波丸，专治腹痛、腹泻、食积伤脾""双剑铜青膏药，专治疔疮瘰病，拔毒生肌，贴着就好"等等。铃医治病有三个特点，《串雅》中写道："走医有三字决，一曰贱，药物不取贵也；二曰验，以下咽即能去病也；三曰便，山林僻邑仓卒即有。"由于铃医周游四方行医的特点，决定了治病必须贱、验、廉，即所谓"取其速验，不计万全"也。铃医极少用补药，也绝对不会有服药到几十剂、几个月而病自愈的治病风格。铃医治病多内外兼治，但对外科疾病和奇病杂症治法较为娴熟。如对外疡、疥、癣、瘤、痣有很多外用方药，而对无痛拔牙、烫伤、溺水、中恶卒死、砒中毒等也各有招术。铃医治疗方法多种多样，针灸、拔罐、膏药、填脐、涂掌、烘、蒸、熨吸等等，无所不能。铃医还善用单方，如用生半夏塞鼻治疗中风不语，赤小豆疗痈疖，土蜂房疗脱疽，五倍子涂足治口舌生疮。不管何种方法，何种方药，都本着便宜、方便的原则，且以验为要。在《苏沈良方》中曾记载，欧阳修得泻利暴下病，国医不能愈。他夫人说："市人有此药，三文一贴，甚效。"欧阳修说："吾辈脏腑与市人不同，不可服。"夫人背着他把从铃医处买来的药与国医药混在一起给欧阳修吃，一服而愈。欧阳修知道后将这位铃医找来，以重金求其方，商讨良久铃医才告诉他：药方很简单，只用一味车前子，研为末，米饮下二钱匕而已。并告诉欧阳修："此药利水道而不动气，水道利则清浊分，谷脏自止矣。"

因为铃医的技术，都是师徒口授，虽注重经验，但没有很多理论支撑，所用的方子虽然学自前人，但又不能尽通古人之意。那些游走江湖四方行医者，多数是无名之辈，所以长期以来被认为是雕虫小技，得不到正统医家的承认。加之铃医之中医术高低参差不齐，有些医生确实凭几种民间疗法和祖传医术，疗效很好。而有些医生仅粗通医术，略知药性，甚至有些医生以卖药为最终目的，所以总给人一种江湖郎中多骗术的感觉。其实民间单方验方也有很多神奇的功效，对传统中医学是一种丰富。

20 清末医界的"中西医汇通派"是什么意思？

　　1840 年鸦片战争以后,西方文化大肆进入中国,西医随之在中国逐渐发展。传教士的到来,西医书籍的翻译、西医学校和医院的建立,迅猛地冲击了中国的传统医学。这一现象引起了中医界的普遍关注和重视。面对西方医学在中国的蓬勃发展,中医面临许多问题:中医学应该如何发展？ 如何对待中医和西医的关系？ 针对这样的问题,中医界出现了不同的主张。民族虚无主义主张全盘西化,都学西医。保守主义拒绝接受一切新事物,坚持中医。有一部分医家试图改良中医,认为中西医各有所长,他们试图通过比较中西医学,维护和推进中医的发展,由此形成了中西医汇通派。对于中西医汇通派,《中医大辞典》的定义是:"简称汇通派,19 世纪末开始在我国出现的一个医学流派。19 世纪中叶以后,随着西方医学大量传到我国,一部分中医试图用改良的方法,沟通中西医学,他们或者以西医的解剖学、生理等知识印证中医的古典医理;或者以中医的有关论述印证西医的有关知识……其代表人物有唐宗海、朱沛文、恽铁樵、张锡纯等……"

　　唐宗海(1862—1918),字容川,四川彭县人。16 岁中秀才,23 岁开始钻研医学,24 岁写成《医柄》,1873 年因父患血证多方求治无效后,开始潜心探索血证。1888 年中进士。1918 年扶母柩返四川遇疫病流行,染病回家,不幸辞世,终年 56 岁。唐宗海生活的年代正处国难深重,内外矛盾日益激化,欧风东渐,西学在中国迅速传播。他力主顺乎潮流,成为我国中医界明确提出"中西医汇通"口号的第一人。他指出:"西医亦有所长,中医岂无所短……不存疆域异同之见,但求折衷归于一是。"

　　朱沛文(大约生于咸丰年间),字少廉,广东南海市人,出身医学世家。朱沛文自幼跟着父亲学医,父亲去世后,家境贫寒,生活困难,靠朋友接济过日子。除了熟读《黄帝内经》等传统医书外,朱沛文还学习了一些西医知识,并曾到西医院亲眼观看人体解剖。他对汇通中西医学的态度比较慎重,采取"通其可通,存其可异","不能强合"。

　　恽铁樵(1878—1935),名树珏,江苏省武进县孟河人。出身于小官吏家庭,自幼孤苦,5 岁丧父,11 岁丧母,由族人抚养长大。13 岁就读于私塾,16 岁考中秀才,1903 年考入南洋公学,攻读外语和文学。后来因为长子病故,发奋学医。恽铁樵认为中西两种医学各有长处,两种医学之间应该相互沟通、取长补短。

张锡纯(1860—1933),字寿甫,河北盐山县人。1916 年担任中国第一家中医医院——立达中医院院长。1928 年定居天津,创办了国医函授学校。张锡纯的代表著作是《医学衷中参西录》,他在充分吸取前人见解的基础上,"采西人之所长,以补吾人之所短",确立了"衷中参西"的汇通原则。他汇通的目的是印证中西医理相通,中医理论并不落后。

中西医汇通派的出现是传统中医与外来西医碰撞之后擦出的火花。中医与西医在哲学理念、思维方式、诊断和治法上都有很大区别,清末有识之士普遍认识到两种医学的差异,因而有中医治本、西医治标等说法。中西医汇通派希望融合两家之长,共同促进卫生保健事业的发展。历史证明,中西医汇通派的医家试图调和中西医理论,在疾病治疗上也出现了一定创新,如张锡纯擅长中西药并用,创有阿司匹林麻黄汤、阿司匹林白虎汤等方剂,在治肺结核时他说:"西药阿司匹林为治肺结核之良药,而发散太过,恒伤肺阴,若兼用玄参、沙参诸药以滋肺阴,则结核易愈。"不过,中西医汇通派的努力尽管在客观上维护了中医学,但由于思想的限制,他们没有认识到中西医差异的深刻原因和本质,因而这种汇通毕竟是浅层次的。从实践的角度来说,中西医是两种不同的科学体系和文化体系,不是简单的"体"和"用"的关系,因此中西医汇通的成就在实践中并没有让医学飞跃式的发展。

要了解的中医基础理论

1 为什么中医总说阴阳?

对于"阴阳",老百姓一般有两种态度:一些人认为这是老祖宗的精华,应该继承;还有很多人对于阴阳五行这样的词很反感,认为这是老祖宗用的东西,中医还在张口闭口的用阴阳,因此认为中医落后,甚至认为中医不科学!显然这是对中医的误解。

阴阳是一种工具,是古人认识、思考问题的一种方法,是中华文明的体现之一。它体现在天文、地理、建筑等各方面及日常的生产、生活过程中。中医学只是借用这一种说理工具,来认识、解释人体生理、病理、诊疗。所以如果你要想了解中医、认识中医、学习中医、学好中医,就要借用古人的思维,否则你就会误解中医。中医已经存在,并且确实能有效治病,所以如何看待它,就是一种认识、思维的问题。

中国人对阴阳的认识是骨子里就有的,天地相比,天属阳、地属阴;男女相比,男属阳、女属阴;夏天冬天相比,夏天属阳、冬天属阴;日月相比,日属阳、月属阴;白天晚上相比,白天属阳、晚上属阴……这样的例子不胜枚举,但只要你是华夏子孙就会有这样的认识。由此可见,阴阳不是"东西",不是指某种具体的事物,它是古人将对立的事物和现象一分为二的认识方法而已,而分类的具体依据就是取"水火不容"相对立的特性,水火中"寒冷温热、宁静运动、上升下降、有形无形、光明阴暗"等对立的特性,火性属阳,水性属阴。阴阳双方面

26

既对立又有着密不可分的关系。如春夏的温热之气与冬天的寒凉之气之间消长转化、对立制约，保持着春夏秋冬的轮转和四季平衡；地上部分的树干与地下部分的树根之间相互依存、相互给养，保持着整体的繁茂；男女夫妻之间既有作为两个对立的个体相互斗争制约的关系，又有相互扶持照顾的关系，这就是作为阴阳对立双方最为常见的对立制约、互根互用关系。

将阴阳的这种思维方式引入到中医学，可以用来阐释人体的各种现象。人体的头与脚、背部与胸部、四肢的外侧与内侧、体表肌肤与体内脏器等对立的组织结构都可被划分阴阳。头属阳，容易受到"风、火热、暑"等阳邪的侵袭而发病，所以上火的时候容易出现"口舌生疮""面红"等头面部的表现；脚属阴，容易受到"寒、湿"等阴邪的侵袭而发病，所以水肿的时候主要是下肢特别是脚最为严重，以及有"寒从脚下生"的说法。背部属阳，胸部属阴，来源于老百姓"面朝黄土、背朝天"的劳作姿势。四肢(胳膊和腿)有内侧和外侧的不同，内侧属阴，外侧属阳，十二经脉的阳经都在四肢外侧走，阴经都在四肢内侧走。体表和体内划分阴阳，体表属阳，体内属阴。但是大家从医生、各种中医书籍那里听到看到最多的词应该是"阳气""阴气"。那么我们体内的阳气、阴气到底是什么？阳气就是人体内发挥温热、推动机体功能的部分；阴气就是人体内发挥寒凉滋润、抑制机体功能的部分。体内各个脏腑器官都有阴阳之气，只有阴阳平衡了，才能保证人体各脏腑器官的功能正常。说白了，阳气就是体内的"火炉""太阳""发动机"，阴气就是体内的"冷气""月亮""抑制剂"，二者水平相当的情况下才能保持正常的体温和生命活动。如果你的阳气虚了，体内火少了，必然会觉得冷、不想动、没精神；阳气多了，体内火太旺了，自然就觉得热、体内能量过盛躁动不安。如果你的阴气虚了，体内冷气不足，就会出现手脚心热、心烦，中医称为"五心烦热"，特别是晚上翻来覆去睡不着；阴气多了，体内冷气太足，就会觉得手脚冷、蜷缩懒动。调理的关键就是"损其有余、补其不足""虚补实泻"，就是老百姓所说的"多退少补"，让机体两部分功能重新回到平衡。阳气多了会热，就用寒凉的属阴药物祛热，称为"热者寒之"；阴气多了会冷，就用热性的属阳药物散寒，称之为"寒者热之"；阳气少了会冷，要用补阳的药物"添火"；阴气少了会热，要用补阴的药物"制造点冷气"。

所以，阴阳是中医的思维之本，一定要从阴阳的认识去养生、防病治病。若撇开这种认识谈中医、用中医，那就不是纯粹、真正的中医！

2 生病时五脏会相互影响吗?

经常听到"我的心肝脾肺肾啊"这样的口头禅,这是把中医的"五脏"挂在嘴边,当然我们更希望的是大家都能善待自己的心肝脾肺肾! 因为它们与我们的生命健康和疾病的防治有着莫大的关系。

人体是由很多零件组成的一部大机器,这个机器正常工作的重要元件就是人体的五脏。五脏是人体内五大生命系统的主管,心主血脉、主藏神,主管心脑血管系统;肺主呼吸,主管呼吸系统;脾主运化,主管消化系统;肾主藏精、主水,主管生长发育和水液代谢;肝主疏泄,调节全身气的运动,与人体血液和水液的运行、情志活动、消化、女子月经等都有关系。只有五脏功能正常协调,才能保证生命活动健康有序进行。那么如果一方有问题,会不会出现"城门失火,殃及池鱼"的现象呢?

答案是肯定的。五脏在体内各司其职,分工有序,但是作为一个整体内部的器官,它们之间又存在密切的联系,需要保持相互之间的平衡。首先要从五行属性说起,肝脏属木,心脏属火,脾脏属土,肺脏属金,肾脏属水。五脏之间,一脏要想功能正常,既要有促进本脏功能的关系,还要有制约本脏功能的关系,说白了就是有帮助你的人,也有制约你的人。五脏的关系就是通过五行画一个圈圈,然后再套一个五角星的生克关系。

关系之一:"相生"关系,是一脏对另一脏的促进关系,又称母子关系,按五行顺序是:木→火→土→金→水→木,循环不息。正常情况下母脏可促进子脏的功能,如肝藏血可促进心的行血功能(木生火)、肾阴可养肝阴(水生木)等等。生病时,如果母脏虚弱或太过强盛的话,子脏会因为自主的强弱改变受到牵连而发病,如肾阴虚会导致肝阴虚、肝火旺会导致心火旺等等,称为母病及子。子病及母,可由子脏亏虚而引发母脏过度自助导致母脏亏虚,俗称"败家子",如心血虚导肝血虚,或肝火旺导致肾阴虚,俗称"子盗母气"等等。临床若有某一脏虚弱,除了直接补这一脏外,还可根据五脏母生子的相生关系,补其"母脏",两个途径补充。如肺气虚,可采用补肺气(金)加补脾气(土),称培土生金法;肝阴虚,可采用补肝阴(木)加补肾阴(水),称滋水涵木法等。临床若出现某一脏强盛,除了可以直接削弱本脏外,还可根据母生子的相生关系,泻其"子脏",两条渠道分流泄洪。如肝火旺,可直接泻肝火(木),还可泻心火(火),达到泻心火以清肝火的目的。

关系之二:"相克"关系,是一脏对另一脏的制约关系,按五行顺序是:木→土→水→火→金→木。能制约、约束你的人,一定是比你强盛的人,所以,正常情况下强盛的一脏约束、制约另一脏的功能,如肾水可以制约心火使心火不旺盛(水克火)、肺气肃降(向下向内的运动)可制约肝气防止肝气升发太过(金克木)等等。生病时,如果本来强盛的一方更强,或本来被制约的一方更弱,就会导致原来的制约作用更加强烈,称为"相乘"或"过克";如果一方反超过本来制约它的一方,或强盛一方反而减弱了,就会导致反向的克制作用发生,称为"相侮"或"反克"。简单理解就是力量强了,会强势凌人,别人都受它欺压;力量弱了,则会成为别人欺侮的对象。临床出现某脏太过强盛或虚弱,而出现过度克制或反向克制引发对其他脏腑的影响时,就应该发挥"侠盗精神","抑强扶弱"维持正常秩序、关系。如肝气旺盛(木)脾气暴躁,会对脾的过度克制导致脾虚(土)引发食欲下降、消化不良、腹痛、腹泻等,治疗应抑制肝木辅助脾土;肝气上逆(木)脾气暴躁,还可能对肺气反向制约导致肺气不降(金),引发咳嗽、哮喘等病证,治疗应"佐金平木"。

因此,我们应调理五脏之间的水平,使其保持正常的关系,防止疾病由一脏向其他脏传变。这是中医重要的预防思想之一:既病防变,先安未受邪之地!

3 为什么说中医不会"头痛医头,脚痛医脚"?

"头痛医头,脚痛医脚"这个成语,其哲学意义是片面、孤立地观察问题,不能从根本上解决问题。若是医生存在"头痛医头,脚痛医脚",那么就不是合格的、高明的医生,老百姓俗称这种医生为"蹩脚医生",只能疲于应付患者的症状,如发热退热、咳嗽止咳、疼痛止痛、腹泻止泻、便秘通便等等,不能从患者疾病的本质出发治疗。中医治疗疾病最为重要的特点是"治病求本",应找到引发疾病的本质并加以治疗,所以中医不应只是"头痛医头,脚痛医脚"!

中医认为,人体像一部由众多零部件组成的机器,经络及运行于经络及全身的气血津液将各个部分联系成一个整体。各个组件正常工作就是正常的生命活动,而生命活动的各种外部表现,如呼吸、心跳、面色、情绪、关节运动等等,都必须以内在脏腑、经络的正常工作为前提条件。人体内部脏腑以五脏为中心,通过经络与外在的形体(筋、脉、肌肉、皮肤、骨骼)、官窍(目、舌、口、鼻、耳)相互联络,构成五大系统。外在形体、器官的状态、功能的维持需要以内在脏腑为基础。老百姓所说的疾病多是指外在的症状表现,如头痛、恶心呕吐、鼻塞等,是疾病的"标",这只是疾病表现出来的部位,真正的病变部位才是疾病的"本"。

系统	五脏	六腑	五体	官窍	经脉
心系统	心	小肠	脉	舌	手少阴心经、手太阳小肠经
肝系统	肝	胆	筋	目	足厥阴肝经、足少阳胆经
脾系统	脾	胃	肉	口	足太阴脾经、足阳明胃经
肺系统	肺	大肠	皮	鼻	手太阴肺经、手阳明大肠经
肾系统	肾	膀胱	骨	耳及二阴	足少阴肾经、足太阳膀胱经

中医学认为,人体的某一部分,是整体中的部分,在讨论人体的生理功能和病理变化时,总是认为构成人体的各个局部出现的变化都与整体功能有关。活着的人体是不可分割的整体,更不能直接解剖探查其内部的情况,所以可通过组织官窍等外部、局部表现,反映内在脏腑的功能状况,从而作出正确的诊治。因而中医学在看病时,不应把人拆散,只见局部,而应把人看成一个整体。如生气后有"头晕、眼花"的表现,其病位并非在头和眼睛,从整体而言,病变在于肝,足厥阴肝经从脚底上行联系肝脏,向上至眼睛、头顶,所以治疗完全可以"头痛医脚",取足厥阴肝经在脚上的重要穴位太冲穴以泻肝火而取效。如"牙龈红肿疼痛"的表现,常可通过泻脚上的内庭穴治疗,因为足阳明胃经在循行的过程中,将脚、胃、牙龈联系为一个整体。

因此,中医治病的关键是从整体出发,通过所见联系疾病的本质,治病求本。

4 什么是"冬病夏治"？

每到三伏天，一年中最热的时节，各地中医院的敷贴室门口都会排起长龙，门庭若市！这就是"三伏贴"的魅力，是最近较为流行的调理治疗手段。在这种流行趋势下，很多老百姓"人云亦云"，结果却被告之不适合进行三伏贴。三伏贴不是万能贴，只适合阳虚在冬天病情重、夏天病情缓解的虚寒性疾病，也就是中医的"冬病夏治"理论。那为什么冬天病情重、夏天轻还要在夏天调理？难道治病还要挑时间？

中医认为，人体这一活着的生命体，是生活在自然环境之下的，所以人的生命活动必然会受到自然界的影响，这种人与自然环境息息相关的认识，称为"天人相应"。我们生活的自然、地理环境会对人体产生影响，如果人能够积极地适应环境，与自然保持和谐统一，则不会生病，否则不适应环境就会导致疾病的发生。简单的例子就是，随着天气由热转冷，人体则有减少出汗、增加衣服的表现，以适应自然的变化，如果没有及时调理，如天气冷，还是出汗多、没有及时加衣服就会感冒。再如不同地方的人，机体长期受环境的影响，逐渐适应环境，那就是你的"故乡"，如果到了别的地方，能适应新环境，那就是你的"第二故乡"，反之则可能会出现各种不适，甚至腹泻，习惯上称为"水土不服"，那就是与环境不适应。白天和晚上的变化是由于自然界阴阳二气的水平变化导致的，白天自然界阳气主外，晚上阴气主外，人体与它相适应的状态就是白天运动养阳，晚上睡觉养阴，所以古人适应它的作息规律就是"日出而作，日落而息"，如果晚上不睡，则容易阴虚；或者晚上应该阴盛主外的时候，人体确实阴虚阳盛，那么就会热血沸腾得睡不着！

所以中医学在养生、防病治病时，都会把人体放在自然界中去考察。特别是养生和治病中，中医更强调自然对人体的影响，并且善于借助自然界之力量来预防和治疗疾病。对于阳虚怕冷的人，如老年慢性支气管炎、哮喘、关节颈肩腰腿疼痛、慢性腹泻等虚寒患者，总的特点是在天气变冷特别是冬季容易发病，并且病情较重，在天气温暖特别是夏季，病情会缓解甚至消失，这种患者被称为"能冬不能夏"。那是因为这种人的疾病本来就是阳虚导致的，在冬天阴寒之气强盛的季节,阳气更虚,病情更重,当然冬天要注意保暖防寒,防止病情进一步恶化。但是要想除根,就应该在自然界春夏阳气旺盛的时候,借助自然界阳热之气而补充人体阳气,那么到时冬天就不易发病,即"冬病夏治"。相反,还有一部分人群是在春夏的时候发病或病情加重,秋冬的时候好转,那么这部分人属于阴虚阳亢的人,应在秋冬阴气强盛的时候补阴,即"夏病冬治"。这就是《黄帝内经》"春夏养阳,秋冬养阴"的养生原则。

自然界是伟大的,人对自然界的适应,应该是以人主动、积极地适应自然为主,以争取适应自然,保证健康;同时,还应借助自然的力量帮助我们战胜疾病。

5 为什么中医不能"一方包治百病" "一方专治一病"?

经常听到某些骗人的"大师""神医"或虚假广告中,宣称有祖传、秘传的"神方",可以包治百病! 还有某些医生临床上"一病对一方",或某些患者喜欢将一个在某位病友身上有效的方子在同种病友圈里大肆推广等等,这些做法都是中医的忌讳。

中医讲究治病求本,那么这个"本"到底是什么? 本质就是"证",又称证候,所以中医治病强调辨证论治。得病,就一定会有症状,也就是患者觉察或表现出的不适,不同的疾病或者在同一疾病发展过程中这些外在的表现的症候群可能异同或变化,孤立的症状不是诊断治疗的依据,关键是要透过这些变化的"现象"发现"本质",就是现象之下所包含的疾病在诊治现阶段的阶段性本质,包含病变的部位、原因、性质和邪正盛衰变化。因此,可能会出现同一疾病发生过程或治疗过程中也会有不同的"证候"出现,或者不同的疾病出现了相同的"证候"。

老百姓可能有这样的疑问,同样得的是感冒,为什么医生给的药完全不同? 而完全不同的疾病,医生开出的药却一模一样! 这就是辨证论治的结果,"同病异治、异病同治",不管疾病是否相同,关键是证候的异同,证同则治同,证异则治异。如同样是感冒,第一次症状是怕冷、流清鼻涕、舌淡苔白等风寒感冒,喝碗生姜汤或用辛温解表的麻黄汤好了;下次感冒,还是直接用上次的方法,结果发现感冒不但没好,原来发热、流黄浊鼻涕、咽喉肿痛、舌红苔黄等的症状反而加重了,原因是这次感冒的证候不同于上次,是风热感冒,应该用辛凉解表的银翘片,即"同病异治"。再如有人是眩晕,有人是胃下垂,有人是脱肛,本为不同的病,但都可能是因为脾虚升举无力导致的"中气下陷"的证候,因此可用升补脾气的补中益气汤来治疗,这就是"异病同治"。

临床上,方剂就如同是一支箭,每个方剂具有不同的功效,针对的是特定的证,这"矢"不可能同时中多个"的",针对不同的"的"要换取不同的"矢"使用。所以中医认为"一方决不能包治百病",并且也不可"一方治一病",应当"辨证论治"!

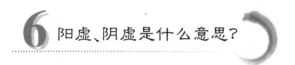

6 阳虚、阴虚是什么意思?

"阴阳"这一对概念是中国人的发明,我们乐于将任何有关系的对立的事物或是现象分成阴阳两大类,一对儿对立的特性,与火的特性类似的就属阳,与水的特性类似的就属阴。大家从医生、各种中医书籍那里听到看到最多的词应该是"阳气""阴气",阳虚就是阳气虚,阴虚就是阴气虚。但是究竟我们体内的阳气、阴气到底是什么? 这里的阳虚、阴虚到底虚了、少了什么?

生命活动的正常、各个脏腑功能的正常发挥,需要"气"的作用,所以气充足则生命旺盛有序、不会生病,气少了身体功能就会失常、生病,甚至气绝身亡。我们身体的气,按照其功能不同又分为阳气和阴气。阳气就是人体内发挥温热、推动机体功能的部分;阴气就是人体内发挥寒凉滋润、抑制机体功能的部分。体内各个脏腑器官都有阴阳之气,只有阴阳平衡了,才能保证人体各脏腑器官的功能正常、人的生命活动正常。说白了,阳气就是体内的"火炉""太阳""发动机",阴气就是体内的"冷气""月亮""抑制剂",二者水平相当的情况下才能保持正常的体温和生命活动。如果你的阳气虚了,体内火少了,必然会觉得冷、不想动、没精神。如果你的阴气虚了,体内冷气不足,就会出现手脚心热、心烦,中医称为"五心烦热",特别是晚上翻来覆去的睡不着。

我们身体有总的气,称为一身之气;分布到每个脏腑又有每个脏腑的气,每个脏腑的气又可分为脏腑的阴气、阳气,一个促进一个抑制,只有脏腑内部阴阳平衡了才能保证脏腑功能的正常发挥。如心的气就称为心气,又分为心阳气和心阴气。心气充足,心脏跳动、推动血液运行就有力、正常;其中心阳气发挥推动和温煦作用,心阴气发挥凉润抑制作用,二者共同保持正常的温度和心率、脉率。如果心阳虚,温煦作用少了,就会怕冷;推动作用少了,心脏和脉搏跳动就会减慢。心阴气少了,凉润作用下降,就会手脚心发热、心烦,称为"五心烦热";抑制作用少了,心脏和脉搏跳动就会加快。调理的关键是"补其不足",缺什么补什么,阳气少了会冷、动力会下降,要用补阳的药物"添火""添动力";阴气少了会热,功能会因为少了抑制作用而增强,要用补阴的药物"制造点冷气","加点抑制剂"。

因此,中医所说的阴虚、阳虚,并不是身体缺少了我们眼睛能看到的具体物质,而是两方面功能的下降,因而治疗的时候将下降的功能补助起来就可以了。

7 为什么说"心主神明"?

中医为什么说"心主神明",是否应该是"脑主神明",这可能是大部分不了解中医的老百姓的看法。在中、西医之间关于心脑之争存在了很长一段时间了,其实这种争议是多余的。中西医是两种不同的理论体系,两方的认识方法和看待问题的角度都有差异。中医并非不讲脑,脑被称为"髓海、元神之府",只是中医强调人体是以五脏为中心的整体,将脑与心肾相联系,而西医所说的大脑,从解剖结构而言即中医的脑髓,是由肾精化生,肾精充足,则脑髓充盈;而大脑功能正常发挥的前提是有足够的血液供养,由心提供。所以才有中国人"计上心来""工于心计""做贼心虚"的普遍认识。

中医认为心有二：血肉之心和神明之心。血肉之心的重要功能是推动血液在血管中运行至全身，发挥滋润和营养作用。心行血发挥滋养作用最为重要的是大脑，西医将二者称为"心脑血管系统"，大脑得到心血的滋养，就会产生精神、意识、思维、情志等心理活动，并统帅全身各处的功能活动协调。而中医所谓的神，其中之一就是人的精神、意识、思维、情感活动，被称为狭义之神；另外是指整个人体生命活动的主宰和总体现，被称为广义之神，所以中医就将心的这个功能称为"心主藏神"。《黄帝内经》说："心者，君主之官也，神明出焉。"人的精神、意识、思维状态、舌体的运动等可反映出心主神志功能的正常与否。而心主神志的实现依赖心气推动血液的营养。

正常情况下，血液充足，心气充足，推动有力，血液在脉内运行至全身，则血肉之心的心主血脉功能正常，表现在外为面色红润有光泽，舌色淡红，血脉充盈。心主血脉正常，则行血至神明之心，为其提供营养，表现为头脑清楚，思维敏捷，记忆力好。舌体得到血液的供养，在神明之心的支配下，表现为味觉灵敏、柔软运动灵活、说话流利。病理情况下，若心气虚、心血虚或心脉瘀阻，都有可能出现心血不能养心神，导致精神恍惚、失眠、健忘、头痛头晕，甚至精神失常、痴呆、昏迷不醒等心神失常的病变。

由此可见，心脑的关系尤为重要，心的病变必然联系到脑引发病变，而脑的病变也多从心入手治疗，如"养心安神""清心安神"等治疗方法，这些都是中医"心主神明"的理论基础和应用体现。

8 为什么说脾胃一虚百病生？

民以食为"天"，饮食对老百姓的生活不言而喻，同时饮食又是我们维持生命和身体的健康的重要保证，饮食物进入机体后的消化吸收是由"脾胃"支持完成的，所以有"脾胃一虚百病生"的说法。

首先，大家应该要区分中医的"脾"与西医的"脾"，这是两个完全不同的概念。西医的脾脏就是解剖器官，与造血、免疫等功能有关，但与消化系统的关系不大；中医的脾脏并不指某一个具体的解剖器官，而是一个功能单位，具有对饮食物进行消化吸收的重要作用。作为中医五脏的脾,其实包含了胃、小肠、大肠、胰腺、西医脾的功能。中医脾脏的主要生理功能是主运化、主统血。

关于脾主运化的生理功能,可以将脾简单理解成"人体食物加工厂"。食物为人体提供能量和营养物质,但是要注意的是,食物还不是人体所需的"成品"精微物质。我们的身体和生命的健康维持,需要气(能量)、血、津液(机体水分)等精微物质的供给,而这些精微物质是由食物(水、谷)转化而来,而脾将食物消化吸收、转运水谷精微的功能,中医称之为"脾主运化",因为人体生命活动的维持依赖于此,所以脾胃又被合称为"后天之本"。具体的过程:第一步是对饮食物进行"化"。饮食水谷经过口、食管入于胃,胃接受并经过初步消化(胃受纳、腐熟水谷)将水谷变成"半成品"食糜,再将其下降送至"加工车间",经过小肠进一步消化,将"半成品"分门别类加工成"成品"——水谷精微和"废品"——糟粕。胃和小肠的作用都是在脾的主管、"领导"下完成的。第二步是将水谷精微吸收并"出厂"输送至全身,即"运"。脾的作用是首先将精微吸收,然后一方面在脾气主升清这一"上升运输机"的输送下,将精微送至心肺,再由心肺这一"销售网络"送至全身以供机体消耗,另一方面脾这一"加工厂"直接厂家"销售"送至全身。另外,胃肠道就是"下降运输机",将消化后的糟粕排出体外。

病理情况下,若脾气虚"加工厂"动力下降,则饮食物的消化能力下降,表现出不想吃饭,吃后腹胀,甚至是排出的大便里有明显的食物残渣(完谷不化);或者脾气虚升清无力,"上升运输机"动力不足,导致头面缺乏营养供应而头晕眼花,精微物质不能上升与糟粕一起下降排出而出现腹泻;脾气虚日久,水谷精微化生减少,人体气血生成不足,而出现体倦乏力、面黄肌瘦等表现;或者脾虚向外输送机体吸收的水液的能力下降的话,就会使水液在体内停留、聚集,导致体内湿盛、水肿等病症的生成。

因为脾脏通过气运化作用,可以把食物转化为人体所需的能量和营养物质,以保证机体正常的功能,一旦脾胃虚弱,功能下降,就会导致人体"补给"不足而生病,所以说"脾胃一虚百病生"!因此在养生过程中健补脾胃,在疾病和治疗用药过程中保护脾胃,就显得尤为重要。

9 什么是"五脏藏神"说?

中医认为"心者,君主之官,神明出焉"。心有主神明的功能,意思是心主宰了人体的精神活动,现代医学的脑部疾病多从心着手治疗。但是中医还有"五神脏"之说,认为精神活动又分别由五脏所主,分别为"心藏神""肺藏魄""肝藏魂""脾藏意""肾藏志",称为"五脏藏神"。五脏藏的神分别指什么呢,它们又与五脏有何关系?

五神:魂神意魄志,简单地理解,神主要是指精神活动变化莫测的意义,魂主要指人的"潜意识",魄主要指人的"冷热等感知觉",意主要指人的思维、意念、灵感,志主要是指记忆力和意志力,它们都与脑的功能有关。五神之间并非绝对独立,它们之间具有密切的联系,难以截然区分,共同维持人体精神状态的正常。

(1) 神与心:中医神的意思十分广泛,将人的精神、心理活动统称为神,把感受、认知过程、记忆过程及意念产生的思维过程归属于心,称为"心主藏神",这是我们感知、思维、意志、情感等活动的基础与前提,所以心的功能已经渗透到其他"四神"之中,作为其他四神的基础与前提,在这个意思层面,心神只是统领而不代表具体。但是如果将五神并列,这里的神就是指人的精神、思维等玄妙神奇、变化莫测的意思。心神清楚,那么我们所有精神活动正常,并且变化灵敏。反过来,心神不清楚,像精神病患者或昏迷的患者,精神活动就不存在,更不用提变化了。

(2) 魂与肝:我们常常听到"魂不守舍""魂牵梦绕""吓得魂飞魄散"等词语,这里的魂主要有注意力、潜意识、谋虑判断等意思,并且与睡眠有关。中医认为"肝主藏血",肝能保持我们的精神舒畅,被认为"将军之官,谋虑出焉"。肝血虚,神失所养,会出现注意力难于集中、多梦、说梦话,甚至梦游等问题。

(3) 魄与肺:一般认为,耳朵的听觉、眼睛的视觉、皮肤的冷热痛痒等这些我们与生俱来的、本能性的、较低级的感觉功能为魄。中医认为,肺主气,助心行血,主全身皮毛,气血充足,布散全身,则感觉功能正常。

(4) 意与脾:意有"思考、思虑、意念、灵感"的意思。中医认为脾在情志主管"思",只有思考了才会有意念、灵感的产生。脾为消化系统的主管,后天之本,是产生气血的基础。只有脾胃消化功能好,气血化肾就充足,脑才有足够的气血供养,思维才清楚。如果脾胃虚衰,气血生成不足,脑失营养,则"意"不灵。

(5) 志与肾:志,指的是记忆力及意志力。脑是一切情志活动的解剖基础,在动物进化的过程中,随着脑容量的增大,变得越来越聪明。中医认为,脑髓的充盈取决于肾精的多少。肾主藏精,肾精可以化生脑髓,肾精充盛则脑髓充盈,肾精亏虚则髓海不足。我们在慢慢变老的过程中,随着肾精的减少,大脑逐渐萎缩,记忆力也会逐渐下降,大不如前。所以,补益肾精、填补脑髓也是治疗脑病的重要方法。

总之,中医认为,五脏是一个系统的整体,人的神志活动魂神意魄志分属于五脏,但以心为主导。脑的功能与心息息相关,但又与五脏有关。对于精神意识思维情志活动异常的病证,决不能简单地归结为心与脑的病变,而应从五脏论治。

10 病是吃出来的吗?

"民以食为天。"食物能为我们提供营养和能量,我们的生命和健康都需要食物才能得以维持。但是如果"食"不当,也可以吃出病来!可能您会有疑虑,保证人体生命健康的食物怎么可能会导致生病? 天天吃饭,也没见生病? 什么情况下的食物会对健康不利,吃出病来呢?

从食品安全角度讲,入口的食物一定要保证卫生、安全,如果食用了不洁净、甚至是有毒的食物就可能导致疾病发生,即"病从口入"! 其中包括缺乏良好的卫生习惯,或腐败变质的食物,或是被污染、含有毒物质、被寄生虫污染的食物造成的疾病。轻者出现腹痛、恶心呕吐、腹泻等胃肠道功能紊乱,或发生食物中毒,甚至死亡,或导致各种寄生虫病。从这个角度而言,食物首先应当保证卫生安全。

从吃的量讲,因为各自脾胃的功能有所不同,有的人吃得多,有的人吃得少,以保证身体健康为度。如果长期吃得过少,不管是主动限制饮食(节食减肥),或是各种原因导致吃的量过少,都会因为食物减少而导致脾胃运化的水谷精微物质减少,使营养跟不上而身体虚弱生病;另一方面,由于人体虚弱,外界的病因很容易侵犯人体而发病。如果是长期刻意节食,还可发展为厌食症。正在发育期的小朋友如果饮食少的话,可因为营养不良而影响生长发育。如果吃得太多,超过了脾胃的消化能力,导致食物难以消化停留而生病。若偶尔某次饮食过量,或暴饮暴食,轻的可有腹胀腹痛、呕吐等胃肠超负荷的表现,即"饮食自倍,肠胃乃伤"。如果长期过量饮食,会导致营养过剩,发展为肥胖症、消渴、心脉痹阻等疾病,也就是三高(高血压、高血脂、高血糖)引发的疾病。小朋友如果长期喂养过量的话,会使脾胃负担过重伤脾致消化不良,结果发现越喂越瘦,引发"疳积"。此外,从吃的规律讲,饮食应一日三餐、规律定时,如果三餐饮食不规律、时饥时饱,也容易损伤脾胃而生病。

中国人是最讲究吃的国家之一,餐桌上的食材相当丰富。从吃的种类讲,各种食物对身体都具有不同作用,为保证健康,食物种类应均衡,不应偏食。首先,食物分寒热,均衡摄入可保持人体阴阳寒热平衡,偏食会导致阴阳失调而生病。若过分偏食生冷寒凉的食物,会损伤脾胃阳气,出现腹部冷痛、腹泻等;过分偏食辣椒、羊肉等温热食物,可使胃肠积热有火,出现嘴巴生疮、胃肠烧灼不适,或生痔疮等。其次,食物分"酸苦甘辛咸"五味,中医认为五味入五脏而养五脏,酸入肝、苦入心、甘入脾、辛入肺、咸入肾,所以五味应均衡摄入以保证五脏平衡。如果长期偏食某一味食物会导致该脏偏盛,使其功能失常而发病,过食酸伤肝、过食苦伤心、过食甘伤脾、过食辛伤肺、过食咸伤肾。最后,从饮食清淡与否而言,适应清淡饮食,若吃多了油腻、口味重的饮食,中医称肥甘厚味,易导致肥胖的痰湿体质,引发眩晕、中风、胸痹、消渴,即现代医学的三高引发的心脑血管疾病。

11 "书呆子"容易生什么病?

思考是一种人生智慧,不管是生活、学习、工作,我们每天都要用脑进行思考,古人用"学而不思则罔,思而不学则殆"说明思考的重要性,老百姓也认为"脑子越用越灵活"。但是随着学习、工作压力的增加,许多脑力工作者如白领、科技工作者、作家、学生等都或多或少地会出现"过思"的情况。"脑子越来越不好使了",似乎成为这类人群的口头禅。为了取得更好的成绩而埋进书海、题海努力学习的学生们,却发现上课注意力越来越不能集中了、思维反应越来越迟钝、记忆力越来越差,给人的感觉就是念书念成了"书呆子";被体力劳动者羡慕的白领们,却也有自己的烦恼,要用脑才能解决的问题永远都解决不完,加上职场上"钩心斗角",结果是极度"心理疲劳"。

上述这些问题都是由于过思引起的!思是精神高度集中地思考、谋虑的一种情志。因为心主神明,主宰人的思维活动,中医认为所有情志的产生都受心的主宰,即"凝神",所以用脑过度的脑力劳动者,中医称之为"心劳"。因为情志对应脏腑,思对应的脏腑是脾,需要脾气的集结完成,即"集气"。正常情况下,思的情志需要心脾两脏共同完成,这个生理过程就是"凝神集气"。如果长期用脑思虑过度,也会因为伤及心脾两脏而生病。

脑力劳动者的食欲没有体力劳动者好,经常因为思虑不解而不想吃饭,这是为什么呢? 正常的思需要集结脾气才能完成,那么过思就容易损伤到脾,使脾气郁结,脾气主管人体的消化,脾气郁结则消化功能减弱,出现胃口不好,食欲下降、腹胀、大便稀溏等脾失运化的表现。时间久了,人会越来越消瘦,"衣带渐宽终不悔,为伊消得人憔悴"。

另外,中医认为,心神主思维,也就是用脑思考问题的前提是心脏为其提供充足的血液。动脑思考问题了就要消耗相应的营养,老百姓经常将脑力劳动的成果总结为"心血的结晶",所以如果用神过度,长期久思,就会耗伤心血,使心神的营养减弱,就成了精神头儿不够用的书呆子,表现为记忆下降、反应迟钝、健忘多梦的心神失养的症状,严重者就成了西医所说的神经衰弱。

由此可见,思作为人体的一种情志活动,是正常的而且也是必需的。但是当人们面对某一问题思虑过度,或者思虑时间过长,百思不解仍思不休止,超过了人体自身所能调节承受的限度,思就成为一种致病因素,对机体构成危害,从而造成各种疾病。所以适可而止,该放就放,不必过于纠结,否则会加重心脾两脏的负担。

12 喜怒哀乐都会伤身体吗?

人们常用"我不是圣人也有喜怒哀乐"的句子,表明人是有感情的,是"性情中人"! 生活在社会环境当中,必然每天会面对各种各样的刺激,不同的刺激会让人产生不同的情感,但是因为我们人体是可以自我调节的,包括情感,也是可以消退的。所以我们的"喜怒哀乐"情绪就如同潮涨潮退般的产生而后又平复。那么喜怒哀乐会伤身体吗?

首先,从情绪的种类看,人们的情感反应,大概可以分为两大类:一类是有利于身体健康的,如愉悦、乐观、振奋、勇敢等积极向上的情绪,特别是"喜",能使人产生愉快、轻松的感觉,对健康有益;一类是不利于身体健康的,如悲观、愤怒、忧郁、恐慌、紧张等消极悲观的情绪,特别是"郁""怒",会使人意志消沉、心灰意冷,对健康有害。所以从不同情绪对健康的影响来看,我们要学习"阿 Q 精神",不做"林妹妹"!

其次,从情绪刺激的程度而言,一般情况下,在外界刺激的影响下,我们的心理就会对刺激产生反应,表现在外的就是我们的怒喜思悲恐惊忧等不同情绪,正常的情绪发泄是有利于健康的。只要我们是正常人,被小偷偷了钱就会或怒或悲,发了奖金就会喜,亲人去世就会悲,这就是"当喜则喜、当怒则怒"的"性情中人",只要情绪反应适当,不要太过,做到不过喜、不过怒,就不会伤身体。

但是,不管是积极向上的良性情绪,还是悲观消极的恶性情绪,如果情绪刺激太过,都会超过人体的心理承受能力,引发脏腑的功能失常而导致疾病的发生。突发性的刺激,没有心理准备,容易使人生病,如"久病床前无孝子"的亲人去世和健康的亲人突然离世,二者都会有悲伤的情绪产生,但后者更易影响健康;强烈的刺激,情绪超过了人体自身的承受能力,也会使人致病,如炒股的人看着股市起起落落,升得太高或降低太低,都可能使人难以承受而发病;或者是不良的情绪持续存在,积久成疾。因此从健康角度而言,我们不提倡"君子报仇十年不晚",要做拿得起放得下的"能屈能伸"之人,产生不良刺激后要尽快将情绪平复消除。

最后，喜怒哀乐到底能否使人生病，还要看接受刺激产生情绪的人本身对情绪的抵抗能力，也就是人们的心理接受、调节能力。同样的情绪刺激，心理健康、身体强壮的人就不易生病；而心理脆弱，抗压能力差，或本来身体就有病，如心脏病、高血压、抑郁症等，接受同样的刺激就容易生病。

所以总的来看，正常情况下，适当的情绪产生和发泄有利于健康，避免过度的情绪反应，应多保持积极乐观向上的情绪，避免消极悲观的情绪。每天遇到什么样的事情不是我们所能决定的，但遇事之后，我们以什么样的心态去面对，是可以自己把握的，保持平和乐观、清净虚无的心态，是保证健康的一大法宝。

13 男人为什么怕"肾虚"？

天下男人唯恐自己与"肾虚"扯上半点关系，甚至到了谈肾虚而色变的程度。肾虚，真的有那么可怕吗？其实，肾脏的功能大大超过了泌尿系统的范围，它与人体的生长、衰老、智力、生育都有着密切关系。

肾脏与泌尿系统的关系十分紧密。中医认为，肾主管尿液的产生和排泄。人喝的水在脾的运化作用下吸收转化为人体的水分——津液，津液被各个脏腑代谢后，代谢废水在肾脏的作用下产生。中医认为水属阴，肾内有肾阴和肾阳，对水液起作用的是肾阳，肾阳发挥温煦蒸化作用，像一把火，将肾内的水液一部分蒸化重吸收为人体所用，而剩下的一部分就是尿液，所以肾脏的功能决定了尿液量的多少。男人怕肾虚的一个信号就是要频繁地跑厕所，因为如果肾虚，特别是肾阳虚，会导致火力不够，向上蒸化的水液减少，而剩下的生成尿液就增多，特别是晚上会发现起夜跑厕所的次数更多。尿液产生后会被储存在膀胱中，中医认为膀胱的开合也是由肾所主持，肾气就像是一个管开关门的。肾脏功能正常，膀胱的开合也就正常；肾脏功能失常，就可引起尿液的排泄失常，如尿液排泄不畅、尿点滴、尿等待，甚至尿失禁。

男人代表的形象是高大、威猛，其实这些都是与"肾主藏精"的功能有关。

原因就是你的身高、衰老、智力、生育能力都与肾精的多少有关系。肾中的精微物质被称为肾精,在人的生长壮老已生命过程中,肾精的多少变化轨迹与生长发育是一致的,因为肾精是促进身体生长发育、生殖的重要物质,由儿童到壮年期,肾精由少到多,由壮年到老年肾精由多到少。在长身体的时候,肾精越多就长得越好,个子越高,越聪明;在壮年期,肾精保养得好,亏少的越慢,那么就不容易衰老,生殖功能、性能力就会旺盛,生龙活虎的状态能得到很好的延续。反之,如果肾精亏少,可表现出该长个子的时候长得比别人慢导致终身"海拔"过低,生殖功能、性能力低下,身体与实际年龄不符,过早呈现脱发、白发、生育能力低下等衰老迹象,就是长得"着急"了。

肾因为藏精,在我们生命和生长发育过程中,具有十分重要的作用,中医为了强调其重要性,称之为"先天之本""性命之根",不单单只与性能力有关。男人多谈性、女人多怕老,都与肾有密切关系,所以对于男、女而言,"肾虚"都可怕!

14 针灸为什么能治病?

针灸是古人留给我们的宝贵的治疗方法,对于针灸能治病国人已经没有异议,牙痛可以针灸、高血压可以针灸、失眠可以针灸等等,针灸治病涉及的疾病越来越多。现在就连国外很多国家也开始接受针灸、信赖针灸。大家在自豪的同时,还是觉得针灸很神秘,长短不一的银针到底为什么可以治病?

针灸治病的基础是经络。经络是分布于我们人体的通路,具有运行气血、联络沟通、感应传导的作用。中医认为,人体是由经络将内在五脏六腑、外在形体官窍联系起来组成一个整体。每一个脏腑对应一条经络,手太阴肺经、手厥阴心包经、手少阴心经、手阳明大肠经、手少阳三焦经、手太阳小肠经、足阳明胃经、足少阳胆经、足太阳膀胱经、足太阴脾经、足厥阴肝经、足少阴肾经。只有脏腑和经络状态、功能正常,外在表现生命活动才正常。人体生病时机体外在一定会有相应的表现,而内在必然与五脏六腑和经络有关。如内在胃肠有火,可表现为腹部有烧灼感,胃火也可以沿着足阳明胃经向上引发牙龈红肿疼痛、牙痛,因为足阳明胃经循行入上齿,内属胃;手阳明大肠经在循行过程中内属大肠,上入下齿。所以一定要清楚经络的循行,"循行所过,主治所及",走到哪里,调理作用就可以到达哪里。

我们在针灸时,一般会选取一个或几个点操作,这些点就是分布在经络道路上的穴位!那么什么是穴位,为什么得从穴位进针?穴位就是经络和脏腑之气在人体体表输注的特殊部位。经络循行有体内部分和体表部分,穴位是经络比较接近人体皮肤的部位。针灸操作时就可以接触到经络,并通过穴位这一个点疏通经络、刺激经络气血,并通过经络的体内部分联系相应的脏腑从而调节内在脏腑的功能。所以有胃病,可以选取足三里调节足阳明胃经,并最终调理胃腑而发挥疗效。针灸治病取穴有两种情况,一种就是哪有问题取哪里的穴位,就近取穴,疏通局部气血,就是老百姓所说的"头痛医头,脚痛医脚";一种就是根据病变的部位、经络的循行、穴位的功效,远端取穴。

针灸作为中医的重要组成部分,也应遵循中医独特的诊疗思想——辨证论治,这也是针灸能治病的关键!首先要通过望、闻、问、切搞清楚患者的状况——病在何脏腑、何经脉,疾病是虚是实,引发疾病的病因是什么,才能依据证候选穴针灸。如头晕患者,是血虚证、还是肝阳上亢证、还是中气下陷证、还是痰湿郁阻证,不可能只扎头,需要根据不同的证候选穴,另外操作时也要根据虚实性质的不同而采取不同的补泻操作。

15 为什么说生病就是邪正相争?

"正邪势不两立"是老百姓耳熟能详的话语,讲的是矛盾双方对立斗争的状态,而在人体健康和疾病的过程中也有着矛盾的双方,它们被称为"邪气""正气"。这一对矛盾在疾病过程中各自发挥什么样的角色,斗争的结果又会对疾病有什么样的影响呢?

首先,我们来看针对人体,何为邪正?"邪气"就是对人体就有侵害作用,能破坏人体健康状态,导致人体发病的各种致病原因,也就是病因。它包括存在于人体外部的因素如异常的气候(六淫)、腐败的食物、外伤等,也包括我们自身体内产生的各种因素,如情绪太过(七情内伤)、痰饮、瘀血、结石等。与"邪气"相对应的就是"正气",在有邪气时,正气能与邪气相抗争,具有抵抗邪气、驱逐邪气以及修复邪气对身体造成的伤害的功能;而在没有邪气时,"正气"就是人体的一身之气,发挥推动和调节人体各部位的功能,是身体各部位功能正常的保证。

"正气"和"邪气"在身体健康和疾病的过程中是一对矛盾,它们的斗争结果决定了身体的状态。

首先,"正邪相争"存在于疾病发生的过程中。正气的作用是保持身体的健康状态,抵御邪气,防止邪气侵害人体;邪气的作用就是损害我们的身体,破坏健康状态,从而引发疾病。如果正气很足,抵御力量强大,"正能胜邪",那么邪气就不容易侵入人体而生病,或者即使侵入人体也会很快被正气驱赶出体外,而不会对身体造成伤害,中医的"正气存内,邪不可干"就是这个意思。如果正气虚弱,或者邪气特别厉害(如刀枪伤、烧伤、瘟疫等),"正不胜邪",正气防御不住邪气,那么邪气就很容易侵入人体而发病,中医的"邪之所凑,其气必虚"讲的就是这个道理。

发病后,邪气在体内,正邪还是要继续斗争,斗争的过程中,正邪双方的力量会发生变化,导致疾病的虚实性质发生变化。在疾病过程中,只要存在邪气特别强盛的状态,如体内有寒邪、暑邪、火邪、瘀血、痰饮、结石等等病因,就是"实证",对待实证的方法就是把体内的邪气想办法给祛除,即"实则泻之",如有瘀血就活血化瘀、有痰就化痰等等。在疾病过程中,只要存在正气虚弱的状态,如气虚、血虚、脾阳虚、肾阴虚等等精微物质减少、功能低下的状态,就是"虚证",对待虚证的方法就是把体内少的东西补上,即"虚则补之",如气虚就补气、心气虚补心气、脾气虚补脾气、肾阴虚就补肾阴等等。还有一种状态就是既有邪气亢盛,又有正气虚弱不足的状态,这种状态就是"虚实错杂"或"虚实夹杂",对待的方法就是既要祛邪又要补虚。由此,我们可以看出,并不是所有人都要补,如果只有实证,也就是邪气盛但正气不虚的状态,就不要补。

最后,在疾病的过程中,正邪的斗争还会决定疾病的走向、结局。正气强盛,邪气逐步衰退(正盛邪退),标志疾病好转甚至痊愈;邪气强盛,正气逐渐衰败(邪盛正衰),标志疾病恶化甚至死亡;正气将邪气祛除后正气也虚弱了(邪退正虚),这就是老百姓口中的大病初愈,需要大补;正邪斗争过程中正气驱邪外出,但是正气也虚了,邪气还有部分残留(正虚邪恋),这时候疾病转为慢性或后遗症期。

人体的健康状态需要正气维持;正邪斗争的胜负结果决定发病与否,正胜不发病,邪胜则发病;正邪斗争的盛衰决定疾病的虚实变化,"邪气盛则实""精气夺则虚";正邪斗争的盛衰决定疾病的发展方向,因此疾病的发生、发展和转归的过程中都存在"正邪斗争"。

16 外感六邪是什么？

武侠小说中,受伤有"外伤"和"内伤"之分。中医也有内伤和外伤,这是由不同的原因引起的。中医将可以导致疾病发生的原因分为外感病因、内伤病因、继发性病理产物性病因和其他病因。因为它们都是导致疾病发生的因素,所以都叫"邪气",把他们分类的依据,就是根据它们从哪里来(来源),又要到哪里祸乱(发病途径),那么来自于自然界外部,从肌肤、口鼻感受发病的病因就称为"外感病邪",因为有六种,就统称为"外感六邪",简称六淫。

自然界在四季更替的过程中,存在着风、寒、暑、湿、燥、火(热)六种气候变化,简称"六气",有了这六种气候变化,才有自然界万物的生长化收藏,人们才能赖以生存,并且在长期的四季更替过程中,气候变化较为缓慢,人们已经对自己生长环境中的六气变化产生了适应能力,所以一般情况下的六气变化,对人们而言,只是自然界的气候变化而不会导致疾病的发生。但是只要因为气候变化而导致人体发病了,这时候的六气就成为"外感六邪"!

那么什么情况下,六气会转化成六邪而导致疾病发生呢？总体来说,是因为气候变化超过了人体的适应能力。那么我们就需要从两方面看:一方面是自然界气候绝对异常,超过了机体正常的适应能力,这种情况包括气候变化太过急骤(暴冷暴热)、气候太过或不及(南方的冬天像东北,冷到零下20摄氏度)、气候反常(如春天当温而反寒,冬季当凉而反热),只要我们的身体不能适应,异常的气候就成为致病邪气;另一方面是气候变化在正常范围内,可是由于身体差,对气候变化的适应能力下降,抵抗不住正常的气候变化而发病,对于发病的人体而言,正常的气候也是致病的邪气。但是,即使是异常的气候,也有人不发病,即使是风调雨顺的日子,也有人因为气候的正常变化而生病,所以气候变化不使人致病时就是六气,使人致病时就是外感六邪。

外感六邪因为就是致病的六气,所以六邪发病跟季节有关系,春季多风、夏季暑气重、夏秋之交多湿、秋季多燥、冬季多寒等,不同的季节有不同的邪气,容易发不同的疾病,如夏季家里就要多备防暑的绿豆、藿香正气水等物品。另外,气候还与生活、居住、工作的环境有关系,东南沿海地区要防湿热为病,西北严寒之地要防寒邪为病,炼钢厂工人要防火热邪气,渔业及井下作业人员要防湿等等。

外感六邪作用到我们身体,发挥出来的性质和致病特点与其在自然界的特点相似。所以,我们要先回忆自然界气候变化的特点,"取象比类",类比六邪在身体的致病特点。

自然界的风,质地较轻上扬,风邪作用到机体容易向上,侵袭人体的上部;自然界的风无孔不入,吹开门窗,风邪作用到机体容易把皮肤上的汗孔打开出汗;自然界的风四处运行,风邪作用到机体也四处运行,导致发病的部位游移不固定;自然界的风变化无常,风邪作用到机体会使疾病发生、变化也快;自然界的风可以吹动其他物体摇摆不定,风邪作用到机体也会带动我们的四肢、关节、肌肉出现异常的运动;自然界的风可带着热气、寒气、燥气、湿气一起来,同样它们也可以由风邪带着一起伤人致病,如风寒感冒、风热感冒、风湿性关节疼痛等。

自然界的寒气,寒冷,让人全身打哆嗦,冻得手脚发白、疼痛。寒气如果使人发病,也会损伤人体的阳气,要么全身怕冷,要么肚子怕冷;寒气有凝滞的特点,会让身体气血运行减慢、经络阻滞不畅,"不通则痛";寒气有收引的特点,所以寒气来袭能让我们缩成一团,皮肤缩则鸡皮疙瘩起一身,筋脉肌肉缩则关节强硬收缩伸不开。

自然界的潮湿之气,本身就是水,所以如果伤人的话,因为有重量,所以会有沉重的感觉,如"四肢困重、头重如裹";因为水湿黏黏糊糊不干净,所以我们会有眼屎、大便等黏腻不干净的感觉；因为中医认为脾是我们人体的"防洪人员"，所以湿邪如果过多就会累到脾脏，导致脾虚，从而出现舌苔厚、胃口不好、大便稀不成形等表现。

自然界的干燥之气，如果太过使人生病，就会直接损伤人体的水分——津液，表现为口干舌燥、皮肤干燥、大便干燥等；燥邪容易伤到肺脏的津液，导致干咳、少痰，甚至痰中带血丝等症状的出现。

自然界的火热之气，如果使人生病就称火热邪气，因为有炎热的特性，所以发病会发热、面红、出汗；还会烧的人头晕，甚至烧的说胡话、神志不清楚，中医称为"扰动心神"；还可能烧的人抽风、或出血，称为"生风、动血"；火在局部烧，有可能长溃疡、疖子等。自然界的暑气，其实就是夏至与立秋之间的火热邪气加湿邪，除了有火热邪气的炎热特性及其发热、出汗、头晕、昏迷等致病表现外，还有食欲不振、呕心、呕吐、腹泻等湿邪致病的表现。

由此可见，风寒暑湿燥火本来是自然界的六种气候，如果从外部作用于人体使人生病，就称为致病因素，即邪气，称为"外感六邪"，所以外感六邪本质上就是致病的六气。

17 为什么中医治病强调"因人、因时、因地"？

谈到"因人而异""因地制宜"，国人并不陌生。鲁迅先生曾在《准风月谈·难得糊涂》中写道"然而风格和情绪、倾向之类，不但因人而异，而且因事而异，因时而异"，意思就是对待事物要具体问题具体对待、具体分析。

人们作为生活在自然、地域环境之下的独立的个体，遇到问题、解决问题的时候，是否也应该如此呢？答案是肯定的，中医在养生、预防、治疗疾病方面，也要根据个体、气候、地域环境的因素而区别对待，称为"三因制宜"——因时、因地、因人制宜。

"因时制宜"：人是自然界的产物，人的生命活动与自然界的变化与自然界是息息相通的，人们的生理、病理变化必然会受到季节、昼夜等自然因素气候、时间节律的影响，因此对待身体、疾病应注意时令、昼夜变化的影响。对于季节而言,季节间气候变化幅度大,对人体的影响也大,所以不同的季节,疾病的发生和养生、治病的原则都有所不同。如为适应自然界四季阴阳之气的变化,睡眠时间的养生原则有所不同:春天适宜夜睡早起,夏天适宜晚睡早起,秋天适宜早睡早起,冬天适宜早睡晚起。夏天天气炎热,人体此时受天气影响阳气也盛,清凉解暑的食物、药物如西瓜、绿豆应多备,热性的食物、药物则应少吃,以免助热;冬天天气寒冷,此时人体阴气也盛,所以应多用温热助阳的食物、药物,冬天吃火锅就是这个道理,即使冬天热病,也应当慎用寒凉药,避免损伤人体阳气。

"因地制宜":地域之间有气候寒热燥湿、水土性质的不同,所以人们的生活环境、生活习惯方式各有不同,人们的体质也就有地域差异性,所以应考虑地域对生理、病理的影响。湖南人喜爱辣椒、东北人能喝白酒,这种特征性的饮食习惯就是受地域的影响形成的。东南沿海一带,气候温暖潮湿,所以多为风热感冒,多用桑叶、菊花等辛凉解表的药物;即使是风寒感冒,辛温的药也要少用,而且温性要较小,不能用麻黄、桂枝等温性较大的药物。

"因人制宜":说的是要根据患者个体的不同情况,如年龄、性别、体质等的不同而区别对待。年龄方面,由于年龄不同,生病、病理也会有所不同。小儿脏腑娇嫩,生长旺盛,所以容易生病,变化快,治疗的时候就应考虑这些生理病理,药量比成人要轻,疗程要短,忌用药性特别猛烈的药物;青壮年机体强盛,得病多为实证,所以治疗多用泻法,药量也可稍重;老年人"各个零部件老化",机体功能衰退,得病多是虚证,所以适宜补虚。性别方面,男女有别,女性功能以血为主,多血虚,并且用药的时候要考虑到经期、孕产期的不同;男性功能以精气为主,多肾精及性功能的病证。体质方面,阳虚或阴盛的寒体怕冷,多用温热药物补阳,慎用寒凉药物;阴虚或阳盛的热体发热,多用滋阴药物补阴,慎用温热药物助火。体质还有虚、实的不同,使用补泻侧重不同,原则是"虚补实泻"。

三因制宜的原则,体现了中医的具体问题具体对待思想,只有将人体与天时气候、地域环境、个体差异等因素全面考虑,才能体现中医的优势,使疗效获得提高。

18 为什么说"是药三分毒"？

对于中药毒副作用的认识,现在出现了两大极端:一种人相对于西药为化学合成品而言,认为中药是纯天然的,无毒副作用,可以放心大胆地服用;另一种人则以对"是药三分毒"的错误、固执的理解,认为中药都含有毒性化学成分,只要服用了就会对人体产生毒副作用,导致部分人甚至对服用中药产生排斥和恐惧心理。单纯地认为中药无毒副作用和固执地认为所有中药都有毒会对人体产生危害,都是不正确的。那么我们到底应如何理解老百姓口中的"是药三分毒"？什么情况下治病的"药物"会成为使人生病的"毒药"？

狭义的"毒",是从药物的毒性而言。中药并非全部无毒,也非全部有毒。早在《神农本草经》里,就根据有毒无毒、毒性的大小将药物分为"上、中、下"三品。上品药无毒,为补益药,如山药、大枣、桂圆、枸杞子等延年益寿药物。中品为上品、下品之外的治病补虚药,或有毒或无毒,根据药量而定,这些药物在正常的用法用量情况之下一般不会产生毒副作用。下品药有毒,可祛除病邪,破除积聚,就是老百姓所说的"以毒攻毒",容易损伤人体正气,不宜久服,某些药物使用不当会致人中毒甚至死亡,如巴豆、乌头、马钱子等有毒的中药,这类药物使用时一般要先经过加工,以减低其毒性,其次使用时有严格的用量规定,必须严格遵守,其毒性大小与药量有关系。另外,中药服用时常为多种中药组合方剂,在配伍组合时应特别注意,有部分药物不能合用,如果配伍不当可产生毒性或使毒性增加,中医称为"十八反",如藜芦与人参不可配用。

因此,中药毒性与药物服用剂量、药物配伍有关,所以不应大量、过量、随意配伍服用中药。

其实,"是药三分毒"更为重要的是指药物都具有药性,而不是说药物都含有毒性成分。这种药性,如果与身体状况或疾病状态对应,那么就是治疗作用而不是毒,如果不对证那么就是偏性,会对身体产生影响甚至导致疾病发生而成为毒。中药里确实有很多药性平和的药物,如既可做药平时又可作为食物食用的药食同源的药物,如大米(粳米)、小米(粟米)等,长期服用对身体也不会产生很大的不良影响。

对于大补之品,人们总是特别垂爱,很多人甚至是某些广告都认为"补药无害,多多益善,有病治病,无病强身",这是错误的认识!如果身体没有虚弱的表现,不需要药物进补的时候,乱用人参、党参、黄芪等无毒的滋补药,也可导致毒副作用。您是否有过或听说过,人参吃多了可导致发热、脸红、失眠甚至流鼻血等问题的出现,所以补药虽好,也不能随便滥用,无病照样伤身。

另外,中药里许多药物寒热药性过于猛烈,虽然标注为无毒,但是长期服用也会对人体产生不利作用。如大黄、黄连、黄芩、黄柏等泻火药均标注为无毒,但由于过于苦寒,久服均会损害脾胃,影响消化吸收功能,中医称为"苦寒败胃"。

所以,药物只是工具,用得好就会防病、治病;但是使用不当也会成为致病的"邪气"。"是药三分毒"只是告诫大家,药物不可过量、随意使用!

19 "子午流注"养脏腑是怎么回事?

"子午流注"养脏腑就是中医脏腑养生与时间、阴阳结合的时辰养生方法。人体是存在于自然界的、内部由经络相联系的统一整体,养生既要顺应自然又要考虑整体统一性,只有做到和谐与平衡才能保证健康状态。所谓的时辰养生,就是要我们每天的生活习惯要遵循自然规律,"日出而作,日落而息",才能不生病或少生病。

中医认为,经络是条道路,其内部运行的气血就像流水一样是有"走向"的。人在自然界中,是一个适应周围环境的完整有机体,外界昼夜环境的变化,如气温、光照等,对人体十二经脉的气血流注有着不同程度的影响。中医把一天分成12个时辰,对应十二地支,每个时辰对应一条经脉,每条经脉又联系着相应的脏腑,将12个时辰与人体十二脏腑、经络的气血运行结合,在十二时辰之中人体气血首尾接续的循环流注,脏腑气血盛衰有不同的时间。因此,可在对应的时间选择经络调理相应的脏腑,会达到事半功倍的效果。

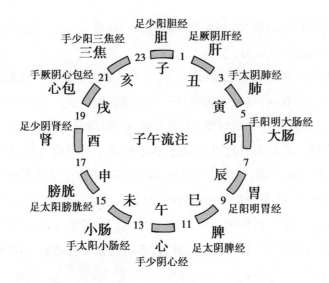

子时(23:00—1:00)对应经络:胆经,应养胆。中医认为子时是一天之中阴气最盛的时候,此时胆经最为旺盛,应该是胆汁代谢的时间。胆主储藏和排泄胆汁,所以应在子时前入眠,胆才能更好地完成功能。另外,胆又是做决策的器官,这个时候休息好了,做事就有决定、判断力。"胆有多清,脑有多清。"由于胆经的循行通过两耳上部,经常熬夜的人胆经容易受伤,两鬓容易出现白发。

丑时(1:00—3:00)对应经络:肝经,应养肝。此时肝经气血最为旺盛,是补充肝血的最佳时段。中医认为,肝主藏血,"人卧则血归于肝",所以此时应保证熟睡状态,才能让血液大量进入肝脏补充肝血。如果丑时不入睡,就会面色青灰、脾气暴躁、容易生肝病。因为肝经上达母系,肝开窍于目,所以此时对休息、保养眼睛也很重要。

寅时(3:00—5:00)对应经络:肺经,应养肺。此刻肺经最旺,肺为相傅之官,帮助心将气血分配运送至全身各处。所以人在清晨时能面色红润,精力充沛。肺功能不好的人,在此时的反应和症状会特别强烈。在此时服药、针灸调理会比在白天效果好。

卯时(5:00—7:00)对应经络:大肠经,应养大肠。此刻大肠经最旺,也是大肠最活跃的时段,肺将新鲜气血分布全身,大肠要将废物排出体外。因此大便不正常者,最好在此时调理。

辰时(7:00—9:00)对应经络:胃经,应养胃。从中医养生理念来说,到吃早餐的时候了,且要吃营养丰富的早餐,应为一天中最为丰富的一餐。这个时候吃早饭最容易消化。所以一定要记得吃早餐。

巳时(9:00—11:00)对应经络:脾经,应养脾。此时脾经最旺。胃在辰时接受食物后,脾进行消化吸收,化生气血。脾的功能好,消化吸收就好,血液的质量就高,嘴唇才能红润。

午时(11:00—13:00)对应经络:心经,应养心。此时心经最旺,是人体阴阳气血交换的时候,午时适宜小睡一会,养心神大有好处。

未时(13:00—15:00)对应经络:小肠经,应养小肠。此时小肠经最旺,小肠"化物,泌别清浊"的功能旺盛。小肠是人体分清泌浊的器官,饮食的精华归于脾,糟粕送到大肠。午餐应该在下午1:00之前就吃,这样才能让小肠在精力最旺盛的时候将食物消化吸收。

申时(15:00—17:00)对应经络:膀胱经,应养膀胱。此时膀胱经最旺,膀胱储存和排泄尿液的功能旺盛。所以此时应多喝水,不憋尿。

酉时(17:00—19:00)对应经络:肾经,应养肾。此时肾经最旺,肾脏开始进入贮藏精华的阶段。此时通过提肛练气,搓热肾区等功法能很好地锻炼肾脏功能。

戌时(19:00—21:00)对应经络:心包经,应养心包。心包经是心的护卫,保护心脏。心脏不好的人最好在这个时候按摩心包经,效果最好,保持心情和身体的平静,最好不要做剧烈的运动,为入睡养阴做准备。

亥时(21:00—23:00)对应经络:三焦经,应养三焦。此刻三焦经旺盛,三焦能通百脉,有运行诸气、水液的作用。在亥时入睡,能休养百脉,对身体十分有益。

五脏六腑都重要,都要养,但是在不同的时间段,人体脏腑的状态有所不同,所以应结合其盛衰时间的不同对其进行调养。

20 人体节律决定疾病的变化吗?

您是否发现,病情在一天中会有轻重的变化! 有的人觉得早晨起来情况比较好,甚至身体轻松,跟没病一样,白天也比较稳定,但是从下午开始逐渐加重,晚上就情况就最严重。为什么疾病在一天中会有变化呢？原因是我们的身体在一天当中的节律会影响疾病,引起疾病的变化。

"日出而作、日落而息"是人们适应自然而形成的作息规律,在适应自然的过程中,我们的身体也随着自然界的变化形成了一定的人体节律。中国人都知道,白天阳气盛,晚上阴气盛。其实,一天当中阴阳都同时存在,只是二者有力量的消长变化。中午午时是阳气最盛的时候,深夜子时是阴气最盛的时候,从午时到子时阳气慢慢减少、阴气慢慢增多,从子时到午时阴气慢慢减少、阳气慢慢增多。在这个变化过程中,只要阳气比阴气多,占主导地位,那么就显示出温暖、光明的特性,也就是白天。相反,只要阴气比阳气多,占据主导地位,那么就显示出寒凉、阴暗的特性,也就是黑夜。在阴阳的消长变化中,不断重复着昼夜的变化。人体在自然界昼夜阴阳变化中,也形成了白天阳气主外,晚上阴气主外,阳气潜于内的阴阳二气的盛衰变化规律。《素问·生气通天论》说:"故阳气者,一日而主外,平旦人气生,日中而阳气隆,日西而阳气已虚,气门乃闭。"

人体阳气主要发挥推动生命功能的作用,所以人体阴阳两气的变化对疾病也有一定影响。中午之前,人体阳气随自然界阳气的渐生而渐旺,故病较轻;午后至夜晚,人身阳气又随自然界阳气的渐退而渐衰,故病较重。所以中医有"夫百病者,多以旦慧、昼安、夕加、夜甚……朝则人气始生,病气衰,故旦慧;日中人气长,长则胜邪,故安;夕则人气始衰,邪气始生,故加;夜半人气入藏,邪气独居于身,故甚也。"

要学会的中医诊断知识

1 为什么传统中医诊病不用靠仪器设备？

仪器设备是一个广泛的概念，与医疗相关的仪器设备一般是指单独或组合应用于人体的仪器、设备、器具、材料或其他物品，还包括所需的软件。它们的作用主要有：①用来预防、诊断、治疗疾病，监护患者，缓解患者的某些症状或达到其他的医学目的；②在解剖或生理研究过程中，起到替代或调节的作用。这些功能在西医显然使用得更为广泛。它们就是医生感觉器官的延伸，是医生的"千里眼"和"顺风耳"。

西医诊断疾病是建立在病理基础上的，也就是说，疾病的本质就是正常的东西产生了不好的变化，那么诊断的过程就是找到这种变化，从变化的原因、变化的位置、变化的形态、变化的本质中认识这个疾病，并以此得出诊断结论。而有些病变非常轻微，或者藏在身体深处，我们难以用凡胎肉眼感知到，这就是仪器发挥作用的时候了。它们能将这些细微的变化放大，或者用其他形式表现给我们看，我们获得这些信息后，才能据此判断这个人有没有生病，生了什么病，生病的部位在哪里。

然而中医认为，事物之间存在着相互作用和因果联系，人体是一个有机的整体，局部的病变可以产生全身性的病理反应，全身的病理变化又可反映于局部。因此，疾病变化的病理本质虽然藏之于"内"，但必有一定的症状、体征反映于"外"，局部的表现常可反映出整体的状况，整体的病变可以从多方面表现

55

出来。也就是说，中医诊断也需要获得那些病理变化的信息，但我们并不完全依赖于仪器设备做我们的"千里眼"和"顺风耳"，而是通过审察其反映于外的各种疾病现象，在中医学理论的指导下进行分析、综合、对比、思考，就像侦探循着线索破案一样，并不要求"眼见为实"，而是根据特定的方法进行推理，求得对疾病本质的认识。这种特定的方法就是中医诊断的基本原理——"司外揣内""见微知著""以常衡变"和"因发知受"。大意分别是：通过对表现在外的机体情况推断机体内部各脏腑、组织之间正在发生的变化；通过对微小的变化，比如耳朵、眼睛、脉象、舌象上的一些变化，了解其所反映的相应病情变化；通过与正常人体形态、颜色、功能表现的对比，衡量出是否已发生相应的病变以及病变的情况；通过发病的条件、原因、诱因，知道机体是遭受了怎样的外部或内部的刺激而发生的病变。

中医古书《素问·阴阳应象大论》里说道："以我知彼，以表知里，以观过与不及之理，见微得过，用之不殆。"就是说在认识事物时，应当采取知己知彼，从外测内，观察事物表现的太过或不及，通过微小的改变看出反常的所在，从而认识事物的本质。这便是中医学诊断看病的基本原理。

2 看眼睛就能知道身体的疾病吗？

眼睛能够直观地反映出人的精神状态，而精神状态正是人体生命活动外在表现，因此单从这个角度，我们就可以通过观察两目来判断人体的健康状态了。《医原·望病须察神气论》说过："人之神气，栖于两目。"同时《灵枢·大惑论》也提到："五脏六腑之精气，皆上注于目而为之精。"所以我们中医常说眼睛是五脏六腑精气汇聚之地。如果两眼运动敏捷、灵活，目光炯炯有神，顾盼生姿，表情自然丰富，一般是有神的表现，那么这时就代表了人体的精气充盛，气血充盈，是健康的表现；如果是生病时出现这样的眼神，也表明脏腑功能不衰，正气未被损伤，病情比较轻浅，预后比较良好。相反，如果出现目光没有光彩，困倦少动，眼皮耷拉，就称之"神气不足"，一般见于正气不足，精气轻度损伤，脏腑功能减退的情况，通常提示疾病较轻或者正处在恢复期，或素体虚弱。程度若进一步加重,若眼神呆滞,晦暗无光,或者"翻白眼",则提示人体精气大伤,脏腑功能严重受损,功能衰竭,这种预后通常不良。如果在久病、重病的人身上,发现他本来已经晦暗的目光突然间仿佛恢复了神采,浮光暴露,我们中医称之为"假神",比喻为"残灯复明""回光返照",这种情况提示脏腑精气极度衰竭,正气将脱,阴阳即将离决,通常是临终前的征兆。

从另一角度来看,中医认为目为肝之窍,心之使,五脏六腑之精气皆上注于目,所以眼睛与五脏六腑都有密切联系。如《灵枢·大惑论》提到:"精之窠为眼,骨之精为瞳子,筋之精为黑眼,血之精为络,其窠气之精为白眼,肌肉之精为约束。"古人认为,眼睛的不同部位分别属于五脏,它们分别反映了相应脏腑的功能情况,后世医家根据这一理论而归纳为"五轮学说"。

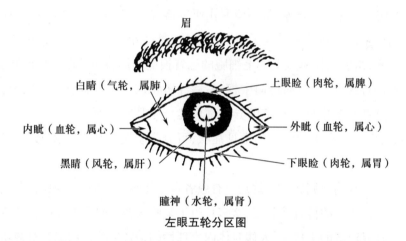

左眼五轮分区图

因此,看眼睛形态、颜色、动态可以测知五脏的变化,甚至对某些疾病的诊断可起到"见微知著"的作用。具体而言,五轮分为风轮、血轮、肉轮、气轮和水轮。其中风轮指的是虹膜的区域,即黑眼珠而不包括瞳孔的位置,属肝;血轮指的是眼角目眦血络,属心;肉轮指的是上下眼睑,属脾;气轮指的是巩膜的位置,即白睛,属肺;水轮指的是瞳孔以及眼球内容物,属肾。所以观察眼睛各个部位的变化可以测知相应脏器的病变。

正常人的眼睑和两眦应当是红润的,白睛应当是白色的,虹膜应当呈现出褐色或棕色(白种人虹膜则呈蓝色),角膜应无色透明,从瞳孔能观察到眼内容物和眼底。而病理性的异常改变主要有目赤、白睛发黄、目眦淡白、目胞色黑晦暗等,分别提示了实热证、肝胆疏泄失常、血虚、肾虚等情况;若是眼睑漫肿,又红又热或眼窝凹陷,或眼球突出,则分别提示了风热毒邪客于眼睑、伤津或精衰、肺气不宣或痰气壅结等情况。《重订通俗伤寒论》说:"凡病至危,必察两目,视其目色,以知病之存亡也,故观目为诊法之首要。"所以看眼睛通常能知道身体的疾病。

3 耳鸣说明身体出了什么问题?

耳鸣是在没有外界声刺激的情况下,发生于耳内或头颅内的异常声音感觉。耳鸣是一种听觉异常,而听觉是由听觉器官、听觉传导路和听觉中枢的共同活动产生的。耳朵感受到了声波的振动,通过外耳、中耳的传音系统到达内耳耳蜗,由感受器基膜上的毛细胞的感音换能作用将声波的机械能转变为听神经的神经冲动,进而传向中枢,最后经听觉皮质的分析整合作用而产生感觉。这些环节中任一环节的异常都可能产生耳鸣。所以耳鸣不仅仅是耳部疾病,也是全身多种疾病的常见症状,可分为主观性耳鸣和客观性耳鸣两大类。

主观性耳鸣,顾名思义,就是只有患者自己能感觉到的。一般的相关病因有:①外耳、中耳的传音性病变,这多是由于某些病变阻碍了外界声音的传导,阻隔了外界声音的干扰后,人体对体内生理性的杂音屏蔽作用就相对减弱了,造成了耳鸣;②内耳病变,这多由于有感音功能的毛细胞受到了损伤,产生了异常的自发性放电,形成了耳鸣;③听神经及以上的听中枢病变,听觉传导路径及听中枢形成了听反射弧,反射弧中的路径受损或中枢病变对其产生了干扰,从而形成了异常节律的神经活动而导致耳鸣;④全身性疾病,如颅内病变、高血压、甲状腺功能亢进症、肾病等等,均可引起耳鸣;⑤过敏因素及精神因素与耳鸣的产生也脱离不了干系。

而客观性耳鸣不仅能自己听到,还可以被旁人所闻,所以也叫"他觉性"耳鸣。这种耳鸣的相关病因就是人体中能产生种种异常声响的原因:①血管源性,这一般是搏动性的、与脉搏同步跳动的杂音,常由于颈动脉或椎动脉系统的血管性病变引起;②肌源性,一般是由于耳朵附近的肌肉(如腭肌、鼓室肌等)阵挛所致;③颞颌关节病变所致,常为可传播的咔哒声,且在张口或闭口时发生。

耳鸣又称聊啾、苦鸣、蝉鸣等。中医认为,若是耳鸣突发,声大如雷声般,并且越按耳鸣的程度越是加重,这种情况属于实证,多由于肝胆火扰、肝阳上亢、痰火壅结、气血瘀阻、风邪上袭,或药毒损伤耳窍等导致。相反,如果是耳鸣渐渐而起,似有似无,声细如蝉,按住耳朵可以减轻耳朵的症状,或是耳鸣的同时伴有机体功能的下降与丧失,如耳朵逐渐失聪而听力减退,这种情况多属于虚证,可能是因为肾精亏虚,或脾气亏虚,清阳不升,或肝阴、肝血不足,髓海失充,耳窍失养所致。由此看来,耳鸣不容忽视,可能不仅仅只是耳部有病变,也可能反映了身体其他脏器出了问题。

4 为什么说有齿痕舌多是气血虚?

口腔中唯一可以随意运动的重要器官就是我们的舌头,它附着在口腔底部,连接了下颌骨、舌骨,表面覆盖以黏膜,有协助咀嚼、吞咽食物、辅助发音和感受味觉的功能。舌的实质是由许多纵横交错的横纹肌组成的肌性器官。舌的上面是舌背,中医称为舌面,下面称舌底;舌体的前端称为舌尖;舌体的中部称为舌中;舌体的后部、人字形界沟之前,称为舌根;舌体的两侧称为舌边,齿痕舌所涉及的部位就位于此。

舌与脏腑主要通过经络构成联系,尤其是心和脾胃,与舌的关系最为密切。舌是心的苗窍。《灵枢·脉度》说:"心气通于舌,心和则舌能知五味矣。"因为心主血脉,而舌的脉络丰富,心血上荣于舌,所以人体气血运行的情况可反映在舌质的颜色上。舌头又是脾的外候,同时舌在口中主管味觉。《灵枢·脉度》说:"脾气通于口,脾和则口能知五谷矣。"所以脾胃运化功能与舌相应,舌体又依赖于气血充养,所以舌象能反映气血的盛衰,这与脾主运化、化生气血的功能也直接相关。因而脏腑气血功能一旦发生病变,舌象就会出现相应的变化,所以舌可以作为观察体内脏腑气血盛衰变化的窗口。正常的舌象通常简称为"淡红舌,薄白苔":舌质荣润,舌色淡红,大小适中,舌体柔软灵活自如,舌苔薄白均匀,苔质干湿适中,不黏不腻,揩之不去。这种正常舌象说明了胃气旺盛,气血津液充盈,脏腑功能正常。需要注意的是,正常舌象受到内外环境的影响,可能会产生生理性的变异,了解并排除掉生理性变异的特征后,余下的舌象异常变化才能用以作为诊断依据。

齿痕舌是指舌体边缘有牙齿压迫的痕迹,又称为齿印舌。舌头作为能自由活动、富有弹性的肌性器官,不会因为短时间内的挤压而产生持久的印痕,所以舌边有齿痕,通常情况下由于舌体本身胖大而受牙齿长期挤压所致,故多与胖大舌同见;也有舌体不大而呈现齿痕者,这属于舌质较嫩的齿痕舌。舌候脾,而脾易为湿邪所困,所以舌淡胖大而润,舌边有齿痕者,多反映了体内湿邪昌盛,分虚实两种情况:可能是寒湿壅盛,也可能是阳虚水湿内停;而舌质淡红而舌边有齿痕者,多为脾虚或气虚;若是舌红而肿胀满口,舌有齿痕者,一般为内有湿热痰浊壅滞。而如果是舌淡红而嫩,舌体不大而边有轻微齿痕者,可为先天性齿痕舌,病中见之示病情较轻,多见于小儿或气血不足者。所以说有齿痕的舌多反映了气血虚的问题。

5 舌苔反映身体的什么异常?

中医认为,舌苔是胃有生气的表现。所谓"胃中生气"是指脾气健运,胃主受纳,若人体消化功能和脾胃生理功能均正常,则舌上可现一层薄润的舌苔。清代医家章虚谷曰:"舌苔由胃中生气以现,而胃气由心脾发生,故无病之人,常有薄苔,是胃中之生气,如地上之微草也,若不毛之地,则土无生气矣。"清代吴坤安《察舌辨证歌》说:"舌之有苔,犹地之有苔。地之苔,湿气上泛而生;舌之苔,胃蒸脾湿上潮而生,故曰苔。"正常舌苔表现为薄白一层,白苔嫩而不厚,干湿适中,不滑不燥。

机体的功能状态、生理病理变化可以通过舌象的变化表现出来。疾病过程中,脏腑盛衰,气血的运行与盈亏,阴阳的盛衰,津液的存亡,病邪的性质,疾病的轻重和进退,预后和转归均可直接反映在舌苔变化中,舌苔对某些疾病的诊断有一定的意义。《形色外诊简摩》云:"有病,则舌必见苔。病藏于中,苔显于外,确凿可凭,毫厘不爽。医家把握,首赖乎此,是不可以不辨。"舌苔变化与内脏相应,各有分部,一般舌尖对应心肺,中央属于脾胃,舌根属肾,舌两边属于肝胆。或者可以采用三脘分法,舌尖为上脘,舌中属中脘,舌根为下脘。

诊察舌苔主要包括诊察苔质和苔色两方面。苔质包括舌苔的厚薄、润燥、腐腻、剥落等方面。如舌苔的厚薄可测定正邪盛衰和病情的深浅轻重。薄苔主外感表证,亦主内伤气郁;厚苔主痰饮、湿邪、积滞。舌苔的润燥可了解津液的变化,若舌面润泽、干湿适中为正常舌象,虽有病而津液未伤;若扪之湿而滑利,则称滑苔,多主寒主湿,或阳虚水饮内停;若舌面望之干枯,用手扪之无津液,则为燥苔,多由热盛伤津、阴液亏耗,或气不化津所致。舌苔由少变多、由薄复厚,一般说明邪气加重,主病进;舌苔由厚变薄、由多变少,说明正气渐复,主病退。若舌苔骤增骤退,多为病情暴变的征象。

苔色主要包括白苔、黄苔、灰黑苔三种。如白苔一般主表证、寒证。正常人的舌苔是薄白而润,若舌苔薄白而过于润滑,多见于表寒证。苔薄白而干燥,为表热证或感受燥邪。舌苔白厚而干燥,代表湿浊化热伤津。舌苔布满白苔,摸之不干燥,称为"粉白苔",多见于瘟疫。苔白且干燥,称为"糙裂苔",多见于温热病。舌淡苔白而滑润,代表寒证或寒湿证。舌苔白滑而黏腻,见于体内有痰湿或湿困于脾。舌苔白滑而腐,为胃腑蕴热。黄苔主里热证。舌苔薄黄而干燥,则里热盛,津液受损。苔黄干燥生刺,舌有裂纹,为里热极盛,津液大伤,脏腑大热。舌苔黄厚而腻,多为湿热、痰热、食积化热。舌苔黄滑而润,为阳虚表现。灰黑苔主里证。大多由黄苔或灰苔转化而成,表明了病情极其严重。苔灰黑薄而润滑,多为寒湿内阻,阳虚阴寒极盛,或痰饮内停。苔灰黑而干燥,为热病伤津或阴虚火旺。

现代医学认为,舌苔的组成成分主要是丝状乳头。丝状乳头末梢分化成角化树,间隙中常填有脱落的角化上皮、唾液、细菌、食物碎屑及渗出的白细胞等,组成正常的舌苔。影响正常舌苔形成的有舌上皮细胞的分裂增殖、分化迁移和角化脱落等。舌苔的厚薄与丝状乳头的舌上皮细胞代谢的旺盛程度、分化程度有关。舌上皮细胞代谢旺盛,角化层细胞及时脱落,丝状乳头短,即表现为正常的薄润舌苔;如果代谢增强或减弱,角化层细胞就会角化不全或脱落延迟,丝状乳头长,附着于舌背表面即形成异常厚苔。比如厚与腻苔均出现丝状乳头的长度延长,角质突起增多而致密。

6 口气能反映身体的疾病吗?

口气是指从口腔或其他充满空气的空腔中如鼻、鼻窦、咽,所散发出的臭气,又称为口臭。大约有 25% 的成年人患有口臭,严重的口臭影响人的社会交往并造成其严重的心理障碍,口臭对人们社交产生的影响日益凸显。

口腔局部疾患是导致口臭的主要原因,约占口臭病因的 80%~90%。龋齿、残根、残冠、不良修复体、不正常解剖结构、牙龈炎、牙周炎及口腔黏膜病等都可以引起口臭。其中又以龋齿和牙周疾病最常见。深龋窝洞内、不良修复体悬突下、牙周袋内常残存食物残渣和菌斑,牙周病患者常伴有大量的牙石、菌斑,这些细菌分解唾液、龈沟液、血液、脱落细胞和食物残渣中的蛋白质等成分,代谢产物中含硫氨基酸所产生的挥发性硫化氢、吲哚、氨类、丙酸、丁酸和尸胺等被认为是导致口臭的重要因素。牙髓坏死或化脓性牙髓炎,未经治疗也可发出臭味;另外,牙周脓肿和牙周袋溢脓,多为金黄色葡萄球菌合并牙周致病菌感染,也会发出臭味。唾液的质和量也起到重要作用,唾液量的减少、蛋白质等有机成分的增多降低了唾液的冲刷作用和缓冲作用,使细菌大量繁殖,分解唾液、龈沟液及食物残渣中的有机成分,产生大量的挥发性硫化物、吲哚等物质,引起口臭。

口腔邻近组织疾病如化脓性扁桃体炎、慢性上颌窦炎、萎缩性鼻炎等,可产生脓性分泌物而发出臭味。

不容忽视的是,口臭也常是某些严重系统性疾病的口腔表现,有一些器质性疾患也会导致口臭症。常见的有呼吸系统疾病(肺部的感染与坏死)、消化系统疾病(胃炎、胃溃疡、十二指肠溃疡、胃肠代谢紊乱、便秘等)、实质脏器损害(肝衰竭、肾衰竭)及糖尿病性酮症、尿毒症、白血病、维生素缺乏等。如急慢性胃炎、消化性溃疡容易出现酸臭味;幽门梗阻、晚期胃癌常容易出现臭鸭蛋性口臭;糖尿病酮症酸中毒患者可呼出丙酮味气体,尿毒症患者呼出烂苹果气味。另外,白血病、维生素缺乏、重金属中毒等疾病均可引起口臭。

由于舌背的表面积大,有许多乳头、沟裂和凹陷,有利于细菌、口腔黏膜脱落上皮、食物残渣等的滞留，充当"细菌储藏室"，所以健康人食用了乳制品等富含蛋白质的食物后也可能出现短暂性口臭。此外，某些生活习惯也可能导致健康人口臭，比如食用榴莲、洋葱、大蒜等刺激性食物后没有及时清洗口腔，以及抽烟等都可能引起短暂的口臭。有研究表明，口臭程度、挥发性硫化物的量与舌苔厚度及面积均存在正相关关系，其中与舌苔厚度的关系更为密切，舌苔越厚，越易形成厌氧环境，越利于厌氧菌的生长，从而也越利于挥发性硫化物的产生，导致口臭。

中医认为，正常人脏腑调和，气血通畅，气化代谢正常者，大多不会有异常气味。口臭的产生多与口腔不洁、龋齿及消化不良等因素有关。口气酸臭，伴食欲不振、脘腹胀满者，多属食积胃肠。口气臭秽或兼咳吐脓血者，多属内有疮疡溃脓。口气臭秽难闻，牙龈腐烂则多为牙疳病。

7 头晕眼花是什么病的预兆？

中医将头晕眼花的病因归纳为气血亏虚、肝肾阴虚、肝阳上亢等。引起头晕眼花的具体机制如下：①气血不足：气血亏虚不能上荣于头面，则目眩头晕；肝开窍于目，肝血不足，目失所养，则视物模糊。②肝阳上亢：肝肾阴虚，阴不制阳，阳亢于上则见头目胀痛，眩晕耳鸣，面红目赤。③肝肾阴虚证：肝肾阴虚，水不涵木，肝阳上扰，头目失于濡养，则头晕目眩，两目干涩，视力减退。

头晕眼花的不适症状常见于以下疾病：①贫血：如果不注意营养保健，很容易患贫血。此外，消化不良、消化性溃疡、消化道出血以及慢性炎症疾病的患者，均可继发贫血。②血黏度高：如高脂血症、血小板增多症等，均可使血黏度高，血流缓慢，造成脑部供血不足，发生容易疲倦、头晕、乏力等症状。③脑动脉硬化：患者自觉头晕，且经常失眠，耳鸣，情绪不稳，健忘，四肢发麻。脑动脉硬化使血管内径变小，脑内血流下降，产生脑供血，供氧不足，引起头晕。其临床特点是头晕、睡眠障碍、记忆力减退三大症状，还有顶枕部头痛、轻瘫、言语障碍、情绪易激动等表现，一般病情缓慢发展，此类头晕的特点是在体位转变时容易出现或加重。④颈椎病：常出现颈部发紧，灵活度受限，偶有疼痛，手指发麻、发凉,有沉重感。颈椎增生挤压颈部椎动脉,造成脑供血不足,是该病引起头晕的主要原因。⑤高血压:高血压患者常见头晕眼花的症状,除头晕之外,还常伴随头胀、心慌、烦躁、耳鸣、失眠等不适。⑥心脏病:冠心病早期,有的人可能感觉头痛,头晕,四肢无力,精神不易集中等。⑦直立性低血压:指站立时出现头晕、眼花、腿软、眩晕,甚至晕厥等,常伴有无汗、大小便障碍。因此,一旦出现头晕眼花的症状,这是身体发出来的警告信号,要提早预防,及时到医院检查明确诊断。特别是老年人应定期体检,测血压、心率,以及做血常规、血脂、血黏度、脑电图、脑血流图、颈部 X 线等检查,防患于未然。平时注意休息,避免劳累,调整作息。

不同年龄阶段的人发生头晕眼花有其特殊性,如孕妇、营养不良的青少年、患有多种心脑血管疾病的中老年人、劳累、情绪激动等容易出现头晕眼花。孕妇发生头晕一般是正常的。怀孕会使准妈妈全身出现不同程度的生理变化,机体如不能适应,可能出现头晕眼花的常见症状。发生在孕早期的头晕眼花,多数没有什么不良后果,可能是以下原因造成的:怀孕会增加准妈妈体内的血容量,以适应胎儿的生长需要。怀孕的早、中期,由于胎盘形成,子宫的血液循环量大大增加,体内的一部分血液分流到子宫,导致血压下降。这种暂时性的脑供血不足,一般在怀孕 7 个月时便可恢复正常。怀孕后准妈妈的血液循环量会增加 20%~30%,其中血浆增加 40%、红细胞增加 20% 左右,血液相应被稀释,从而造成生理性贫血,使准妈妈感到头晕眼花。此时准妈妈应该多摄入一些含铁丰富的食物,如动物血、猪肝、瘦肉等。又如处于生长发育期的青少年,如果营养摄入不足、挑食厌食等可导致贫血、低血糖等出现头晕眼花症状。有些人情绪激动时,血压升高,也可以诱发头晕眼花。

 说话声和呼吸声能反映身体的疾病吗?

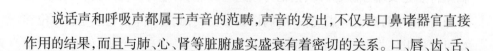

说话声和呼吸声都属于声音的范畴,声音的发出,不仅是口鼻诸器官直接作用的结果,而且与肺、心、肾等脏腑虚实盛衰有着密切的关系。口、唇、齿、舌、

鼻、喉是直接发声的器官；肺主气，为发声的动力；肾主纳气，为声音的根本；言为心声，发声也离不开心神的支配。因此，听声音，不仅能察发声器官的病变，而且，根据声音的变化，可以进一步推断脏腑和整体的变化。

中医将人常发出的声音概括为"呼、笑、歌、哭、呻"五声，并分别对应五脏，即肝呼、心笑、脾歌、肺哭、肾呻。高明的医生能从人发出的声音，听出患者哪一个脏器出现问题。如：肝对应呼，肝气过盛或肝阳上亢的人，常常容易发怒，同时大呼小叫；肝气郁滞的人，常常会长吁短叹，发出"呼呼"的声音。心对应笑，如果一个人心气特别足，就会爱笑，而且笑得很爽朗。适度的笑可以疏通心气，增进健康；笑得过多、过度，则会耗伤心气，有害健康。脾对应歌，这里的歌就是我们平时说的歌唱；如果一个人脾的正气特别强，说话的声音就会非常洪亮，唱起歌来也嘹亮，底气足；如果一个人脾气虚，那么他说话的声音非常低微，唱起歌来也就很没底气。肺气虚则多愁善感，悲忧多泪。肾为气之根，肾气虚则呼多吸少，呼吸异常。

正常的说话声具有发声自然、声调和畅、柔和圆润、语言流畅、应答自如、言与意符等特点，表示人体气血充盈，发声器官和脏腑功能正常。一般而言，说话声高亢洪亮有力，声音连续者，多属阳证、实证、热证；说话声低微细弱，懒言而沉静，声音断续者，多属阴证、虚证、寒证。可以通过分析语言的表达与应答能力有无异常、吐字的清晰程度来分析病变脏腑或疾病。如：表现出神志清楚、思维正常而吐字困难，非习惯而成者，为中风的先兆或后遗症；神识清楚而语言时有错乱，语后自知言错，常由于心气虚弱或痰湿瘀血阻碍心窍所致；自言自语，喃喃不休，见人语止，首尾不续，多见于癫病、郁病。

听呼吸声是中医诊病的重要内容。通过诊察患者呼吸的快慢、是否均匀通畅，以及气息的强弱粗细、呼吸音的清浊、有无啰音等情况分析病变脏腑及疾病。如：呼吸微弱而声低，气少不足以息，声低不足以听，言语无力，多见于虚劳病。呼吸气急而短促，气短不足以息，数而不相接续，实则见于痰饮、胃肠积滞，虚则见于元气虚弱者。呼吸困难、急迫，张口抬肩，常见于肺病、心病。呼吸急促似喘，喉间有哮鸣音，多因痰饮内伏所致。

9 为什么说"咳嗽不止于肺,而不离乎肺"？

咳嗽是指肺气上冲击喉间而发出的一种"咳咳"的声音,将其分为3种,有声无痰谓之咳,有痰无声谓之嗽,有痰有声谓之咳嗽,一般多为痰声并见。咳嗽既是肺系疾病的一个主要症状,又是具有独立性的一种疾患。

咳嗽是因肺失宣降、肺气上逆所致,也可以说几乎所有的肺系疾病均可见咳嗽。如《素问·宣明五气》说:"五气所病……肺为咳。"《素问·咳论》认为咳嗽是由于"皮毛先受邪气,邪气以从其合也……五脏各以其时受病,非其时各传以与之"所致,所以咳嗽的主要病变脏腑是肺脏。西医的上呼吸道感染、急慢性支气管炎、支气管扩张、肺炎等肺系疾病均可见咳嗽。

但是,其他脏腑疾病亦可影响到肺而引发咳嗽。《素问·咳论》就有"五脏六腑皆令人咳,非独肺也"的记载,并以脏腑命名,五脏咳分为肝咳、心咳、脾咳、肺咳、肾咳等;《素问·咳论》言"五脏之久咳,乃移于六腑",将六腑咳分为胆咳、小肠咳、胃咳、大肠咳、膀胱咳、三焦咳。也就是说,脏腑功能失调,病及于肺,均可以导致咳嗽。所以,咳嗽的病变脏腑除了肺,与其他脏腑也密切相关。现代医学研究表明,除了肺病之外,还有许多脏腑器官的疾病也可造成咳嗽,如心功能不全、肾功能不全、胃食管反流、鼻后滴漏综合征、咽炎等均可致咳。

中医一般将咳嗽分为外感咳嗽和内伤咳嗽两大类。外感咳嗽为风、寒、暑、湿、燥、火六种邪气袭肺;内伤咳嗽为脏腑功能失调,痰浊、水饮、火热等内邪干肺,既包括肺脏自病,又包括其他病变涉及于肺。因此,不管是邪从外入,还是邪从内生,都可以影响到肺,导致肺气升降失常,肺气上冲而发为咳嗽。正如《医学三字经·咳嗽》所言:"肺为脏腑之华盖,呼之则虚,吸之则满,只受得本脏之正气,受不得外来之客气,客气干之则呛而咳矣;只受得脏腑之清气,受不得脏腑之病气,病气干之亦呛而咳矣。"由此可见,咳嗽的病位主要在肺,与其他脏腑也有密切关系,因此说"咳嗽不止于肺"。

肺主呼吸之气,司呼吸,肺是体内外气体交换的场所,通过肺的宣发肃降功能,吸入自然界的清气,呼出体内的浊气,以实现人体和自然界的气体交换。

肺为华盖,位于胸腔,位置最高,覆盖于五脏六腑之上,又能宣发卫气于体表,具有保护诸脏免受外邪侵袭的作用;但肺为"娇脏",清虚洁净,不容杂质,不耐邪气之侵。一旦外邪干肺或内邪干肺导致肺宣发肃降失常,肺气上逆,就可以引发咳嗽。肺气上逆是咳嗽的基本病机,因此说"咳嗽不离乎肺"。

10 哪些迹象表明身体"上火"了?

生活中常说"上火",到底是怎么回事呢?中医认为"上火"属于"热证"范畴,又叫"热气"。人体本身是有火的,如果没有火,生命也就停止了,也就是所谓的生命之火。当然火也应该保持在一定的范围内,超过正常范围就是不正常的邪火。不正常的火又分为虚火和实火。正常人体阴阳是平衡的,如果阳太多,阴正常,就表现为实火;如果阴偏少,阳是正常的,阳就会显得相对较多,这样就表现为虚火。

中医认为,五脏六腑都有阴阳之气,阴阳不平衡的话就会有所谓的阳火或虚火上升的表现了。《黄帝内经》病机十九条中,有五处提到火邪致病的表现和特点,火热性质向上,故病变部位偏于人体的上部,且发病急骤,传变迅速。实火指阳热亢盛的实热证,常发生在肝胆、胃肠、心,临床可见发热,头痛,目赤,渴喜冷饮,口苦,腹胀痛,大便秘结,小便短赤,口舌生疮、烦躁,舌红苔黄干或起芒刺,脉数实,甚或吐血、鼻出血等。虚火多因内伤劳损所致,如久病耗伤阴液,长期服用温燥药物,房劳太过,可导致虚热内生,内热进而化虚火。虚火多表现为全身潮热、夜晚盗汗、形体消瘦、口燥咽干、五心烦热、舌红无苔或少苔、脉细数。常见"上火"的脏腑及表现为下:

(1) **心火**:发热,口渴,心烦,失眠,便秘,尿黄,面红,舌尖红绛。甚或口舌生疮、溃烂疼痛;或见小便短赤、灼热涩痛;或见吐血、衄血;或见狂躁谵语、神识不清。

(2) **肺火**:分虚实两种,实火表现为发热,口渴,咳嗽,气粗而喘,甚则鼻翼扇动,鼻息灼热,胸痛,或有咽喉红肿疼痛,小便短黄,大便秘结。虚火表现为干咳少痰、痰中带血、咽疼音哑、潮热盗汗等。

（3）**胃火**：胃脘灼痛、拒按，渴喜冷饮，消谷善饥，口干口臭，口腔溃疡，牙龈肿痛溃烂，齿衄，唇干而裂，嘴唇糜烂，唇边生疮，红肿疼痛，小便短黄，大便干硬。

（4）**肝火**：我们常称一些情绪容易激动、急躁易怒的人"肝火大"。其实，一般俗称"肝火大"的体质还有下列症状：头晕胀痛，面红目赤，口苦口干，身体闷热，耳鸣如潮，甚或突发耳聋，失眠，噩梦纷纭，或胁肋灼痛，女性会有乳房胀痛等，呕血，或者咳血，小便少而黄，大便干结。

分清上火虚实，有针对性去火，可服用滋阴、清热、解毒消肿药物，也可中医针灸、拔罐、推拿、按摩等，平时要注意劳逸结合，少吃辛辣煎炸食品。另外，有些去火的食品也可尝试，比如喝莲子汤去心火，吃猪肝可去肺火，喝绿豆粥去胃火，喝梨水去肝火。

11 指甲能反映身体的疾病吗？

指甲是能反映身体的疾病的。从中医的角度看，指甲为脏腑气血的外荣，与人体的脏腑经络有直接联系，能够充分反映人体生理、病理的变化。中医学认为，"有诸内者，必形诸外"，体内有病，必然会从体表上，包括从指甲上反映出来。传统意义上，指甲探病是以观察指甲的色泽、形态的变化，来判断人体疾病或病变程度，属于望诊范畴，是独特的中医诊法之一。十二经络在指端交接，与五脏六腑相互连接，气血通过经络营养指甲，所以，指甲能充分反映身体的健康状况，而且可能预示着身体潜在的疾病。正如上海华东医院推拿科朱鼎成所介绍的，通过观察指甲的形状、大小、颜色能反映一个人的健康基本状况，甚至看出他潜在的健康危机；而通过指甲的光泽、纹路、斑点等的变化，则可以推断出身体正在发生的病变。

正常的指甲，占手指末节约 3/5，长与宽比例是 4∶3，甲质坚韧，光滑润泽，呈粉红色或淡黄色，半透明，根部的甲半月（俗称月牙）占指甲长度的 1/5（有些人天生没有）。如果指甲出现异常，就要警惕是否身体健康出现问题。比如：

如果指甲光泽不均，前端有光泽，根部毛躁无光，可能存在慢性气管炎或胆囊炎；只有部分指甲光泽不均，则暗示体内存在某些慢性损伤或炎症。

指甲颜色苍白，缺乏血色，多见于营养不良、贫血患者；如果指甲白得像毛玻璃一样，则可能是肝硬化的表现；指甲呈灰白，多由于缺氧造成，一般抽烟者比较常见；指甲变黄，常见于甲状腺功能减退、肾病综合征等。

如果指甲为方形（即接近正方形），这类人的体质比较差，虽然没有什么大病，但是很容易成为很多遗传性疾病患者；如果女性出现这样的指甲，应该警惕子宫及卵巢方面出现问题。

如果指甲上有少量白点，通常是缺钙或是寄生虫病的表现；白点数量比较多，可能是神经衰弱的征兆；而指甲上出现黄色细点，则可能是消化系统疾病的信号。

如果指甲表面不光滑，出现竖直纹，一般出现在操劳过度、用脑过度后，在睡眠不足的时候，这些竖纹会很清楚地显现出来；竖纹一直存在，则可能是体内器官的慢性病变。然而指甲上的横纹则是一种对已经发生病变的记录，开始的时候横纹只在指甲的最下端，随着指甲的生长，逐渐向上移动，也就预示着离发病时间越来越近。

刘颖的《指甲生命信息学》将指甲称为人体健康的晴雨表、环境污染的指示器、危重疾病的警报器及生命信息的数据库。《李学诚指甲诊病》认为指甲征同病理切片、X 光、B 超、CT 一样，是通过形态的不同来判断病症，属形态学范畴。指甲的形态变化十分明显，因为他是处于人体最末端，只要生理生化有了改变，末梢的血管、神经、淋巴等组织细胞首先受到影响，导致细胞功能的改变，组织形态的变化。所以，指甲诊病能对保障人体健康、防治疾病有很多好处。

12 为什么会"少气懒言"？

"少气懒言"是指声音低微，有气没力，甚至不想开口说话，这样的患者总感觉没精神，很容易就累了，不愿意参加社交活动，社交活动中言语较少，难以听清,是气虚证的一个重要表现,常见于气虚体质的人群。在中医基础理论中,气具有推动作用,它能激发人体各脏腑经络的生理活动;促进人体的生长发育;促进血的生成,推动血液的运行;促进津液的生成、输布和排泄。当人体气虚时,各脏腑经络的生理功能下降,因而出现少气懒言。同时,气虚证除了少气懒言,还经常伴有神疲乏力,气短息弱;气的防御作用失常,不能卫护肌表,外邪乘机入侵,则易感冒;气不能固摄人体津液,则容易出汗(自汗);由于元气不足,活动后消耗了元气,活动后诸症加重。

气虚病与五脏都有关系。气是构成人体和维持人体生命活动的最基本物质,属于人体精气的范畴。人体精气分别藏于五脏,故《素问·五脏别论》说"所谓五脏者,藏精气而不泻也"。气虚可导致脏腑功能减退,从而表现一系列脏腑虚弱征象。肺气虚则出现短气自汗,声音低怯,咳嗽无力,气喘,胸闷,易于感冒,甚至水肿、小便不利等病症;肾气虚则见神疲乏力,眩晕健忘,腰膝酸软乏力,小便频数而清,白带清稀,舌质淡,脉弱;肾不纳气,则呼吸浅促,呼多吸少;脾气虚则见饮食减少,食后胃脘不舒,倦怠乏力,形体消瘦,大便溏薄,面色萎黄,舌淡苔薄,脉弱;心气虚则见心悸、气短、多汗,劳则加重,神疲体倦,舌淡,脉虚无力。

气虚多由先天禀赋不足,或后天失养,或劳伤过度而耗损,或久病不复,或肺、脾、肾等脏腑功能减退,气的生化不足等所致。因此,我们应该从病因入手,少熬夜,劳逸结合,养成良好的饮食习惯,适当运动,减少房劳,更好地保护元气。还可以通过食疗,来逐渐改善体质。饮食以甘平为主,如玉米、豆类、花生、木耳、大米等。同时,可以适量吃些补气的食物,粳米是最好的益气食物,唐代食医孟诜亦云"粳米温中,益气",平时可以多食粥养胃气。还有在饮食中,肉类可以以牛肉、鸡肉、鲢鱼、鳜鱼为主,冬天可以适当吃些狗肉、鳝鱼。再者,每天可以食 1~3 粒大红枣,它有益气补血的功效,历代医家常用之于气虚患者,《别录》说它补中益气,强力。最后,多食山药,山药为补气食品,凡气虚体质或久病气虚者,宜常食之,最为有益。山药可以补肺气,补脾气,补肾气,故凡肺气虚或肾气虚或脾气虚的方药中,都常用到它。

13 大小便能反映身体的疾病吗？

大便由肠道排出，但与脾胃、肝、肾及肺有着密切的关系。小便由膀胱排出，但与脾、肾、肺及三焦等有着密切的关系，因此询问大、小便的情况，不仅可以直接了解消化道的功能和水液的盈亏与代谢情况，而且亦是判断疾病寒热虚实的重要依据。

问二便时，应询问二便的颜色、便量、性状、气味、时间、排便次数、排便时的感觉以及兼有症状。

健康人一般每日或隔日大便1次，排便通畅，成形不燥，多呈黄色，内无脓血黏液及未消化的食物。大便异常可表现在颜色、气味、时间、便量、排便次数、排便时的感觉等方面。

(1) 颜色异常： ①大便清稀水样，多为外感寒湿或饮食生冷；②大便黄褐如糜而臭，多为湿热或暑湿伤及胃肠；③大便夹有黏冻脓血，多见于痢疾或肠癌等病；④大便灰白呈陶土色，多见于黄疸；⑤大便燥结，干如羊屎，排便困难，多因热甚伤津，肠失濡润。

(2) 气味异常： ①大便酸臭难闻，多为肠道郁热；②大便溏泄而腥，多属脾胃虚寒；③大便泄泻，臭如败卵或夹有未消化的食物，为伤食。

(3) 便次异常： ①便秘：多由于胃肠积热或阳虚寒凝等；②泄泻：多由于外感风寒湿热疫毒之邪或饮食所伤，或久病脾肾阳气亏虚等。

(4) 便质异常： ①完谷不化：指大便中含有较多未消化的食物，久病体弱之人多为脾肾阳虚，新起者多为食滞胃肠；②溏结不调：指大便时干时稀，多因肝郁脾虚，若大便先干后稀，多属脾虚；③脓血便：又称大便脓血，指大便中含有脓血黏液，多见于痢疾、肠癌；④便血：指血自肛门排出，包括血随便出或便黑如柏油状，或单纯下血的症状，多因脾胃虚弱，或胃肠积热、湿热蕴结、气血瘀滞等。

(5) 排便感异常： ①肛门灼热，多因大肠湿热或热结旁流，热迫直肠所致；②里急后重，指便前腹痛，急迫欲便，便时窘迫不畅，肛门重坠，便意频数的症状,常见于湿热痢疾;③排便不爽,多因湿热蕴结大肠,肝郁脾虚或食积化腐等所致;④大便失禁,多由于脾虚气陷,肠道湿热瘀阻等引起脾肾虚损,肛门失约所致;⑤肛门气坠,多由脾虚中气下陷所致,常见于久泄久痢或体弱患者。

正常人 24 小时尿量为 1000~2000 毫升,一般尿量大于 2500 毫升为多尿,正常多尿可见于大量饮水或进食有利尿作用的食物(茶、咖啡),病理性多尿多见于糖尿病、尿崩症等;尿量小于 400 毫升为少尿,尿量小于 100 毫升为无尿,两者多见于急性或慢性肾脏疾病。正常小便色淡黄,清净而不混浊;小便短赤,灼热刺痛,色黄,大便秘结,属热淋,治以八正散加减,清热利湿通淋;尿中时夹砂石,或排尿突然中断,尿道疼痛,或腰腹绞痛,尿中带血,属石淋,治以石韦散加减,清热利湿,通淋排石;小便艰涩,淋漓不畅,或尿有余沥,或小腹坠胀,属气淋,治以沉香散(理气疏导)或补中益气汤(补中益气)加减;小便热涩刺痛,尿色深红或夹血块,或尿色淡红,或见心烦、疲乏,属血淋,治以小蓟饮子(清热通淋,凉血止血)或知柏地黄丸(滋阴清热,补虚止血)加减;小便混浊如米泔,置之沉淀如絮状,或久病不已,反复发作,淋出如脂,属膏淋,治以程氏萆薢分清饮(清热利湿,分清泄浊)或膏淋汤(补虚固涩)加减;小便不甚赤涩,但淋漓不已,时作时止,遇劳发作,属劳淋,治以无比山药丸加减,健脾益肾。

14 发热也分许多种类吗?

发热是指患者体温升高或体温正常而患者自觉全身或局部(如手足发热)温度升高。

正常人体温度(腋温)为 36.0~37.0 摄氏度,按发热的高低可分为低热 37.5~38.0 摄氏度;中等度热 38.1~39.0 摄氏度;高热 39.1~41.0 摄氏度;超高热大于 41.0 摄氏度。

中医所说的发热,按发热原因一般分为外感发热和内伤发热。外感发热起病急、病程短,常为高热,患者常恶寒与发热同时出现,是表证的特征性症状,常伴随鼻塞、流涕、喷嚏、头痛或全身酸痛等症,如感冒所引起的发热。内伤发热起病比较缓慢,病程较长,以低热为多,可分为虚证和实证。实证多由于气滞、血瘀、痰湿等郁久而化热,又可分为:①肝郁发热:表现为低热或潮热、症状常随情绪波动而起伏,常见心情闷闷不乐、抑郁寡欢、长舒短叹、烦躁易怒、口苦、咽干等,可用疏肝理气、清肝泄热的丹栀逍遥散治疗;②瘀血发热:午后或夜间发热,或自觉身体某些部位发热,可见口燥咽干但饮水不多,身体局部有固定痛处或肿块,皮肤粗糙,纹理变深,颜色变暗,可用活血化瘀的血府逐瘀汤治疗;③湿阻发热:特点是午后低热明显,或身热不扬,胸闷脘痞,身体困重,疲乏倦怠,头重如裹,不欲饮食,渴而不饮,恶心呕吐,大便稀薄,可用清热除湿的三仁汤治疗。

虚证是由于气血阴阳的不足及脏腑的虚损所引起,主要有:①气虚发热:热势时高时低,常劳累后发作或加重,可见倦怠乏力、少气懒言、头晕、食欲不振、大便稀、自汗,易于感冒,可用健脾益气、甘温除热的补中益气汤治疗;②血虚发热,热势一般不高,可见面白无华、唇甲色淡、身倦乏力,或妇女月经量少而淡,甚至闭经,可用益气补血的归脾汤治疗;③阴虚发热,午后潮热或夜间发热,手足心热,可见烦躁、盗汗、口干咽燥、大便干燥,可用滋阴清热的清骨散治疗;④阳虚发热,自觉发热而体温不高,热而欲近衣、形寒怕冷、四肢不温,可见倦怠懒言、气短、头晕心悸、大便稀薄,可用温阳补肾、引火归原的金匮肾气丸治疗。

西医所说的发热,按发热原因一般分为感染发热和非感染发热两大类,常以感染发热最为常见。临床常见热型有:①稽留热:体温持续 39~40 摄氏度或以上,达数日或数周,24 小时内体温波动 ≤ 1 摄氏度;②弛张热:体温持续在 39 摄氏度以上,但波动幅度大,24 小时内体温波动在 2 摄氏度以上,但均高于正常体温;③间歇热:体温骤升达高峰后持续数小时,又迅速降至正常水平,无热期可持续 1 日至数日,如此高热期与无热期交替出现;④回归热:体温骤然升至高峰,持续数日后又骤然下降至正常水平,高热期与无热期各持续若干日,并规律性的交替一次;⑤波状热:体温逐渐升高达 39 摄氏度或以上,数日后逐渐下降至正常水平,持续数日后又逐渐升高,如此反复多次;⑥不规则热:发热无一定的规律。

15 "盗汗"和"自汗"都是什么汗？

盗汗是指睡着时出汗，醒来后汗就停了的症状，可以理解为偷偷出汗。自汗是指人在清醒时经常汗出，活动之后汗出更多的症状。

中医对盗汗很早就有比较深刻的认识，在春秋战国时期成书的《黄帝内经》中称为"寝汗"。很显然，"寝汗"就是在睡觉的时候出汗。到了汉代，医圣张仲景在《金匮要略》一书中，形象地用"盗汗"来命名人们在睡梦中出汗这种病症。"盗"有偷盗的意思，古代医家用盗贼每天在夜里鬼祟活动，来形容该症状，即每当人们入睡、或刚一闭眼而将入睡之时，汗液像盗贼一样偷偷地泄出来。

盗汗多见于阴虚证，产生原因与虚热以及卫阳的出入有关，阴虚时阳气相对亢盛，虚热内热，入睡则卫阳由表入里，发生两种效应，第一肌表不固，第二内热加重，蒸迫津外泄而出汗，醒来后卫阳由里出表，前面两种效应解除，内热减轻，肌表固密，所以汗就停了。临床常伴有午后潮热、五心烦热，两颧发红，口燥咽干，烦躁失眠，形体消瘦，舌质红绛少苔或无苔，脉象细数等表现。现代医学认为盗汗常见于缺钙、佝偻病、结核病、交感神经兴奋性增高等。出汗以上半夜为主者，多因血钙偏低引起的。低钙容易使交感神经兴奋性增强，好比打开了汗腺的"水龙头"，这种情况在佝偻病患儿中尤其多见。但盗汗并非是佝偻病特有的表现，应根据小儿的喂养情况、室外活动情况等进行综合分析，还要查血钙、血磷及腕骨 X 线摄片等，以确定小儿是否有活动性佝偻病。结核病患者盗汗以整夜出汗为特点，常伴有面色潮红、低热消瘦、食欲不振、情绪发生改变等症状。检查可见颈部淋巴结肿大，血沉、抗结核抗体、胸片常可发现异常。此外，小儿时期，皮肤十分幼嫩，所含水分较多，毛细血管丰富，新陈代谢旺盛，自主神经调节功能尚不健全，活动时容易出汗。若小儿在入睡前活动过多，机体内的各脏器功能代谢活跃，可使机体产热增加，在睡眠时，皮肤血管扩张，汗腺分泌增多，大汗淋漓，以利于散热。其次，睡前进食可使胃肠蠕动增强，胃液分泌增多，汗腺的分泌也随之增加，这可造成小儿入睡后出汗较多，尤其在入睡最初 2 小时之内。此外，若室内温度过高，或被子盖得过厚，或使用电热毯时,均可引起睡眠时出大汗。

自汗一般不因劳累活动,不因天热及穿衣过暖和服用发散药物等诱因而自然汗出,活动后汗出更多。自汗之病多主虚,有气虚、阳虚之别,主要病机为阴阳失调,腠理不固,而致汗液外泄。素体虚弱,久病全虚之人,正气不足,稍事劳累多见自汗,临床表现为汗出,或恶风,动则加重,或劳累后加重,神疲乏力,少气懒言,面色少华,舌淡苔薄白,脉弱;咳喘日盛之人,肺气不足,气虚日久,肌表疏松,卫表不固,腠理开泄可致自汗,临床症见久病咳喘,气短无力,体倦乏力,汗出恶风,动则益甚,平时不耐风寒,易于感冒;暑热伤阳,或湿热内郁,常见暑季见遍体汗出,身热,心烦口渴,头晕胀痛等症状;表虚之人微受风邪,以致营卫不和,卫外失司,可致自汗,临床症见头痛,发热,汗出,恶风,或半身出汗,或局部出汗,周身酸楚等。

根据病史、伴随症状等进行诊断,如怕热、食欲亢进、颈部肿块、眼突而多汗者,多为瘿气,实验室检查可见三碘甲腺原氨酸(T_3)、四碘甲腺原氨酸(T_4)升高,基础代谢率加快,见于甲状腺功能亢进症患者。病前 1~4 周有咽痛史,症见发热恶寒或持续低热,关节酸痛而多汗者,应考虑痹病等,实验室检查可见抗"O"阳性、血沉增快、黏蛋白升高,见于风湿热患者。饥饿时,或胃切除患者于餐后突然多汗,伴心悸、面色白者,多为饥厥。起病急骤,伴高热者,多属温热性外感病。温热病后期热退之后,因体虚未复,亦常有自汗表现。妇女产后,自汗或盗汗不止,称为产后汗症。

16 老了都会"肾虚"吗?

肾的主要生理功能为藏精。由于肾藏先天之精,主生殖,为人体生命的本源,所以又称肾为先天之本。肾藏精,精化气,肾精足则肾气充,肾精亏则肾气衰。《素问·上古天真论》云:"女子七岁,肾气盛,齿更发长。二七而天癸至,任脉通⋯⋯七七,任脉虚,太冲脉衰少,天癸竭,地道不通,故形坏而无子也。丈夫八岁,肾气实,发长齿更⋯⋯七八,肝气衰,筋不能动,天癸竭,精少,肾脏衰,形体皆极。八八,则齿发去。"因而人体生、长、壮、老、已的生命过程,都取决于肾精及肾气的盛衰。人自出生之后，从幼年期到壮年期肾精及肾气逐渐充盛，表现出筋骨坚强，头发黑亮，身体壮实，精力充沛的状态；到了老年期，随着精及肾气的逐渐衰减，表现出面色憔悴，头发脱落，牙齿枯槁及生育能力丧失等现象。

因此，每个老年人都会有不同程度的"肾虚"，但是他们所属的类型各有差异。中医所说的肾虚分为 5 种证型：①肾阳亏虚：指肾阳亏虚，机体失却温煦，主要表现为腰膝酸冷，夜尿多，头晕目眩，畏冷肢凉，以下肢尤甚，或久泄不止，舌质淡胖，脉沉细等症。②肾阴亏虚：指肾阴亏损，失于滋养，虚热内扰，主要表现为腰酸而痛，头晕耳鸣，齿松发脱，口咽干燥，烦热，颧红，盗汗，小便短黄，舌红绛少苔，脉细数等症。③肾精不足：指肾精亏损，脑与骨髓失充，以生长发育迟缓、早衰、不孕不育、齿松发脱、耳鸣耳聋、生殖功能低下等为主要表现。④肾气不固：指肾气亏虚，失于封藏固涩，以腰膝酸软，小便频数而清，尿后余沥不尽，遗尿，夜尿频多，小便失禁；或遗精，滑精；或月经量多，崩漏；或带下量多色白质稀；或胎动不安，小产，滑胎，神疲乏力为主要表现。⑤肾虚水泛，指肾的阳气亏虚，气不化水，水液泛滥，以身体浮肿，腰以下为甚，小便短少，畏冷肢凉，腰膝酸软，或心悸，气短，咳喘等为主要表现。其中，老年人以肾阳虚、肾阴虚、肾气不固多见。

17 中医为什么要辨别体质？

体质即机体素质，是指人体秉承先天（指父母）遗传、受后天多种因素影响，所形成的与自然、社会环境相适应的功能和形态上相对稳定的固有特性。人的体质在一定程度上反映了机体阴阳气血盛衰的禀赋特点和对疾病的易感性。所以，辨识人的不同体质对治疗疾病有重要的指导意义。2009 年《中国体质分类与判定》标准正式发布，该标准将体质分为平和质、气虚质、阳虚质、阴虚质、痰湿质、湿热质、血瘀质、气郁质、特禀质 9 个类型。

平和质的人以阴阳平衡，气血调和，脏腑功能正常为特征，主要表现在体态适中、面色明润、精力充沛、无寒热喜恶之偏，是先天禀赋良好，后天调养得当的表现。气虚质的人元气不足或脏腑功能减退,以疲乏、少气、自汗等为主要特征。阳虚质的人,素体阳虚,温煦失职,以畏寒、手足不温、耐热不耐寒等表现为主要特征。阴虚质的人,素体阴虚,虚热内生,以口咽干燥、手足心热、耐冬不耐夏等表现为主要特征。痰湿质的人,体内痰湿停聚,以形体肥胖、口黏、苔腻等为特征。湿热质的人,湿热内蕴,以面垢油光、口苦、口臭、苔黄腻等为特征。血瘀质的人,血行迟缓不畅,以面、舌、唇紫黯等为特征。气郁质的人,气机运行不畅或郁滞,以神情抑郁、情感脆弱、对精神刺激适应性能力较差、脉弦等为特征。特禀质的人,先天禀赋不足和禀赋遗传等因素造成的一种特殊体质。包括先天性遗传性的生理缺陷与疾病、过敏反应等。

18 什么是"回光返照"?

"回光返照"在中医学中称之为"假神",是由于精气衰竭已极,阴不敛阳,以致虚阳外越,残精外泄,表现出一系列病情暂时"好转"的假象。患者在久病、重病、病危阶段突然出现病情"减轻"的现象,常常给人一种错觉,误认为患者转危为安,但这种病情变化并不符合疾病通常演变规律,并非佳兆,实则为阴阳离决的死亡预兆。假神发生在临终前夕,患者一旦出现"回光返照",多在4~48小时内死亡。

现代医学认为,严重的器质性疾病的晚期患者,其发生器质性病变的器官,甚至整个机体的功能已经衰竭,处于勉强维持最低限度新陈代谢的阶段,他们往往是昏迷不醒、滴水不沾、奄奄一息、濒临死亡时,机体处于应激状态,大脑对肾上腺皮质激素的分泌已失去控制,使残存的肾上腺皮质激素全部最后释放出来,血压、血糖、血氧等暂时得以升高,从而使病情得到暂时缓解,精神状态出现好转。

"回光返照"现象,主要表现在面色、目光、表情、体态、言语、意识等方面的变化上,"神藏于心,外候于目",目光的变化最为关键。一般表现为原本目光晦滞,突然目似有光,但却浮光外露;或本为面色晦暗,一时面似有华,但为两颧泛红如妆;或本已神昏或精神极度萎靡,突然神识似清,想见亲人,但精神烦躁不安;或病至语声低微断续,忽而清亮起来,言语不休;或原本身体沉重难移,忽思起床活动,但并不能自己转动;或本来毫无食欲,久不能食,忽然食欲增强,且食量大增等。但持续时间不长,便辞世而去,犹如日落时因光线反射天空又短时间发亮,或称之为"残灯复明"。

"假神"病情危重,须与疾病好转过程中的"有神"相鉴别。"假神"常在垂危患者失神后出现,与整个病情发展过程明显不相符;变化常是突然的,不能用疗效解释;变化剧烈,往往超出病情所能允许的一般限度;变化多仅仅表现在某些局部,全身情况不见好转;情况好转仅为暂时现象,短时间后迅即恶化。

"回光返照"对患者及其家属而言有一定的好处。如患者急于想见的人尚在路途中,可延长一段生命以实现患者的夙愿;患者尚有话没有交代完毕,也可延长一段时间让患者把话说完。"回光返照"之际,临床医生在抢救危重患者时,如能争取更多的时间,使"治本"的药物生效,则将能从根本上挽救患者的生命。那么就会变"回光返照"为"起死回生",这是医生们孜孜以求的奋斗目标。

19 失眠有多少原因?

失眠是指无法入睡或无法保持睡眠状态,导致睡眠不足,主要表现为入睡时间超过 30 分钟,夜间觉醒次数超过 2 次,早醒、醒后无法再入睡,总的睡眠时间少于 6 小时,睡眠质量差,次晨感到头昏、精神不振、嗜睡、乏力等。失眠往往会给患者带来极大的身体痛苦和心理负担。

失眠可分为短暂性失眠、短期性失眠及长期失眠(慢性失眠)3 种。短期性失眠病程小于 1 周,主要原因是外界刺激、精神压力、情绪兴奋焦虑、环境改变、睡眠规律改变,一般会随着事件的消失或时间的拉长而改善,但是短暂性失眠如处理不当部分人会导致慢性失眠。短期性失眠病程为 1 周至 1 个月,主要原因是严重或持续性压力,如重大身体疾病或手术、亲人离世、严重的家庭、工作或人际关系问题等。这种失眠与压力有明显的相关性。短期性失眠如果处理不适当也会导致慢性失眠。病程大于 1 个月者为长期失眠,严重的可达数年之久,成为习惯性失眠。慢性失眠又分为原发性失眠和继发性失眠。原发性失眠是一种无法解释的、长期或终生存在的频繁的睡眠中断、短睡伴日间疲劳、紧张、压抑和困倦。排除其他内在原因和环境干扰的因素,部分患者可能有失眠的家族史,病因不详,但最常见,是一种慢性精神心理失眠。由疼痛、咳嗽、呼吸困难、夜尿多、心绞痛和其他的躯体疲劳和症状引起的失眠为继发性失眠。许多新陈代谢疾病可以引起睡眠结构的改变,干扰正常的睡眠。

中医学认为"阳入于阴谓之寐",正常的睡眠有赖于人体的"阴平阳秘",脏腑调和,气血充足,心神安定,心血得静,卫阳能入于阴。失眠,中医又名不得卧、不得眠、不能眠、不寐,是因为气血阴精不足、心肝火旺痰热内甚等病因致使人体阴阳不交,营卫不和,脏腑功能紊乱等,致经常不得入寐的一种病证。《黄帝内经》曰:"卫气不得入于阴,常留于阳,留于阳则阳气满,阳气满则阳跷盛,不得入于阴则阴气虚,故目不瞑矣。"卫阳盛于外,而营阴虚于内,卫阳不能入于阴故不寐。《诸病源候论》也提到:"大病之后,脏腑尚虚,营卫不和,故生于冷热。阴气虚,卫气独行于阳,不入于阴,故不得眠。若心烦不得眠者,心热也。若但虚烦,而不得眠者,胆冷也。"指出脏腑功能失调和营卫不和是不寐的主要病机。失眠主要与心肝脾肾四脏关系密切。思虑劳倦,伤及心脾,心伤则阴血暗耗,脾伤则气血化生不足,心失所养,心神不宁,心血不静,而夜不成寐。或因先天不足,房劳过度,或久病之人,肾精耗伤,水火不济,则心阳独亢,心阴渐耗,心火搅扰心神,阳不入阴,因而不寐。心虚则神不内守,胆虚则少阳之气不得升发,决断无权,肝脾失运,痰浊内生,内扰心神,故神魂不定,不寐多梦。平素饮食不节,嗜食肥甘厚味,酿生痰热,或情志不畅,肝郁化火,或五志过极,心火内炽,皆能扰动心神,使心血不静,阳不入阴,发为不寐。

失眠的病因可能有许多,首先应从心理因素考虑,如紧张、焦虑等不良情绪。其次应排除外在环境的刺激干扰,如噪声、光线太强等。最后再考虑可能引发失眠的各种病因。中医总的认为是人体阴阳的不平衡导致,所以应调和阴阳。

20 口味偏好也能致病吗?

中医将自然界的食物分为五味:酸、苦、甘、辛、咸,分属五行木、火、土、金、水,分别应五脏肝、心、脾、肺、肾。酸味入肝,苦味入心,甘味入脾,辛味入肺,咸味入肾。又有寒、热、温、凉(四气)、平之性。

五味对于人体五脏各有所喜,可起到滋补、治疗的作用。如肝虚血枯者喜酸味,因酸能补肝;脾虚者喜甘味,因甘能补脾;心火盛者喜苦味,因苦能泻火;肺虚有寒者喜辛味,因辛能宣肺去寒;肾虚者喜咸味,因咸能滋肾。

饮食是人体营养的主要来源,若饮食不节或不洁、偏嗜等常能使脾胃纳化失调而致病。过食五味会致相应的五脏疾病。

酸味食物如杨梅、橙子、橘子、橄榄、柠檬、枇杷、葡萄、芒果、石榴、调味品醋等,它们都有开胃、收敛、固涩的作用,但有脾病的人应忌食。酸味入肝,多食令人小便不畅,会导致体内肝气过胜,肝在五行属木,脾在五行属土,木胜乘土则土弱,在临床上就可见到脾虚的表现,出现四肢肌肉无力、身体沉重、发胖,容易腹泻、困倦嗜睡、面色发黄等症状,日久发展下去,会导致脾气败绝,危及人的生命。嗜食酸味食物的人容易产生疲劳,长期食用还会影响大脑神经系统的功能,引起记忆力减退,思维能力下降。

苦菜、苦瓜、大头菜、百合、白果等为苦味食物。偏食苦味,会损伤脾胃而导致腹泻、呕吐等,严重的可造成脱水、水电解质紊乱而危及生命。少量食用苦味食物有开胃作用,大量食用则会损伤脾胃的功能,引起食欲不振、呕吐、腹泻、消化不良。

甘味食物,如西瓜、梨、桃、苹果、香蕉、南瓜、藕、土豆、西红柿、蜂蜜。过食生冷瓜果、甜腻食物,如糖果、冷饮、雪糕、冰淇淋、冰西瓜等,可使脾气不运,湿浊内生,常导致胸闷脘痞、纳呆泛呕、尿少便溏,面浮肢肿等。过饮酒浆、饮料之类,易伤脾阴,脾阳独亢,升降受阻,化热灼津为痰;久之脾运呆滞,痰浊内生,脉道壅滞,气机不畅,心脉挛急或闭塞,而成心痛。久食肥甘厚味,痰浊内生,上扰清窍,脑髓失聪,而形成痴呆。过食醇酒肥甘,损伤脾胃,脾失健运,聚湿生痰,痰浊内盛,一遇诱因,痰浊或随气逆,或随火上炎,或随风动,蒙蔽心神清窍,发为中风。湿热交阻,蕴结中焦,熏蒸肝胆,肝胆失于疏泄,胆汁外溢于肌肤,上注于肝窍,下流于膀胱,发为黄疸。过食肥甘及烟酒,因厚味及烟酒皆湿热或燥热之性,停于胃腑伤津耗液为先,久则损脾。嗜食膏粱厚味,煎炸炙煿,如肥肉、烤羊肉、烤牛肉、腊肉,蕴热化火生痰,痰火扰心,发为心悸。食酸咸肥甘,积痰蒸热,或进食海洋鱼虾蟹等发物,而致脾失健运,饮食不归正化,水湿不运,痰浊内生,上干于肺,壅阻肺气而发哮病,气机不利,升降失常,发为喘促。甜食含热量高,还会引起热量过剩,容易使人患肥胖症,引起动脉硬化、糖尿病和心脑血管病。

辛味的食物,如生姜、胡椒、辣椒、葱、蒜、韭菜、花椒等,但患有肝病的人应忌食。过食酒酪辛辣动火之品,会致火热妄行引起出血,从上而出,称为上溢,如咳血、吐血等,从下而出,称为下溢,如便血、尿血、崩漏等。饮酒过多或过食辛辣,一则湿热蕴结,损伤胃肠,熏灼血络,化火动血,而致吐血、便血;二则酒食不节,损伤脾胃,脾虚失摄,统血无权,血溢脉外也可导致出血。辛辣食物具有很强的发散作用,嗜食辛辣使人耗气伤津,容易引起大便秘结、口舌生疮等"上火"现象,而且还会导致急慢性胃病、溃疡病和痔疮的发生。

咸味的食物,如苋菜、紫菜、海带、海参、螃蟹、火腿等。在人类日常生活的食物当中,属于咸味的多来自海产品,如海带(昆布)、海藻、海螺、扇贝等,这些食物具有行气化痰、软坚散结的作用。大多数的鱼类(鳞类),五行属水,味咸入肾,具有填精补肾益脑的功能,且海产品鲜美可口,营养丰富,深受人们喜爱。昆布、海藻、海蛤壳等都是常用的软坚散结药物。但是,海鲜产品味咸性寒,过多食用就会损伤脾阳,导致内脏虚寒,容易引起腹痛、腹泻、痛风等疾病的发生。喜食咸食可引起高血压、肾脏疾病和心脑血管病。

爱喝滚烫功夫茶、喜食热辣生滚粥等过热饮食的习惯,容易造成食管损伤,引发食管炎症、胃炎甚至癌症等病变。喜爱饮食过冷的人,当过冷的食物进入胃内,会导致胃肠收缩、痉挛,会引起腹痛、胃痛、腹泻等胃肠病变,而女子可导致子宫虚寒而引发痛经、不孕症等。

因此,过犹不及,口味偏好严重是可以致病的。

弄懂生活中的中药常识

1 气虚吃黄芪还是人参好？

对于这个问题的回答，我们首先要了解什么是"气虚"。

中医认为，"气"是构成人体和维持人体生命活动最基本的物质。它由先天肾中的精气、后天脾胃吸收运化的水谷精微之气和肺吸入的清气共同结合而成，具有推动、温煦、防御、固摄和气化的功能。"气虚"，多因先天禀赋不足、后天脾胃失养、年老虚弱或久病、大病未愈、劳损过度等，从而导致气的推动、温煦、防御、固摄和气化功能减退，机体的某些功能活动低下或衰退的病理变化及证候。如气虚则推动力减弱，不能有效促进血液运行，脉象会虚弱无力或微细，舌体色淡，人总觉得疲乏；气虚则温煦力不足，相同条件下会让人觉得比其他人更加怕冷，面色㿠白；气虚则肌表的防御能力降低，外面的风、寒、热等邪气容易乘虚而入，造成经常感冒；而体内的阴液等有用之物则由于气虚肌表不固密，失于固摄相反往外丢失，故而见到白天汗多，活动一下则更厉害；气虚则会对水液的蒸腾气化降低，水液不化，输布障碍，可成饮凝痰，甚则水邪泛滥而成水肿等。

中医对于气虚的治疗，主要是以心、脾、肺、肾为中心进行辨证论治的。

(1) 肺气虚：肺主气，司呼吸，外合皮毛，通调水道。肺气虚，则其主宣降、司呼吸、调节水液代谢、抵御外邪的作用就会减弱，出现短气自汗，言语低怯，咳嗽气喘，易于感冒，小便不利，甚至水肿等。

(2) **肾气虚**：肾居腰府，藏先天精气，化髓上充于脑；主生殖、纳气、气化主水。肾气亏虚，荣养失职，就会见到神疲乏力，腰膝酸软，眩晕健忘，呼吸浅促，呼多吸少，小便频数而清，男子遗精早泄，女子带下清稀量多或月经淋漓不尽等。

(3) **脾气虚**：脾居中焦，主运化、司升清、统血行。脾气虚弱，不能运化水谷精微，气血生化乏源，症见饮食减少，四肢倦怠，形体消瘦，大便溏薄，面色萎黄等。

(4) **心气虚**：心主血脉，藏神明。心气亏虚，不能运血养神，故见心悸气短，劳则加重，神疲体倦等。对于以上各脏气虚证的处方用药，亦应针对性选择。

黄芪和人参都属于中药里的补气药。黄芪在最早的中药学经典著作《神农本草经》里被列为上品："味甘微温。主痈疽久败创，排脓止痛……补虚，小儿百病。"人参亦被该著列为上品："主补五脏，安精神，定魂魄，止惊悸，除邪气，明目，开心益智。久服，轻身延年。"

黄芪为豆科植物膜荚黄芪或蒙古黄芪的干燥根，主产于内蒙古、山西、甘肃、黑龙江等地。春秋采挖，除去须根、根头，晒干。切片，生用或蜜炙用。味甘，性微温。能补脾益气，补肺固表，利尿消肿。多用于脾、肺气虚所致的乏力、久泻脱肛、自汗、水肿、外科疮口久不愈合等。

现代药理研究表明，黄芪主要含皂苷、多糖、多种氨基酸、叶酸及硒、锌、铜等多种微量元素，具有增强机体免疫功能、保肝、利尿、抗衰老、抗应激、降压和抗菌等多方面作用，并能消除实验性肾炎蛋白尿，调节血糖含量。在对防治动脉粥样硬化的实验研究中发现，黄芪及其成分具有保护血管内皮及增强心肌收缩力的作用，能调节血脂浓度、改善血流状态及抑制血栓形成，从一定角度揭示了中医"补气活血"的科学内涵，为黄芪配伍用于心气虚而致心血瘀滞证的胸痹、心痛及中风等疾病提供了基础。

人参是五加科多年生草本植物人参的根或根茎。明代以前主产于山西一带，所以有上党人参的记载，近代主产于吉林抚松县。因为该药其形似人，功参天地，故名。

因生态环境的不同，人参可分为野山参、园参、移山参；因加工方法不同，人参又可分为红参、白参、生晒参、鲜人参。红参是指人参采收后及时蒸熟晒干或烘干的加工品;白参是指人参采收沸水浸烫后浸糖水中,取出晒干而得;生晒参是指人参采收后直接洗净晒干而得的产品;鲜人参是人参采收洗净真空包装后低温贮藏的产品。

现代药理研究表明,人参所含的主要成分为人参皂苷、多糖、有机酸、挥发油及维生素、微量元素等。具有:①免疫功能促进和调节作用;②双向调节中枢神经系统作用,小剂量为兴奋作用,大剂量则为抑制作用;③改善学习与记忆作用;④双向调节血压作用,对高血压状态有降压作用,对低血压或休克具有升压作用;⑤清除自由基的损伤、抗衰老作用等。故人参在现代临床主要用于抢救重症患者、心血管系统疾病、肿瘤、糖尿病、消化系统疾病、抗衰老等方面。

中医认为,人参味甘微苦,性平,归脾、肺经、心经。功效能大补元气,复脉固脱,补脾益肺,生津止渴,安神益智。主治劳伤虚损、食少倦怠、反胃吐食、大便滑泄、虚咳喘促、自汗暴脱、惊悸健忘、眩晕头痛、尿频消渴、妇女崩漏、小儿慢惊及久虚不复等。

人参在临床的应用可以概括为以下几方面:①用于气虚欲脱。凡大失血、大吐泻以及一切疾病因元气虚极均可出现体虚欲脱,脉微欲绝。本品可大补元气,故有挽救虚脱的功效。可单用本品大剂量(30克以上)浓煎服,即独参汤,为补气固脱的良方;如出现汗出肢冷等亡阳证,可加附子和干姜同用,以增强回阳作用。②用于脾气不足。常配伍白术、茯苓、炙甘草等健脾胃药,如四君子汤。③用于肺气亏虚。多与胡桃、蛤蚧等药同用,如人参胡桃汤、人参蛤蚧散。④用于津伤口渴、消渴。人参能益气生津止渴,适用于热病气津两伤,症见身热而渴,多汗,脉大无力等,可与麦冬、五味子同用,即生脉散;用治消渴,常配伍生地、玄参、麦冬等养阴生津药。⑤用于心神不安、失眠多梦、惊悸健忘。人参能大补元气,而有安神增智的功效,适用于气虚血亏证候,多配伍当归、龙眼肉、酸枣仁等养血安神药,如归脾汤。此外,对体虚外感或里实正虚之证,可与解表、攻里药同用,以扶正祛邪。

从上可以看出,黄芪和人参对于气虚的治疗没有孰优孰劣之问,二者各有特长,临床当由专业中医师根据病情辨证来恰当选择。

2 风寒感冒为什么要吃发汗的药？

中医认为,我们生活的自然界存在着风、寒、暑、湿、燥、火六种正常的气候,即"六气"。六气的变化称之为六化。这种正常的气候变化,是万物生长的条件,对人体是无害的。由于机体在生命活动过程中,通过自身的调节机制产生了一定的适应能力,从而使人体的生理活动与六气的变化相适应。所以,正常的六气一般不易使人发病。

然而,阴阳相移,寒暑更替,气候变化都有一定的规律和限度。如果气候变化异常,六气发生太过或不及,或非其时而有其气(如春天当温而反寒,冬季当凉而反热),以及气候变化过于急骤(如暴寒暴暖),超过了一定的限度,使机体不能与之相适应的时候,就会导致疾病的发生。于是,六气由对人体无害而转化为对人体有害,成为致病的因素。所以,因六气变化破坏了人体相对动态平衡,能引起外感病的致病因素,中医称之为"六淫",又称"六邪"。

"感冒"是中医的一个病名。感是感受,冒是触冒。感受触冒外邪,就称为感冒。外邪包括六淫,但是以风邪为主。因为《素问·生气通天论》里讲"风者,百病之始也",指出风邪是外感疾患的先导。所以,感受触冒风邪,这就是感冒。

六淫为病,多有由表入里的传变过程。六淫之邪多从肌表或口鼻而入,侵犯人体而发病。六淫致病的初起阶段,每以恶寒发热、舌苔薄、脉浮为主要临床特征,中医称为表证。表证如果不及时解除,邪气就会由表及里、由浅入深地发展加重。

《素问·太阴阳明论》言:"伤于风者,上先受之。"因为肺为脏腑之华盖,位置最高,开窍于鼻,职司呼吸,外主皮毛,其性娇气,不耐邪侵。故外邪从口鼻、皮毛入侵,肺卫首当其冲。

感冒的病位在肺卫,其基本病机是外邪影响肺卫功能,导致卫表不和,肺失宣肃,尤以卫表不和为主要方面。卫表不和,故见恶寒、发热、头痛、身痛、全身不适等症;肺失宣肃,故见鼻塞、流涕、喷嚏、喉痒、咽痛等症。

由于四时六气不同,在临床上有风兼夹寒,这种由两种以上邪气同时侵犯人体而发病的,即常见的风寒感冒。

寒为冬季的主气。故冬季多风寒感冒,但也可见于其他季节,比如气温骤降,防寒保暖不及时的话,人体亦容易感受寒邪而感冒。

寒邪以寒冷、凝滞、收引为基本特征。

寒为阴邪,易伤阳气。外寒袭表,卫阳受伤,不能温煦肌表,故患者自觉有怕冷的感觉——中医讲"恶寒";正与邪争,阳气被遏则发热,恶寒与发热同时并存,但寒为阴邪,所以恶寒重而发热轻。人身气血津液的运行,全赖阳气的温煦推动才能畅通无阻。而寒性凝滞,寒邪外侵,容易使经脉气血凝结、涩滞不通,经气不利,不通则痛,所以会见到头身疼痛。寒性收引,毛窍闭塞,故无汗;肺合皮毛,开窍于鼻,皮毛受邪,内应于肺,则肺气的宣降会失职,故多见咳嗽、鼻塞。苔薄白,脉浮紧是寒邪束表、证候轻浅之象。

总之,风寒感冒的主要症状为:恶寒重发热轻,无汗,头身疼痛,鼻塞声重,咳嗽,或者伴有流清涕、吐痰清稀色白,舌苔薄白,脉浮或浮紧。

因为肺主宣发,合于皮毛,所以不论风邪从皮毛而来还是口鼻而入,都会导致肺气郁闭。要适应肺脏本来的生理功能,就必须宣散。《素问·至真要大论》言:"从外之内者,治其外。"凡是外邪伤人的病,都要先治外,这是原则。《素问·阴阳应象大论》言:"其在皮者,汗而发之。"这就告诉我们,治疗感冒,基本的原则就是发汗解表。

又由于先导风邪承载的是寒邪阴邪,《素问·至真要大论》中有"治寒以热",所以治疗风寒感冒必须运用中药里有辛味而性温热的药,才能达到辛温发汗、解散风寒的目的,从而使邪气外达,疾病向愈。

辛温解表的代表药有麻黄、桂枝、紫苏、荆芥、防风、羌活、白芷、细辛、藁本等。治风寒感冒的代表方有张仲景《伤寒论》的麻黄汤、桂枝汤等,以及后世创制的荆防败毒散。如果患者是老年人或比较虚弱的人,可以荆防败毒散去除荆芥、防风,加人参即人参败毒散,能够扶助正气而祛邪,同时使祛邪而不伤正。

其次,辛温发汗的药物中还经常配伍一些宣通肺气的用药,如杏仁、白前等。因为感冒的病机之一是肺失宣肃,宣通肺气有助于使肺的宣降功能恢复正常,基于肺外合皮毛,可以帮助更好地解表散邪。

最后,风寒感冒的药物煎煮时间宜短,以免耗散它们辛散祛邪的有效物质;服药后应避风保暖;药后汗出应及时更换干燥洁净的衣物,以免再次受邪。

3 枸杞菊花茶能防止老花眼吗？

随着年龄的增长，人体的各项生理功能都会发生退化，眼睛也不例外。许多中老年人都会出现在阅读或是其他近距离工作时看不清楚的症状，而且随着年龄的增长逐年加重，这种逐渐发生的视力障碍，就是人们熟知的老花眼。

老花眼医学上称"老视"，多见于40岁以上。由于晶状体硬化，弹性减弱，睫状肌收缩能力降低而导致调节能力减退，近点远移，故发生近距离视物困难。刚开始时可表现在光线不足时，看近物体困难。时间久了，觉得眼前模糊，或低头写字、看报纸等近距离工作时间过久，抬头向远处看，不能马上看清楚，稍停会儿或用手轻按几下眼眶，才能看清。也有的人长时间近距离看东西，会眼睛酸胀、隐痛。

老花眼属于一种生理现象，不是病理状态，是人们步入中老年后必然出现的视觉问题。在静态屈光矫正之外另加凸透镜才能有清晰的近视力，是老视的主要治疗方法。老花眼的发生和发展与年龄直接相关，其发生迟早和严重程度还与其他因素有关，如原先的屈光不正状况、阅读习惯、照明以及全身健康状况等。老花眼除了平时注意用眼卫生，多做锻炼，加强眼部保养外，饮食调理也很重要。

枸杞是茄科枸杞属多年生落叶灌木，它的成熟果实即枸杞子。枸杞子红艳欲滴，玲珑剔透，状似红宝石，是一种补益类名贵中药。我国枸杞约有十余个种类，主要分布在西北和华北地区：一是甘肃的张掖一带，产品称"甘枸杞"；二是宁夏中卫、中宁等地，产品称"西枸杞"；三是天津地区，产品称"津枸杞"。以宁夏的枸杞品质为最佳。

枸杞子属于中药里的补阴药。它味甘、性平，归肝、肾经，具有滋补肝肾、益精明目、润肺止咳等功效。《神农本草经》中将枸杞列为上品，并载其功效："久服，坚筋骨，轻身不老。"所以，枸杞历来与人参、何首乌并称为益寿植物类中药的"三宝"。现代临床广泛用于抗衰老、降血脂、保肝、降血糖及提高机体免疫等。

宋代陈直《养老奉亲书》中记载长期服用枸杞，可使人"明目驻颜，轻身不老,明目安神,令人长寿"。南宋大诗人陆游年老时曾眼睛昏花,后来因坚持每日服用一杯枸杞羹,最终治愈了老花眼,为此陆游作诗曰"雪霁茅堂钟馨清,晨斋枸杞一杯羹"。

枸杞主要含枸杞多糖、多种氨基酸和胡萝卜素、甜菜碱、烟碱、牛磺酸以及钙、铁、磷、有机锗等微量元素。现代医学研究表明,枸杞不仅能用于防治糖尿病、高脂血症、肝病及肿瘤,对防治眼疾也有特殊的医疗价值。枸杞中所含的大量胡萝卜素,进入人体后可在酶的作用下转化成维生素 A。维生素 A 又称抗干眼病维生素,是保护眼睛、防止视力减退的必需维生素,有助于多种眼疾的治疗。

菊花在我国已有 3000 多年的栽培史。入药使用的为菊的干燥头状花序,是临床上常用的辛凉解表药。《本草纲目》中记载菊花具有"散风热、平肝明目"的功效。主要用于治疗风热感冒、头痛眩晕、目赤肿痛、眼目昏花等。现代药理研究表明,菊花主要含有挥发油、黄酮类化合物、氨基酸、微量元素和绿原酸等,具有抗菌、抗炎、抗氧化、舒血管、降血脂、抗肿瘤等多种作用。它也含有丰富的维生素 A,是维护眼睛健康的重要物质。菊花泡茶能让人头脑清醒、双目明亮,特别对肝火旺盛、用眼过度导致的双眼干涩有较好的疗效,是电脑族们的好伴侣。

根据颜色和生态环境的不同,菊花可以分为黄菊和白菊、野菊花 3 种。主产于杭州、安徽的白色菊花味道甘甜,又有"甘菊""杭菊""贡菊""亳菊"等称呼。中医认为,白菊花养肝血从而明目的效果好,如果眼睛干涩不适可以选择,但清热力稍差;黄色的菊花味道稍苦,清热能力强,常用于疏散风热,如果有上火的表现,比如口腔溃疡,皮肤上长红色的疙瘩,用它泡水能败火;而野菊花清热之力更强,对防治流行性感冒、流行性脑脊髓膜炎、毒蛇咬伤等属于中医"热毒"证候的效果好。所以,这几种菊花在使用时可以有针对性地选择。

清代吴仪洛《本草从新》中记载菊花:"祛风热,补肺肾,明目……能养目血,去翳膜……治目泪头眩。"并指出:"与枸杞相兑,蜜丸久服,永无目疾。"

泡饮枸杞菊花茶时,每次放上四五朵菊花,15 克左右的枸杞子,再用沸水冲泡代茶即可。有滋补肝肾、清肝明目的功效。过敏体质的人对于菊花,应先泡一两朵试试,如果没问题再多泡,但也不应过量饮用;没有糖尿病病史的,还可以适当加点冰糖,则口感更佳。枸杞菊花茶固然有很好的滋补和防治效用,但也不是所有人都适合。由于菊花性凉,而枸杞阴柔滋腻,脾虚胃寒、容易腹泻的人不宜饮用。

4 女性要多吃当归吗?

中医认为,妇人以血为本。血者,在下为经水,在上化乳汁,是女性维持其生命活动和保障经、带、胎、产生理功能的重要物质基础。

研究资料显示,女性的贫血比例远大于男性,这主要是由于女性特殊的生理特点决定的。如生产、流产、月经过多及功能失调性子宫出血等,皆导致女性容易出现血虚状态,表现为面色苍白或萎黄,唇甲苍白,头昏眼花,心慌失眠,四肢麻木,大便干燥、脱发白发、耳鸣耳聋、月经后期量少色淡,以及不孕、乳汁不足,舌淡苔白,脉细弱等一系列症状。

除了血虚证,妇人血行的瘀滞证候即血瘀证也容易出现。瘀血的部位不同,临床表现也不一样。例如瘀阻于肌表血络,则皮下有瘀斑;瘀阻下肢,则见小腿青筋隆起、弯曲,甚至蜷曲成团;瘀血内阻,气机受阻,可见痛经、经闭等。主要临床表现:疼痛如针刺刀割,痛有定处而拒按,常在夜间加剧。肿块在体表者,色呈青紫;在腹内者,坚硬按之不移;出血反复不止,色泽紫黯;舌质紫黯,或见瘀斑瘀点,脉象细涩为瘀血常见之象。

所以针对妇人的血虚、血瘀证,适当选择当归是可以的。

当归在《神农本草经》中被列为中品:"味甘温。主……妇人漏下绝子。"明代李时珍《本草纲目》说:"当归调血,为女人要药。"

医圣张仲景《金匮要略》中即有"当归生姜羊肉汤"。方名中的三味药,针对妇人产后多血虚受寒的病机,补虚祛寒,治疗产后腹中绞痛,虚劳不足,可谓开启了后世当归食疗治疗妇科疾患之先河。

当归为伞形科植物当归的干燥根。中医认为它味甘、辛,性温,归肝、心、脾经,有补血和血、调经止痛、润燥滑肠的功用。用于血虚,治疗面色萎黄,眩晕心悸,可与熟地、白芍等配伍;血虚或兼有瘀滞的月经不调、经闭、痛经亦可,常与川芎、香附、桃仁、鸡血藤等配伍。

现代药理研究表明,当归主要含挥发油类、多糖类、多种维生素、氨基酸和有机酸等成分。具有:①促进骨髓和脾细胞造血功能,显著增加血红蛋白和红细胞数;②较强的抗凝血和抗血栓作用;③呈剂量依赖性地缓解子宫平滑肌痉挛的作用;④抗氧化、延缓衰老作用;⑤增强免疫功能;⑥降血脂和改善动脉粥样硬化作用,对老年期心血管系统产生显著的保护作用等。这些都为当归补血、活血的传统功用提供了科学基础。

传统上认为,当归身补血,当归尾活血力大即能破瘀血,而全当归则补血又兼活血。可在中医师的指导下有针对性地选择使用。对于脾虚湿盛、大便泄泻的人来说,当归是不适用的,因为它有润燥滑肠的作用,服用的话会使泄泻加重。

5 板蓝根能预防流行性感冒吗?

2003年"非典"(严重急性呼吸综合征)的肆虐以及板蓝根的作用让不少人记忆犹新。近年来,H7N9流感、H1N7流感、禽流感的接二连三来袭,又有很多人哄抢板蓝根,导致板蓝根价格节节攀升。人们不禁要问,板蓝根预防流行性感冒真的有效吗?

板蓝根是中药里的一味清热解毒药,别名靛根、蓝靛根、靛青根,为十字花科二年生草本植物菘蓝的干燥根。味苦,性寒,归心、胃经。具有清热解毒、凉血利咽等功效。临床主要用于流行性感冒、上呼吸道感染、流行性乙型脑炎、流行性腮腺炎、急慢性肝炎等多种疾病的治疗。

现代药理研究表明,板蓝根主要含有吲哚类、芥子苷类、甾醇类化合物,有机酸类及氨基酸、多糖等成分。实验发现,板蓝根及其活性提取物对革兰阳性和阴性杆菌均有抗菌作用;对流感病毒、乙型脑炎病毒、单纯疱疹病毒、肝炎病毒、柯萨奇病毒等均有不同程度的抗病毒作用。

正是基于以上传统及现代认识,板蓝根及其制剂成为近年治疗上呼吸道感染尤其是病毒性感染的常用药物。由此导致了板蓝根成为人们心中治疗或预防病毒性疾病的不二法宝,引发抢购潮是理所当然的了。

大多数人都以为板蓝根冲剂是"良性药",多吃也不会有害。实际上,板蓝根并非没有不良反应。板蓝根虽然不良反应较小,但服法、用量必须严格遵照包装上的药品说明,盲目滥用起不了防病作用,反而可能适得其反,有的还比较严重。比如有临床报道,板蓝根可致过敏反应,主要表现为头昏眼花、面唇青紫、四肢麻木、全身皮肤潮红、皮疹等,严重时可引起过敏性休克;极少数人用量过大会有上消化道出血的发生等。

板蓝根属寒凉之品,年老、幼儿、素体阳气虚弱者如长时间单独服用,就会出现怕冷、恶心、呕吐、疲乏、食欲不振、大便稀薄等损伤脾胃阳气的表现。而中医认为,脾胃是抵御外邪侵袭的正气的重要来源,一旦脾胃受损,正气亏虚于内,又谈何抵御"病毒"这类邪气的从外而来呢?

所以,板蓝根预防流行性感冒的疗效是确切的,但一定要在医生指导下规范使用,或由中医师辨证施治,根据病情配伍应用。其实在流行性感冒发生的时候,药物方面的预防措施是重要的,而日常生活中的个人卫生如勤洗手、多通风等,也是不容忽视的,能够极大降低感染率。疫情来临时,人们理性、科学地对待,这样板蓝根就不会被滥用了。

6 山楂可以多吃吗?

山楂为蔷薇科植物山楂、山里红的果实,全国各地均有栽培,为药食同源植物。中医认为,山楂味酸甘,性微温,归脾、胃、肝经,具有消食化积、活血化瘀的功效,临床多用于肉食积滞、泻痢腹痛、瘀血经闭、产后瘀阻、疝气疼痛等。

清代张璐《本经逢原》中的文字可谓精要概括了山楂的功用及应用妙处所在:"即棠棣子,俗作山查……其功长于消肉积,行滞血……炒黑治产后儿枕作痛,亦以其能消血也。今痢疾初起多积垢者,用姜汁炒;治偏坠疝气为散酒服,不过半月效,用核尤捷……东鲁棠子酒后嚼数颗良,与糖作膏尤为精品。"

现代药理研究表明,山楂主要含有黄酮类、糖类、蛋白质、脂肪、维生素 C、胡萝卜素、苹果酸、枸橼酸、钙和铁等物质。其功效主要是:①促进消化。能增加胃中消化酶的分泌,增强胃蛋白酶的活性,另外还含有淀粉酶,能促进肠蠕动,有助于机械性和化学性消化,达到消食开胃、增进食欲的作用。山楂煎剂和乙醇提取液对痢疾杆菌、大肠杆菌等均有抗菌作用。②保护心血管系统。能扩张外周血管,产生缓慢持久的降压作用;使冠状动脉扩张,有改善心脏活力和兴奋中枢神经系统的作用;具有增加心肌收缩力、增加心输出量、抗心律不齐的作用;以上提示山楂有明显的心脏保护作用。山楂不同提取部分均有较肯定的降脂作用。对于治疗高脂血症、预防血管内皮损伤、阻止血管粥样硬化的形成具有重要意义。故近年来,临床常以生山楂用于高血压、冠心病及高脂血症的治疗。③山楂中的多酚类物质有抗癌活性;山楂提取物对癌细胞体内生长、增殖和浸润转移均有一定的抑制作用;山楂能使血管舒张,有助于解除局部瘀血状态,产生止痛作用,并有收缩子宫、促进子宫复原的作用。

想不到,小小的山楂果竟有这么多药用价值!

酸甜可口的山楂让人爱不释"口",更何况它有上述那么多的优点。那么,山楂可以多吃吗?

从中医治法的角度看,山楂消食的作用属于祛邪的范畴,是用来治疗单纯的饮食积滞实证的。《本经逢原》中又言山楂:"若胃中无食积,脾虚不能运化,不思饮食者服之,反克伐脾胃生发之气,良非所宜。"明确提示我们,如果属于脾胃虚弱、无力运化食物的证候,单独食用山楂反而会伤伐脾胃的消化能力。此时,应该找中医师辨证施治,根据病情配伍应用。

由于山楂有很强的助消化功能,所以患有胃酸过多、胃炎、胃溃疡、反流性胃炎、反流性食管炎的人一般不宜空腹食用,以免加重病情。另外,一部分人对山楂有过敏反应,症状包括面部、舌头和喉咙肿痛发痒,呼吸困难;偶尔会表现恶心、心悸或者头痛。当出现过敏或副作用时一定要及时咨询医生,以免给身体带来危害。

7 山药是滋补上品吗?

山药是薯蓣科多年生缠绕性藤本薯蓣的干燥根茎,原名"薯蓣"。清代张璐《本经逢原》中言其:"即山药,因唐代宗名蓣,宋英宗名薯,改名山药。"原来为了避开两位皇帝的名讳,薯蓣改了名字。

山药是我国传统的药食同源食物之一。我国自夏、商起就开始种植山药,明清以来逐渐应用为药材。旧时河南焦作地区的温县、武陟、博爱、沁阳等地(属怀庆府)所产的山药质量好、产量大,成为"四大怀药"之一,故又名"怀山药"。

山药始载于《神农本草经》,被列为上品。书中言其:"治伤中补虚羸,除寒热邪气,补中益气力,长肌肉强阴。久服耳目聪明,轻身不饥延年。"中医认为,山药味甘性平,入肺、脾、肾经,具有健脾胃、益肺肾、补虚羸的作用,主治脾胃虚弱、倦怠无力、食欲不振、久泄久痢、肺气虚燥、痰喘咳嗽、肾气亏耗、腰膝酸软、消渴尿频、遗精早泄、带下白浊等。

现代药理研究表明,山药含有丰富的淀粉、皂苷、黏液质(主要是甘露聚糖、植酸等)、纤维素、胆碱、糖蛋白及多种氨基酸、维生素和矿物质,是药食兼用的名品。作用是:①对人体消化系统功能有很好的调节作用。能缓解胃肠平滑肌痉挛,产生止痛效果,还能增强小肠吸收功能,显著改善消化功能。②山药中含有丰富的抗性淀粉,能阻碍普通淀粉的水解,延缓其在消化道中的水解速度,从而减缓餐后高血糖效应,具有显著的降血糖作用。③山药多糖具有良好的免疫调节作用,能够提高免疫功能。④山药所含的黏液质是极其重要的保健成分,其中的黏多糖和糖蛋白在骨质形成,保持软骨弹性、玻璃体生长、精液补充、改善神经元记忆方面起着很重要的作用,并能阻止脂肪颗粒沉积在心血管上,防止动脉粥样硬化的过早发生,保持血管弹性。⑤此外,山药还能抗氧化、延缓衰老,抗肿瘤、抗突变,促进肾脏再生修复;调节体内酸碱平衡,并保持消化道、呼吸道的滑润等。

民国名医张锡纯对山药颇为推崇,认为它"在滋补药中诚为无上之品"。"山药色白入肺,味甘归脾,液浓益肾,能滋润血脉,固摄气化,宁嗽定喘,强志育神,性平可常服多服,宜用生者煮汁饮之。"张锡纯代表著作《医学衷中参西录·医方》中就有"一味薯蓣饮":以"生怀山药四两单味煎汁两大碗,以之当茶,徐徐温饮之。治……大便滑泻,及一切阴分亏损之证"。

新鲜山药是常用的食疗材料。制作山药药膳时要注意以下几点:山药切片后需立即浸泡在盐水中,以防止氧化发黑;新鲜山药切开时黏液中的植物碱成分容易造成皮肤奇痒难忍,可以用清水加少许醋洗涤减缓;去皮食用,有利于消除其麻、刺等异常口感。

8 田七是止血良药吗?

田七又名三七、参三七、田三七等,为五加科人参属多年生草本植物三七的根,是中国特有的名贵中药材,也是我国最早的药食同源植物之一。主产于云南、广西等地。因其播种后三至七年挖采而且每株长 3 个叶柄,每个叶柄生 7 个叶片,故名。常在春冬两季采挖,所以又分为"春七"和"冬七"。

清代张璐《本经逢原》中言:"此药近时始出,南人军中用为金刃箭疮要药。止血散血定痛,为末掺之。吐血衄血,崩中下血,血痢,产后恶血不下,并宜服之。凡杖扑伤损,瘀血淋漓者,随即嚼烂罨之。青肿者即消……故能治一切血病。"可见其止血散瘀,消肿定痛之力卓然超群。难怪三七还有"金不换""南国神草"之美誉!扬名中外的中成药"云南白药"和"片仔癀",即以三七为主要原料制成。

又清代赵学敏《本草纲目拾遗》中记载:"人参补气第一,三七补血第一,味同而功亦等,故称人参、三七为药中之最珍贵者。"三七与人参同为五加科植物,但三七除了人参不具有的止血活血功效外,还具有很强大的补血之力,这就比人参更胜一筹。我们也不会奇怪不少现代中药学家把田七称为"参中之王"啦。

现代药理研究表明:①三七中的三七素,能缩短凝血时间,并使血小板数量明显增加,从而促进血液凝固,产生显著的止血作用。②三七总皂苷则显著抑制血小板聚集,从而对抗血液凝固,防止血液黏度增加,产生活血化瘀的作用,同时对化学性和热刺激引起的疼痛具有明显的对抗作用。③三七总皂苷能促进各类细胞的生长和增殖,因而具有显著的造血作用。④对心脑血管系统:保护心肌、抗心律失常;降血脂,防止动脉粥样硬化;降血黏度,防止血栓形成;扩张血管产生降压作用;改善脑部血液循环,保护脑组织。⑤对免疫系统:增强免疫力,具有显著的抗炎、抗病毒作用。⑥此外,三七总皂苷还具有保护肝细胞、抗肝纤维化的作用;通过直接杀死肿瘤细胞,抑制肿瘤细胞生长或转移,以及刺激免疫力等多种方式引起抗肿瘤作用;抗氧化、延缓衰老作用。

民间有以三七进补的传统。主要用田七和鸡制作成"田七炖鸡",为一款代表性的药膳养生汤。具有益气养血,生精补脏,化瘀止痛的功用。但田七性温,感冒发热、内火偏旺、痰湿偏重、患有热毒疖肿之人,不宜食用。

9 天麻是除头痛的神药吗?

天麻别名赤箭,为兰科植物天麻的干燥块茎。主产于贵州、云南、四川等地,春、冬两季均可采挖。冬至以前采挖者称"冬麻",质量佳;立夏之前采挖者称"春麻",质量稍次。天麻过去一直依赖野生资源,20世纪70年代野生变家种成功后,家种天麻成为主要商品来源。

天麻是一味常用而较名贵的中药,也是一种重要的药食两用植物。

《神农本草经》中将天麻列为上品:"久服益气力……肥健,轻身,增年。"它的肉质丰厚,适口性好,是食品加工的好材料。白居易《斋居》诗中就有"黄芪数匙粥,赤箭一瓯汤"的诗句,可见唐代已把天麻当食品煲汤了;唐代的大书法家柳公权有《求赤箭帖》,也是把天麻当食品,作扶老之用;李时珍《本草纲目》中记载了几种天麻的食用方法,即"彼人多生啖,或蒸煮食之","或将生者蜜煎作果食,甚珍之"。这些吃法都流传了下来。

中医认为,天麻味甘,性平,无毒,归肝经,具有息风止痉、平肝潜阳之效。临床上,头痛眩晕、小儿惊风、癫痫、抽搐等具有自然界风动特点的疾病,中医辨证属于肝风内动、肝阳上亢的,天麻单用或为主配伍成方,或制作药膳,的确能药到病除。故而清代张璐《本经逢原》中载有天麻的别名:"一名定风草。"

现代药理研究表明,天麻主要含酚类及其苷类、甾醇类、有机酸及多糖类化合物和铁、锰、锌等微量元素。作用是:①镇静催眠、抗惊厥作用;促进学习记忆能力。②扩张血管、降血压,抗血小板凝聚,减轻脑血栓形成;保护心肌细胞。③增强机体免疫能力,具有一定的抗炎作用。④抗氧化、延缓衰老等。

中医对于疾病的治疗是强调辨证论治的。天麻对肝阳上亢、肝风上扰引起的头痛、眩晕等效果显著。但是如果一见头痛，不分体质虚实，不辨气血盛衰，就自行妄用天麻，其后果只会如古人所言，犯"虚虚实实"之戒，适得其反。更严重的是，有些人甚至把天麻当成"补药"长时间服用，孰不知滥用天麻也是有副作用的。《本草纲目》中早就指出："久服天麻，遍身发出红丹。"现代医学研究已证实，大量服用天麻会出现发热、头晕、胸闷、全身麻木、恶心、呕吐、呼吸加快、皮肤丘疹伴瘙痒、汗多、神志不清等毒副作用。对此，我们当慎之又慎。

10 茯苓可以延年益寿吗？

茯苓为多孔菌科真菌茯苓的干燥菌核，多依附松树根生长；形状像甘薯，外皮黑褐色，里面白色或粉红色；主要分布在我国云南、贵州、湖北、安徽、福建、广东、广西等地；具有渗湿利水、健脾宁心之功效；临床上常用于治疗水肿尿少、痰饮眩晕、脾虚食少、便溏泄泻、心神不安、惊悸失眠等。

茯苓作为"药食两用"的药用植物，也是著名的食用菌。《吴氏中馈录》关于唐宋集市食摊上用茯苓、糯米、白术磨粉制成的"茯苓糕"，是食用茯苓的最早记载；魏晋、唐宋时期服食茯苓已很普遍；民间食用茯苓有"南糕北饼"的传统习惯，据说茯苓饼就曾是清代慈禧太后的最爱；"茯苓包子""茯苓粥"等更是久负盛名的传统药膳。宋代诗人张镃在《谢李仁父茯苓》诗中写道："杵成坐上香飞雪，更和乳酥收全功。当知至味本无味，子若服之寿无穷。"表现了对友人赠送"茯苓酥"的感谢之情。

茯苓在《神农本草经》中被列为上品："味甘平。主……忧患，惊邪，恐悸……利小便。久服安魂养神，不饥延年。"清代张璐《本经逢原》中谓茯苓："得松之余气而成，甘淡性平，能守五脏真气。"

中医认为，药性缓和，能益心脾、利水湿，补而不峻，利而不伤，既能扶正，又能祛邪。在许多药方中，茯苓是不可或缺的一味中药。古人称之为四时神药，一年四季皆可运用，不管与什么药材搭配，都能发挥其独特的功效。

现代药理研究表明,茯苓的主要化学成分为多糖、卵磷脂、胆碱、三萜类及脂肪、钾、镁等多种微量元素。具有:①增强机体组织的生理活性,提高机体免疫力;②减缓衰老,增强和改善大脑功能,有防治神经退行性疾病如老年性痴呆、血管性痴呆及帕金森病等的作用;③使血液中的氧合血红蛋白释放更多的氧,供给皮肤、黏膜、毛发等组织细胞,从而使其活性增强,皮肤、毛发更加滋润,达到美容抗衰的效果;④明显的抗肿瘤及减轻放疗与化疗的副作用;⑤抗病毒,保护肝细胞;⑥所含的茯苓素利尿功效较佳,有助于降压和减肥。

由上可以看出,茯苓通过多系统的调节,具有较好的延年益寿功效。只是本品味淡渗利,对阴虚津伤严重者要慎用。

11 金银花为什么是凉茶中的主角?

金银花为忍冬科忍冬属植物忍冬及其同属多种植物的干燥花蕾,为中医常用药,具有清热解毒之功。现代药理研究表明,金银花富含挥发油,此外还有黄酮类、三萜类及有机酸等,具有抑菌,抗炎、抗病毒,解热,保肝,止血,抗氧化,免疫调节等作用。

"凉茶"可以说是我国南方民间的一种特色饮料,是将药性寒凉、能清解人体内热的中草药煎水饮用,以消除夏季体内的暑气或治疗冬日干燥引起的咽喉疼痛等疾患的饮料形式。凉茶的历史源远流长。相传306年,东晋葛洪来到岭南,由于当时瘴疠流行,于是他潜心研究治疗当地温热病的选药组方。后世岭南温病学派医家继承葛氏的学术思想以及总结劳动人民长期防治温病的丰富经验,造就了岭南医药文化底蕴深厚的凉茶,其配方世代相传直至今日。凉茶对于岭南人,可以说是"生命源于水,健康源于凉茶"。

岭南比较于北方,属于炎热之地,所以"清热解毒"是凉茶的基本功;由于配伍药物不同,凉茶还可具有祛湿生津、清火明目、散结消肿等功效,用于治疗目赤头痛、头晕耳鸣、疔疮肿毒等。

忍冬花初开为白色,后转为黄色,因此得名金银花,又名双花。金银花自古被誉为清热解毒的良药。它性甘寒气芳香,甘寒清热而不伤胃,芳香透达又可祛邪。金银花既能宣散风热,还善清解血毒,用于治疗各种热性病,如身热、发疹、发斑、热毒疮痈、咽喉肿痛等症,均效果显著。为什么金银花能成为凉茶中的主角?

中医认为金银花性寒,味甘,入肺、心、胃经,具有清热解毒、疏散风热的功效,主治温病发热、热毒痈疡等。清代吴仪洛《本草从新》中言金银花:"甘平,除热解毒……治痈疽疥癣……干者不及生者力速。酿酒代茶,熬膏并妙……治痈疽发背、一切恶毒,初起便服,奇效。忍冬五两、甘草一两,水二碗,再入酒一碗,略煎,分三服。"

现代药理研究表明,金银花含有绿原酸、木犀草素苷等药理活性成分,对溶血性链球菌、金黄色葡萄球菌等多种致病菌及上呼吸道感染致病病毒等有较强的抑制力;另外,还可增强免疫力、护肝、抗肿瘤、抗炎、解热、止血(凝血)等作用。与其他药物配伍用于治疗呼吸道感染、细菌性痢疾、急性泌尿系统感染、高血压等几十余种病症。

由上可以看出,金银花具有良好的清热解毒功效,所以在凉茶中举足轻重。但体质偏寒的人群不宜多饮,孕妇和儿童也不宜喝凉茶。

12 西洋参可以补充体力吗?

西洋参又名花旗参,原产地在美国和加拿大,因为美国旧称为花旗国而得名。它和我国人参都是五加科植物的根,可谓一母同胞,但药效有所不同。那么,西洋参有哪些功效与作用呢?

西洋参属于参类,但又不同于其他参。中医认为,西洋参味甘微苦,性凉,滋阴补气、清热生津,主要用于气阴两亏所致的精神不振,心悸心烦,肺虚久咳,健忘失眠,咽干口渴,脉虚而数,舌苔少津;是一种清凉参,补而不燥。最大的优点是补气效果佳,但不会出现流鼻血一类的上火症状。古人云:"花旗参性凉而补,凡欲用人参而不受人参之温者皆可用之。"补而不燥是花旗参的特别之处。出现萎靡乏力、口干口渴等气虚阴亏的情况,适当吃些西洋参,能补气养阴。

现代药理研究表明,西洋参主要含有人体必需的多种微量元素和氨基酸、多糖、皂苷等,具有:①抗缺氧、抗疲劳、抗失血性休克等作用。②免疫系统:可以促进血清蛋白、骨髓蛋白、各组织器官蛋白等的合成,提高机体免疫力。③促进血液活力:能够抑制血小板凝聚、降低血液凝固性,抗动脉粥样硬化;并促进红细胞生长,增加血红蛋白。④保护心血管系统:抗心律失常、抗心肌缺血、强化心肌收缩能力,有助于心律失常、冠心病、急性心肌梗死、脑血栓等疾病的恢复,还可有效降低高血压状态。⑤调节中枢神经系统功能:所含的皂苷能够有效调节中枢神经系统的兴奋性,达到静心凝神、消除疲劳、增强记忆力等作用,适用于神经衰弱、记忆力减退及老年性痴呆等。⑥降低血糖、调节胰岛素分泌,促进糖代谢和脂肪代谢,对治疗糖尿病有一定辅助作用。

西洋参的使用方法,灵活多样。可以买来切片泡水饮用,或直接购买含片,还可以用来做菜。补气养阴,还能清火生津,可以极大改善汗多疲乏,口干舌燥等。

西洋参虽然是进补强身的上佳之选,但是作为药物必须正确使用。首先,中医认为"虚则补之"。如果身体并无不适,不宜经常服用西洋参。其次,西洋参性质寒凉,有补气养阴、清火生津的功效,主要用于气阴两虚而虚火内盛者。如果身体有因为阴液不足而产生的虚热证,如口干口渴、手心发热、身体经常疲乏无力,使用西洋参可以达到调养的目的。反之,若咳嗽有痰或有水肿时,就应避免服用西洋参,否则就会加重病情。脾胃虚寒,常有腹泻者,不宜服用。

13 豆豉有什么功效?

豆豉古代又称"幽菽",是一种中国特有的传统发酵豆制品,具有非常悠久的食用、药用历史。

豆豉的制作可以追溯到先秦时期。以黑豆或黄豆为主要原料,利用毛霉、曲霉等细菌蛋白酶的作用,分解大豆蛋白达到一定程度时,加盐、酒通过干燥等方法,抑制酶的活力,延缓发酵过程,这就制成了豆豉。豆豉以颗粒完整、乌黑发亮、松软即化且无霉腐味为佳。豆豉的种类较多,按加工原料分为黑豆豉和黄豆豉;按口味可分为咸豆豉和淡豆豉。淡豆豉主要是药用,咸豆豉主要用作烹饪调料。

中国古代在豉出现以前,主要以酱为调味品。自从豉出现后,很快就成为主要调味品之一。《释名·释饮食》中言:"豉,嗜也。五味调和,须之而成,乃可甘嗜也。"豆豉能调和五味,产生鲜美的味道,可使菜肴增鲜生香。古人经常将豉与盐并提,作为烹饪饮食的必备调料。如《史记·货殖列传》中就最早记载有"糱曲盐豉千苔"。

《世说新语·言语》记载了三国时曹植的七步诗中提到豉:"煮豆持作羹,漉豉以为汁。萁在釜下然,豆在釜中泣。本是同根生,相煎何太急。"可见在当时豉已经广泛应用在百姓的生活中。

唐朝杜甫诗云:"豉化姜丝熟,刀鸣脍缕飞。"白居易诗中也说:"水陆鲜肥饫……水葵盐豉絮。"宋代豆豉的食用更为广泛。吴自枚的《梦粱录》收录了当时南宋都城临安(今杭州)各大餐馆的菜点,其中有一道"润江鱼咸豉"的名菜,显然是用豆豉作为主要调味料的美味。

豆豉因为经过发酵,气味香浓,能够增进食欲,经常食用可以帮助消化、健脾胃。因为含有大量的大豆蛋白,古代处于社会下层的老百姓吃肉食的机会很少,这种廉价美味的豆制品自然成为了弥补蛋白质摄取不足问题的优先选择。今天,豆豉这一古老的食品深受人们喜爱。在我国的河南、四川、贵州、浙江、湖南、江西等地的农村仍有做豆豉的习俗。

豆豉除了食用之外,还有一个重要的作用,即药用价值。

"淡豆豉"始载于《名医别录》,为黑豆的成熟种子经蒸罨,与桑叶、鲜青蒿或苏叶、麻黄等辅料发酵而成,属于解表药。中医认为,淡豆豉味苦、辛,性凉,归肺、胃经,具有解表除烦、宣发郁热等功效。凡外感表证,无论风寒、风热均可应用,但效力较弱,所以常与其他解表药配伍使用。用于感冒、寒热头痛、烦躁胸闷、虚烦不眠等,是治疗各种感冒发热配方的主要药味之一,临床应用广泛。

《本草纲目》中记载:"豉出襄阳、钱塘者香美而浓。入药取中心者佳。""黑豆性平,作豉则温,既经蒸煮,故能升能散,得葱则发汗,得盐则止吐,得酒则治风,得韭则治痢,得蒜则治血,炒熟则又能止汗,亦麻黄根节之义也。"

豆豉可以入药，所以古代医书中记载的不少药方都用到它。如张仲景《伤寒论》的"栀子豉汤"，以豆豉配伍栀子，主治"余热郁于胸膈，身热懊恼，虚烦不得眠"等。孙思邈《备急千金药方》中"治哕方"即是"煮豉三升饮汁佳"，用来消除胃气上逆出现打嗝。

现代研究表明，淡豆豉富含蛋白质、脂肪、碳水化合物，还有异黄酮、皂苷以及磷脂、胆碱、叶酸等成分。其功效是：①显著的降血脂作用，抗动脉粥样硬化，防治心血管疾病；②降血糖；③抗氧化，延缓衰老；④类植物雌激素样作用，能改善女性围绝经期综合征，抗骨质疏松，提高骨矿密度和总量，促进骨形成，较显著改善女性绝经后的骨质疏松；⑤抗肿瘤等。

豆豉一旦沾了生水，就很容易发霉变质。所以，最好用陶瓷器皿密封保存，这样保存时间长，香气也不会散发掉。再者就是淡豆豉有退乳作用，哺乳期妇女不宜使用。

14 决明子真可以减肥吗？

肥胖会对机体生理功能造成一定的损害。为了健康，"超重"人士越来越关注减肥。其中，很多人对决明子的减肥效果存在疑问。决明子是否真的可以减肥？

决明子也叫草决明、还瞳子、千里光等，为豆科一年生草本植物决明或小决明的干燥成熟种子，以颗粒均匀、饱满、黄褐色者为佳。中医认为它味苦、甘，微寒，归肝、大肠经，具有清肝泻火、通便明目等功效。临床主治目赤涩痛、羞明多泪、头痛、眩晕、便秘等。

决明子在《神农本草经》中被列为上品："主青盲……白膜，眼赤痛，泪出。久服益精光……轻身。"清代吴仪洛《本草从新》中言决明子："泻肝明目……治青盲内障，翳膜遮睛，赤肿眶烂，泪出羞明。"

现代药理研究表明，决明子主要含有决明素及其苷类、大黄素、大黄酚、多种维生素和氨基酸、脂肪、碳水化合物等。其作用是：①能有效调节血脂，产生明显的利尿作用；同时可以调节葡萄糖及脂肪代谢，明显抑制营养性肥胖的体重增加。②利尿，可以减轻体液负荷而降低血压。③决明子能激活眼组织中乳酸脱氢酶的功能而起到明目的作用，可防治近视、老花眼等；富含维生素 A，可防治夜盲症。④决明子提取物对金黄色葡萄球菌等多种细菌具有抑制作用。决明子滴眼液能迅速缓解角膜炎的各种症状。⑤其中的大黄素、大黄酚等具有通便泻下作用。适用于治疗内热肠燥的大便秘结。⑥抗氧化、延缓衰老，促进学习记忆能力。⑦抗肿瘤作用。

决明子冲泡代茶饮用对于减肥，防治冠心病、高血压，帮助顺利排便均有一定效果。决明子炒制时，高温对其通便泻下的成分会部分破坏，所以需要缓和通便的可以选择炒决明。决明子性微寒，脾胃虚寒，胃中经常冷痛、容易腹泻的人，不宜饮用此茶。同时，有实验研究表明，决明子乙醇提取物有一定的亚慢性毒副作用。所以需要使用时应首先咨询专业中医师，严格规范好使用剂量和服用期限，以免产生安全隐患。

此外，《本草从新》中还记载决明子："作枕，能治头风。"用生决明子 3~4 千克，用布袋装好做成枕头。决明子略带青草香味，枕着睡觉犹如睡在清新气息的大自然中。其种子坚硬，又可对头部和颈部穴位进行有效刺激按摩，对肝阳上亢引起的头痛、头晕、失眠，颈椎病等，均有辅助作用。

15 胖大海泡服包治咽喉疾患吗？

近年来，中药"代茶饮"成了一个热点名词。教师、播音员等用嗓过多的人，听说胖大海有利咽的功效，于是买来泡水喝，而且像喝茶一样长期饮用。那么，胖大海是一味什么中药？能包治咽喉疾患吗？

胖大海，别名通大海、大海、大发等，为梧桐科苹婆属灯籽萍婆的成熟种子，主要产自泰国、马来西亚、越南等地。在这些气候炎热的国家，人们还将胖大海制成饮料，在当地非常受欢迎。

胖大海何时引入中国，并列入本草药用不得而知。最早记载它的是清代赵学敏的《本草纲目拾遗》，认为胖大海"出安南大洞山，产至阴之地，其性纯阴，故能治六经之火。土人名曰安南子，又名大洞果。形似干青果，皮色黑黄，起皱纹,以水泡之,层层胀大,如浮藻然,中有软壳,核壳内有仁二瓣。味甘淡,治火闭痘,服之立起。并治一切热症劳伤,吐衄下血,消毒去暑,时行赤眼,风火牙痛,虫积下食,痔疮漏管,干咳无痰,骨蒸内热,三焦火症,诸疮皆效,功难尽述"。

中医认为,胖大海味甘性寒,归肺、大肠经,具有清热润肺、利咽解毒、润肠通便的功效,主要用于治疗肺热声哑、干咳无痰、咽喉干痛、热结便闭、头痛目赤等。

俗话说"是药三分毒"。《神农本草经》中记载的中药就分上、中、下"三品",《名医别录》也将药物分为无毒、小毒、中毒、大毒等等级。即使无毒的药物,也有寒热温凉、酸苦甘辛咸等四气五味的不同,中药治疗是依赖中药的偏性来纠正患病人体的阴阳寒热虚实等证候的偏性。而确定证候,需要以中医理论为基础,结合临床实践经验,进行疾病和证候的辨识,以及证候演变的分析。比如很多种药物都可以治疗咽炎、咳嗽,但又有寒热温凉、酸苦甘辛咸等的不同,以及脏腑归经的差异。如果不论何种证候,都一概用某一味中药,其后果必然是南辕北辙,甚者节外生枝。

胖大海毕竟是药不是茶。如果不辨病因、不分体质地长期喝胖大海水必然会有损健康。现代药理研究证实,胖大海能促进小肠蠕动,产生平缓的泻下作用,长期、过量喝胖大海水会引起腹泻、食欲下降、身体消瘦等脾胃损伤的副作用。此外,胖大海含有半乳糖、阿拉伯糖等。用胖大海泡水喝会摄入多余糖分,建议少喝。胖大海还具有降压作用,血压正常或血压偏低的人长期服用,可能会出现血压过低的危险。

所以,用胖大海泡水喝必须注意以下事项:一是要在中医师指导下辨证使用。胖大海性寒,适用于热证引起的咽痛干咳、便秘,而风寒感冒、肺阴虚引起的咳嗽、咽喉不适,不能服用胖大海。二是不可长期饮用。胖大海有微毒,长期饮用会给肝肾造成负担。此外,临床上还有极少数人喝了胖大海后出现过敏反应的报道,全身皮肤发痒,周身布满丘疹,口唇水肿,并伴有头晕、心慌、胸闷、恶心、血压下降等症状,严重者可能危及生命。第三,为了确保用药安全有效,确需泡服胖大海时,可先将其剖开,观察内部是否发霉、变黑、变绿及虫蛀。临床入煎剂处方时常用量为10克,若要代茶饮,可给予1~2枚,最好煮沸后代茶饮或沸水泡饮,且不宜久服。

16 大枣是长生药吗？

"每天一颗枣，一生不显老。"由此可见大枣的养生疗病作用非同一般。

大枣，又名红枣、枣子，起源于中国，在我国已有四千多年的种植历史，与桃、李、栗、杏并称为我国古代"五果"。大枣美味可口，营养丰富，既可食用，又可入药。《神农本草经》中将其列为上品："味甘平……平胃气，通九窍，补少气……和百药。久服轻身长年。"药王孙思邈《千金食治·果实》中谓大枣："补中益气，强志……久服轻身，长年不饥，神仙。"中医认为，大枣味甘，性温，归脾、胃经，具有补中益气、养血安神、缓和药性等功效，用于脾虚食少、乏力便溏、妇人脏躁等。

现代研究表明，大枣主要含蛋白质、有机酸、生物碱类、黄酮类、糖类、多种维生素类和包括硒在内的微量元素等。具有：①提高机体抵抗力和免疫能力。②所含的维生素 E，能调节内分泌系统，有抗氧化、延缓衰老的作用；对女性更年期的潮热汗多、情绪不稳有调补和控制作用。③降低大脑皮质的兴奋度，增强睡眠，有助于改善神经衰弱。④增强心肌收缩力，改善心肌营养作用。丰富的维生素 C、维生素 P，能健全毛细血管、维持血管壁弹性，对于抗动脉粥样硬化、防治心血管疾病很有益。⑤大枣中富含钙和铁，对于防治中老年人的骨质疏松及生长发育高峰的青少年和女性多见的贫血均有十分理想的食疗作用。⑥抑制癌细胞、抗肿瘤作用。⑦此外，还有降血压、抗过敏、抗炎等作用。

可以说，大枣是天然绿色药品和保健品。大枣虽然有这么多好处，但是，任何事情我们都应该适可而止。红枣性温，体质燥热的人不宜食用，以免助火；腐烂的大枣在微生物的作用下会产生果酸和甲醇，人吃了烂枣会出现头晕头痛等中毒反应，重者可危及生命，所以要特别注意；枣皮纤维含量很高，不容易消化，生吃大枣时一定要慢慢咀嚼，帮助消化。肠胃不好的人不要多吃。本品容易壅滞脾胃，湿痰多、脘腹胀痛、食积、龋齿作痛、虫病、痰热咳嗽者，均应忌用。

17 薏米化湿可以常吃吗?

薏米又名薏苡仁、苡米、苡仁、薏珠子等,为禾本科植物薏苡的干燥成熟种仁。中国古代以薏苡仁作为贡品,专供皇宫贵族享用,被誉为"薏苡明珠";在国外薏苡仁被称为"生命健康之禾"。今天,薏米已经"飞入寻常百姓家",既是普遍、常吃的食物,又是常用的中药。

《神农本草经》中将薏米列为上品:"味甘微寒。主筋急,拘挛不可屈伸,风湿痹,下气。久服轻身益气。"清代吴仪洛《本草从新》中言:"薏苡仁,补脾肺,通行水……治水肿湿痹……泄痢热淋。益土所以生金,故补肺清热……薏苡去湿要药,令人能食……力和缓,用之须倍于他药,炒熟微研。"

中医认为,薏米性凉,味甘、淡,入脾、肺、肾经,具有利水消肿、健脾祛湿、舒筋除痹、清热排脓等功效;主治水肿,脚气,小便不利,湿痹拘挛,泄泻带下,肺痈,肠痈,扁平疣等。生薏米味淡,利水渗湿之力大,可祛湿除风、清热排脓、除痹止痛,对小便不利、水肿和风湿疼痛等效果显著;而药房里炒黄后能缓其寒凉之性,同时气味焦香,理气健脾的作用明显增强。

现代研究表明,薏苡仁主要含蛋白质、脂肪、淀粉、多种氨基酸、苡酯素、三萜化合物及多种氨基酸和微量元素等,营养价值堪称谷类食品之首。夏天用薏米煮粥或制作薏米冷饮,是很好的消暑健身的清补剂;冬天用薏米炖煮肉类食材,又是一种滋补佳肴。

药理研究表明,薏米的主要作用是:①预防和治疗血液高黏滞状态,增强免疫力、抗炎、抗病毒,延缓衰老;②可抑制骨骼肌的收缩,减少肌肉挛缩,同时镇静、镇痛及解热,对风湿痹痛有较好效果;③抑制糖原的分解和促进糖异生,可用于多种类型的糖尿病,且毒副作用少,是极具开发前景的降糖药物;④多途径抗肿瘤;⑤扩张血管,降低血压等。

薏仁性偏寒,所以虚寒体质的人群不适宜长期服用。孕妇及正值经期的女性也应避免食用。薏米所含的糖类黏性较高,吃太多会妨碍消化,一定注意适量。如果需要治疗疾病,应咨询专业医生,千万不可自行食用。

18 水蛭粉可以减少血管斑块吗?

水蛭,俗名蚂蟥,是一种在内陆淡水水域内生长繁殖、我国传统的特种药用水生动物;中国大部地区的湖泊、池塘以及水田中均有生产;主产于山东微山、东平、南阳湖等湖中,以微山湖产量最大。

中医将蚂蟥的干燥全体炮制后入药,水蛭粉是水蛭的粉末应用形式。水蛭始载于《神农本草经》,书中言其功效曰:"主逐恶血,瘀血,月闭。破血瘕积聚,无子,利水道。"李时珍《本草纲目》中言:"水蛭之咸苦,以除蓄血,乃肝经血分药,故能通肝经聚血。"

中医认为,水蛭味咸、苦,性平,有小毒,归肝、膀胱经,有破血逐瘀、通经消肿的功效。临床用于癥瘕痞块,血瘀经闭,干血成痨,跌仆损伤,目赤肿痛,云翳等瘀血阻滞之证。医圣张仲景的"抵当汤""抵当丸"就用其破血逐瘀,治疗血瘀证获得独特的疗效。后世名医张锡纯称赞此药:"化瘀血而不伤新血,纯系水之精华生成,于气分丝毫无损,而血瘀默然于无形,真良药也。"

现代药理研究表明,水蛭中主要含水蛭素、蛋白质、多种氨基酸和铁、锰、锌等微量元素。功效:①对血小板黏附性和聚集性具有显著的抑制作用,能预防和治疗血液高黏滞状态,阻碍血液凝固,产生抗凝血作用。②能活化纤溶系统,提高血浆纤溶酶原激活物的活性,产生溶解血栓的作用;明显消退血管粥样硬化斑,使斑块内胶原纤维增生,胆固醇结晶减少,对组织缺血缺氧有保护作用。③同时又能有效抑制游离和凝血块上的凝血酶,防止各类血栓的形成及延伸。

如此看来,水蛭既能减少和消除发生斑块的危险因素,又能溶栓、抗栓,预防与治疗双管齐下,对于血管斑块有良好的应用价值。但一定要在专业医生指导下规范使用。体弱血虚,无瘀血停聚及孕妇忌服。

19 石斛为什么那么昂贵？

千百年来，在南方民间，当有危重患者处于生命垂危之时，人们会想方设法冒着生命危险从悬崖峭壁上采来"仙草"，将其汁液喂入患者口中，令患者起死回生。这种说法当然带有浓重的传奇色彩，但据载，民间确实存在着这种被称为"救命仙草"的药材，它的学名叫做"石斛"。

石斛为兰科植物石斛属多种药用植物的总称，以其新鲜或干燥茎入药，是我国最珍贵的中药材之一，素有"药中黄金"之美称。目前，研究比较热门的石斛主要是《中华人民共和国药典》里收载的金钗石斛、鼓槌石斛、流苏石斛和铁皮石斛等几种。

野生石斛对自然生长条件要求极其苛刻，自然繁殖率又极低。多附生于大的树干或岩石上，不能生长于普通的土壤中。开花多，结果少。种子细如粉尘，种胚的发育不超过球形阶段，又缺乏胚乳组织，必须飘落到非常适宜的环境才能萌发。起初仅为一细小的绿珠，光合作用面积很小，强度低，自然条件下的发芽率不足 5%，且生长十分缓慢。所以早在 20 世纪 80 年代，石斛就被国家列为重点保护的珍稀濒危药用植物。由于天然石斛产量极为有限，所以市场价格十分昂贵。

《神农本草经》中将石斛列为上品："味甘平。主伤中，除痹，下气，补五脏虚劳，羸瘦，强阴。久服厚肠胃，轻身延年。"成书于一千多年前的道家医学经典《道藏》将石斛列为"中华九大仙草"之首。石斛属于中药里的补阴药。中医认为，它味甘性微寒，归胃、肾、肺经，有益胃生津、滋阴清热之效。临床主要用于阴伤津亏，口干烦渴，食少干呕，病后虚热，目暗不明等。

选择石斛要查其颜色，观其形状，闻其味道，嚼其胶质。颜色为铁皮色的；形状卷得严实，卷的圈数多；石斛香味重；嚼下去胶质多的，一般为上品。其中香味为评价石斛的最重要标准。另外，石斛的单位重量也能看出石斛的品质。单位重量越重的石斛，质量相对越好。

现代药理研究表明，石斛主要含多糖、生物碱类、石斛胺、黏液质、淀粉和多种微量元素等成分。具有：①显著增强机体免疫功能；②抗炎作用，尤其对脾胃疾病中常见的致病菌幽门螺杆菌有较好的抑制作用;③促进胃液的分泌,增强胃的排空能力,帮助消化及较好的护肝利胆作用;④显著提高应激能力,具有良好的抗疲劳、耐缺氧作用;⑤促进血液循环、扩张血管,降低胃血胆固醇,降低血压、降血脂;⑥增强胰岛素活性,能显著降低血糖水平;⑦对肺癌、卵巢癌和早幼粒细胞性白血病等肿瘤细胞有杀灭作用,具有较强的抗肿瘤活性,临床用于恶性肿瘤的辅助治疗,能改善患者的症状,减轻放、化疗的副作用,增强免疫力,提高生存质量;⑧保持眼球晶状体的透明度,对防治老年白内障和保护视力有明显效果;⑨抗氧化,延缓衰老,含有的黏液质对人体皮肤有滋润营养作用等。

石斛的名贵就在于它的药用价值、食疗价值高,但天然产量又极为有限。我们期盼着发达的现代科学技术能够给它带来蓬勃生长的新春天。

本品性寒助湿,故脾胃虚寒的人群忌用。

20 百合是补肺的良药吗?

百合是汇集观赏、食用、药用价值于一身的草本植物。百合花为"世界八大名花"之一。夏日,白、黄、红、紫的百合花,素雅馨香,点缀人们的生活,给我们的生活增添了无穷的乐趣。然而不仅如此。百合的鳞茎既是我国传统的食用滋补佳品,又是常用中药材。百合入药的主要是百合科植物卷丹百合、细叶百合等的干燥肉质磷叶。

全世界百合有100多个种类,我国就有60多个种类。药用百合有野生与家种之分。野生品鳞叶小而厚,味较苦;家种百合鳞叶阔而薄,味不甚苦。全国各地均产,以湖南、浙江产者为多。秋季采挖,洗净,剥取鳞叶,置沸水中略烫,干燥即可。各地有不少优良品种,如宜兴百合,也叫虎皮百合、苦百合;湖南的麝香百合,也叫龙牙百合、粉百合;甘肃的甜百合,又名川百合。百合除鲜食外,还可加工成保健食品。

《神农本草经》中将百合列为上品,并言其"补中益气"。《本经逢原》谓百合:"甘平无毒。白花者补脾肺……能补土清金。"中医认为,其性微寒,味甘中带微苦,具有润肺止咳、清心安神、补中益气之效。临床主要用于治疗肺燥咳喘,津少咽干,痰中带血、虚烦潮热,虚烦惊悸、失眠、心神不宁等。

现代药理研究表明,百合主要含丰富的蛋白质、糖类、粗纤维、维生素 B、维生素 C、胡萝卜素,以及多种人体必需氨基酸和生物碱等。具有:①明显延长引起咳嗽的潜伏期,并减少单位时间内的咳嗽次数;②明显的降血糖作用,且与浓度呈正相关;③升高外周血白细胞,提高淋巴细胞转化率,增强免疫力,促进免疫功能的活性;④抑制癌细胞的增殖,具有较好的抗癌作用。

百合是上好的滋补佳品,在民间流传着许多治病与养生皆宜的百合药膳,可以在医生指导下适当选择。

(1) **百合汁**:新鲜百合 250 克,洗净,放入沸水中略余,捣烂取汁,加冰糖适量,稍加温后饮用,每日 1~2 次。润肺止咳,适用于体质虚弱、慢性支气管炎、肺气肿、咳嗽咯血等。

(2) **百合粥**:百合 50 克,粳米 60 克,水煮至米烂成粥,加糖适量即成。有润肺止咳、宁心安神、补中益气的作用,对中老年人及病后身体虚弱且心烦失眠、低热易怒者尤为适宜,粥内若再加些银耳效果更好。

(3) **百合雪梨饮**:百合 10 克,大雪梨 1 只,冰糖 10 克。百合洗净,雪梨去皮、核,切小块,加水、冰糖煮开,小火煨 1 小时,饮汤食百合、梨。具有养心安神、润肺止咳之效,用于心肺阴虚所致心烦少寐、干咳痰少、咽干口燥等。

(4) **绿豆百合羹**:绿豆 250 克,百合 100 克,藕粉适量,白糖适量。藕粉兑少量冷水,调制成糊状备用。绿豆淘洗干净,加水煮沸,文火焖烂。百合逐瓣掰开,去老黄瓣,待绿豆煮至七成熟时放进百合同煮,直至绿豆、百合软烂,加入白糖溶化,再加入藕粉糊,边搅匀边加热,直至成为均匀混合液,离火。将羹晾凉食用。此羹清凉可口,具有解暑祛热之效。

百合为甘润之物,所以风寒咳嗽及脾虚大便溏薄者,不宜使用。

认识中医名方治病奥妙

1 感冒发热吃小柴胡汤有用吗？

　　发热是生病的常见症状，也是促使患者前来就诊的一个重要体征。面对感冒发热，老百姓要么选择去医院，"吊瓶"输液，要么选择自己去药店"试用"退热剂，淡定一点的就选择物理降温，然后等待自愈。面对发热，特别是小孩、孕妇、经期妇女及年老体弱的患者，中医非常重视的一个方剂是小柴胡汤。

　　小柴胡汤出自东汉末年医圣张仲景的《伤寒论》，由柴胡、黄芩、半夏、人参、炙甘草、生姜、大枣等构成，为和解少阳的主方。少阳病是中医的术语，张仲景认为外感病有一个从表到里的传变过程，即太阳、阳明、少阳、太阴、少阴、厥阴，分别代表疾病侵入人体的层次深度不同，少阳病主要表现为少阳经络循行部位和肝胆等脏腑的不适。小柴胡汤方中药物可分三组：一为柴胡、黄芩，外解少阳经腑之邪热，内疏利肝胆气机，为和解少阳、表里、三焦之主药；二为半夏、生姜，和胃降逆止呕，辛散兼助柴胡透邪；三是人参、甘草、大枣，益气调中，既能鼓舞胃气以助少阳枢转之力（促进肠胃消化），又能补脾胃以杜绝少阳之邪内传之路。诸药共伍，少阳经腑同治，又旁顾脾胃，使气郁得达，火郁得发，枢机自利。

　　清代伤寒名家柯韵伯曾云：小柴胡汤"为少阳枢机之剂，和解表里之总方"。古人常云："若无虚，风寒小能独伤人。"外邪侵袭人体，必因卫气不足，肌表失于固密，所以体虚之人（包括老年人在内）更易感冒，而小柴胡汤正是虚人及老人感受风寒最适用的方剂。

有人可能会问,人体之虚有阴、阳、气、血的区别,感冒用解表药,也有辅助益气,或辅助养血,或助阳,或滋阴等施治方法的不同,为什么用小柴胡汤一方可以通治感冒发热?北京中医药大学已故伤寒大家刘渡舟曾经解释过,虚人感冒的病因病机,与仲景所揭示的病因病机并无二致,只要是不任发汗,都可用小柴胡汤通治之。方中人参、甘草、大枣补益脾胃,令谷气流通,促进消化吸收,保证了正气的充足,正气旺盛为胜邪之本;再加上柴胡、黄芩、半夏、生姜,疏理少阳气机,驱逐在外之邪,因此是扶正祛邪治感冒发热的妙方。

现代的研究也证实,小柴胡汤具有很好的抗病毒、抗菌、抗炎、增强免疫力、护肝等作用,为小柴胡汤退热机制提供了佐证。

大家在使用该方剂的时候有几点必须要注意:

(1) 注意柴胡、黄芩的配伍比例。原方柴胡与黄芩的比例是 8∶3;柴胡的用量必须要重。

(2) 临床使用该方要善于抓主症。只要见到临床发热伴随口苦、呕吐,发热反复,食欲差等,可以考虑使用本方。

(3) 现在市面上有小柴胡汤颗粒(冲剂)可供选择,非常方便,但是用于退热,每次最好成人 2 小包,2~3 个小时服用 1 次,才可以增强退热的疗效。伴有呕吐者,可以加入生姜 3~5 片,一起泡服。小儿及孕妇遵医嘱处方。

总而言之,对于发热,特别是小儿、孕妇、经期感冒、年老体弱之人感冒发热,小柴胡汤为首选之方,但并不意味着小柴胡汤是上述人群的万能之方,湿热、阴虚、阳虚之人不宜用此方。如果持续高热,伴有惊厥、神昏等症状,还得及时就医,查找发热的原因,有的放矢!

2 夏日肠胃感冒为什么吃藿香正气散好?

夏日炎炎,消暑方法也多,吹空调、扇电扇、游泳、冲凉、饮冷饮、吃冰西瓜等,都能降温,但是这些方法都难免会令人生病遭殃。夏季贪凉导致的呕吐腹泻算是夏季最常见的疾病之一。中医认为,夏季暑气当令,暑气属阳邪,但长夏(即夏秋七八月之际)雨水偏多,容易夹湿,再加上常开空调电扇,嗜食冷饮,就会形成外受风寒、内有湿邪滞留肠胃的特殊时令病——夏月阴暑证(风寒夹湿性感冒)。对于夏月阴暑证以上吐下泻为主要表现时,藿香正气散乃最佳选择。

藿香正气散出自我国历史上第一部由政府编制的药典——宋代的《太平惠民和剂局方》。此方以"藿香"为主药,既能消灭自然界各种致病的"不正之气"(风寒暑湿、各种病原微生物等),又能增强人体自身抵抗疾病的"正气"(免疫功能),故名"藿香正气散"。藿香正气方自古以来广泛用于防治"不正之气"所导致的各种感染性疾病、时疫(如上呼吸道感染、流行性感冒、季节性流行病、传染病),各种脾胃功能紊乱(如胃肠感冒、腹痛、呕吐、腹胀、腹泻)。古人行军打仗和民间多将其作为常备药,一般夏季常见的病症,用之多有良效,故民间有"藿香正气散,一天用到晚"一说。

藿香正气散由藿香、紫苏、白芷、桔梗、陈皮、厚朴、大腹皮、半夏、白术、茯苓、甘草等药物组成,具有解表和中、理气化湿的功效。夏月感受风寒湿,内伤湿滞,就会导致中焦运化失职,湿凝气阻,升降失调,出现恶心呕吐、腹泻等肠胃感冒现象。治宜醒脾化湿,恢复脾运,疏畅气机,利其升降,开泄腠理,通其出入,使脾运健而津气行,升降复而吐泻止,表里和而诸证愈。

本方特点是芳香化湿、利气行津、升清降浊、扶正祛邪、表里同治数法合用。藿香辛温,理气和中,辟秽止呕,外散表邪,内化湿浊,表里同治且兼调气行津,作用最为全面,故是方中主药,辅以苏叶、白芷解表散寒而兼化湿滞,三药合用,其解表化湿之功,相得益彰;佐以厚朴、大腹皮去湿消滞,半夏、陈皮理气和胃、降逆止呕;桔梗宣肺利膈;湿滞形成,由于脾不健运,脾运则湿可化,又佐以茯苓、白术、甘草、大枣益气健脾,以助运化。各药合用,使风寒得解而寒热除,气机通畅则胸膈舒,脾胃调和则吐泻止。虽多用于外感风寒、内伤湿滞及四时感冒,但对夏季暑湿感冒效果尤为显著。藿香正气散以芳香化湿药为主,为夏季防病治病常用的药物。

藿香正气散创立之后,疗效可靠,被广大百姓列为家庭常备药,后世温病学家吴鞠通进行加减化裁出5个加减正气散,以藿香、厚朴、陈皮、茯苓为基础,畅气醒脾、芳化淡渗。根据不同病证,选用了不同药物。一方以腹胀、大便不爽为主证,主要是三焦湿郁,影响气机升降失调,因此在上面基础方中加杏仁宣降上焦,曲麦疏导中焦,茵陈、腹皮通调下焦,俾气机通畅,升降复常,则腹胀与大便不爽之证自除。二方以大便溏稀、身痛舌白为主证,为湿郁三焦、痹阻经络,故加上防己、薏苡仁通络宣痹治疗身痛,豆卷、通草利小便以实大便。三方以舌苔黄、胃部闷为主证,为湿邪在里,影响气机不宣,日久化热,故加杏仁开宣肺气,滑石清利湿热。四方以舌苔白滑为主证,为秽湿阻于气分的寒湿,故加辛热的草果,芳香化湿,温运脾阳;楂曲消积导滞,促进运化。五方以脘闷便泄为主证,由于便泄,知其秽浊较甚,故加苍术燥湿,大腹皮宽胀,谷芽升发胃气。这五方说明,处方用药都要随证转移、加减。

现代市面上有藿香正气散的各种剂型可供选择:藿香正气水(含酒精)、藿香正气液(不含酒精)、藿香正气丸(蜜丸)、藿香正气丸(水丸)、藿香正气软胶囊、藿香正气滴丸等。如果对酒精不过敏,建议使用藿香正气水(含酒精),效果最佳。对藿香的味道敏感者,可选择藿香正气水丸或藿香正气软胶囊。

3 天王补心丹和酸枣仁汤为什么是失眠名方?

说到失眠,相信绝大部分人都有过类似的体验,短时间的睡眠障碍大家都可以"置之不理",但是长期间的、严重的失眠往往会给患者带来极大的痛苦和心理负担。

那么中医是怎样认识失眠的呢? 中医认为首先与心有关。因此,当我们失眠之后,往往伴有心烦、心悸等症状。中医认为,"心者,君主之官,神明出焉"。古人给我们打了一个很形象的比喻,一国之主为君,一身之主为心。由此可见,心的重要性不言而喻。而心主神明,神明大抵与意识活动密切相关,失眠则是神不明的一种典型反应,那后果会是怎样呢? "主不明则十二官危,使道闭塞而不通,形乃大伤。"试想,一个国家,君主不英明,那国家能繁荣昌盛吗? 或许太平都难保了吧! 对于人体来言,心不明,那身体能安宁吗? 可想失眠所带来的烦恼也一定对人影响很大。

其次,就是卫气入阴分的道路不能有障碍。《灵枢·邪客》谓:"卫气者……昼日行于阳,夜行于阴……卫气独卫其外,行于阳,不得入于阴……阴虚,故目不瞑。"卫气是人体具有防卫功能的气,白天随脉行于阳分,晚上随脉行于阴分。成都中医药大学著名中医专家陈潮祖作了精彩的解说:失眠的原因与卫气不能由阳入阴有关。卫气出入,须借少阳三焦为其通路,三焦一有阻隔,阳不入阴,则不寐。半夏汤、温胆汤等即为痰浊壅滞三焦、卫气出入受阻而设。失眠亦与阴血虚损有关。阳入于阴以后,须借阴血包涵,阴血一虚,不能涵阳,亦不寐。六味地黄丸、天王补心丹等即为阴血亏损而设。

再次,脑为元神之府,失眠也与血络瘀阻、脑失血濡有关。血府逐瘀汤所治的失眠,即属瘀血阻滞型。

此外,也与心神是否宁静有关。栀子豉汤、朱砂安神丸等所治,即属热扰心神,神不宁静机理。

概而言之,中医将失眠分为虚实两大类进行探讨。属虚者,乃人体之气血津液不足,心神失养所致,采用的治疗方法是补益人体的气血津液,佐以养心安神;另一类是属于实证,实证乃因气郁、痰阻、瘀血、火旺等所致,治疗须根据不同情况,分别采用理气、化痰、活血、泻火等方法,佐以重镇安神。在此,对于虚性失眠,推荐天王补心丹及酸枣仁汤两个汤方。

天王补心丹出自《摄生秘剖》,由生地、人参、玄参、丹参、茯苓、五味子、远志、桔梗、麦冬、天冬、当归、柏子仁、酸枣仁为丸,朱砂为衣,是一首治疗心气血津液亏虚,以心阴血亏虚为主导致的失眠的良方。临床以阴亏血少,心悸、健忘、失眠、梦遗,大便干燥,口舌生疮,舌红少苔,脉细数为主要的使用指征。方中重用生地,辅以天冬、麦冬滋阴养血;人参、五味子益气生津,柏子仁、酸枣仁养心安神;当归补血,丹参活血行滞;茯苓、远志化痰宁神,桔梗载药上行,最后朱砂为衣,镇心安神。诸药合用,使阴血得补,则动悸除;心神得养,则记忆复;阴能涵阳,则睡眠安。天王补心丹市面上有成药可供选择,服用方便。

酸枣仁汤出自医圣胀仲景的《金匮要略》,是虚劳病篇针对"虚烦不眠"设立的失眠专方,由酸枣仁、川芎、茯苓、知母、甘草五味药构成。本方治疗失眠,是从营血不足、血行不利、三焦湿阻、热扰心神四个方面论治,并非单从某一方面用药。方用酸枣仁养血安神,使血不虚则阴能涵阳;川芎活血行瘀,使血液畅则血能养神;茯苓淡渗利湿,使三焦无阻则阳能入阴;知母清三焦虚热,使热不扰则神自安宁;复用甘草和调诸药,共奏安神功效。由于酸枣仁用量最重,养血安神却居主要地位,故称养血安神法。

4 半夏厚朴汤是慢性咽炎的对证方吗?

咳嗽痰多、慢性咽炎是生活中常见的一种病症,此病疗程较长且症状顽固不易治愈,给工作和生活带来不便。它像尾巴一样长年累月地跟随,却苦无良策,无可奈何。细细想来,这却非属疑难杂症之流,但困住了多少西医的手脚,那么中医有办法吗? 我的回答是肯定的! 千年以前,医圣仲景有一传世名方"半夏厚朴汤",它就可以治疗现在所说的慢性咽炎。在临床上发现辨证属气滞痰凝的慢性咽炎,即可用半夏厚朴汤治之。半夏厚朴汤乃仲景先师为治梅核气而设,西医所称的慢性咽炎也属于中医所说的梅核气病。

半夏厚朴汤的组成非常简单,即半夏、厚朴、苏叶、茯苓、生姜,此五味水煎服即可。《金匮要略》描述道:妇人咽中如有炙脔(烤肉块),半夏厚朴汤主之。《医宗金鉴》说:"咽中如有炙脔,谓之咽中有痰涎,如同炙肉,咯之不出,咽之不下者,即今梅核气也。"那么炙脔又是什么,它又是如何产生的呢?

那么,您有心郁难舒吗? 想必有一些患者身上有难解的郁结,心郁难开,郁火炼痰,痰火容易炎上犯肺,咽喉属肺,咽部有异物感,吞之不出,咽之不下,苦于无奈,积年成疾,患者殊不知,当须敞开心扉,顺气化痰,倘不如此,郁结不除,则痰难散。

这也是中医所说的情志致病,世人当知啊!

那么我们来看看这张方,半夏厚朴汤可看作是小半夏汤加茯苓汤合入厚朴、苏叶消胀行气而成。方中半夏辛温入胃,降气燥湿以化痰散结;厚朴也是一个苦而辛温的药物,它就能下气除满,如患者有胸闷、气郁难舒,刚好应手起效。茯苓大家都知道,是个很好的中药,它性味平和,素日就可食用,甘淡渗湿,有健脾的功效。生姜也是一味药食同源的药材,辛温散结,温胃暖脾,并有止呕之功,像有些患者,晨起干呕,生姜就能起到很好的疗效。紫苏芳香也是悦脾的,我们在乡间就喜欢将紫苏腌制吃,或在煮鱼时将紫苏放入,则鱼汤辛香不已,紫苏的芳香有助于行气,理肺舒肝,能够帮助厚朴行气宽胸,宣通你的气机,而消散郁结。如若痰多咳嗽,我们也可以加入贝母、玄参、陈皮、枇杷叶和桔梗,还有排脓利咽的功效。

慢性咽炎确实不是什么大病、怪病，很多病案都指出，患者用了半夏厚朴汤起效后却容易反复发作，难以彻底治愈，之所以变得棘手就是和人们素日的职业、性格、情志有密不可分的关联，我认为最主要的就是情志，医生有时只能治病，确实难以度人，有些疾病确实不是仅凭药石所能奏效，心病还须心药医。所以慢性咽炎患者不仅要服药缓解症状，调理情志、心情舒畅才能治本！

5 老年慢性支气管炎的专方是小青龙汤吗？

慢性支气管炎是一种慢性的气管、支气管黏膜炎性疾病，因为慢性支气管炎老年患者多见，反复发作，故老百姓俗称为"老慢支"。一提起老年慢性支气管炎，我们就想到咳嗽、咳痰、气喘，并且反复发作，缠绵难愈，只要稍有刺激，比如天气骤然变冷，或突然气温升高，那么发作就更为剧烈，属于难以彻底治愈的慢性疾病。慢性支气管炎的主要致病因素与呼吸道的理化刺激有关，如大气中化学毒物、刺激性烟尘，尤以吸烟为甚。气管黏膜受刺激以后，分泌物增多，继之支气管痉挛，气道阻力的增加逐渐使支气管柱状上皮细胞的纤毛变形，呼吸道的防御功能随之降低。一旦遭到部分病毒、细菌感染，便会出现恶寒发热、咳嗽、咯痰，痰涎清稀而量多，有的病患甚至干呕，身体疼重，头面四肢浮肿，舌苔白滑，脉浮。有过敏体质者，还可出现喘息，哮鸣音，甚至不能平卧。在西医无很好疗效时，中医却对这个疾病有很好的治愈疗效。

在当代社会环境下，慢性支气管炎是非常常见的疾病之一，它的发病率一直在上升，此病通常会给患者在生活和工作中带来极大的影响。它通常以阴虚为主，但是临床上也不乏有外邪内饮的病例存在。近年来，经临床实践证明，辨证施治应用小青龙汤治疗慢性支气管炎，疗效独特。

小青龙汤出自《伤寒论》，由麻黄、桂枝、半夏、干姜、细辛、五味子、芍药、甘草等组成，具有外散风寒、内化里饮（饮，中医以咯痰清稀为特点）之功效。"伤寒表不解，心下有水气，干呕发热而咳，或渴，或利，或噎，或小便不利、少腹满，或喘者，小青龙汤主之。"老年慢性支气管炎往往反复发作，主要是因为受凉感冒诱发，发作时表现为咳嗽、喘促、胸满等，故老年慢性支气管炎病患使用小青龙汤的频率还是挺高的,可谓中医的一首高效镇咳剂。

小青龙属于经方,组方非常简洁,药简力专,往往一剂下去便收效甚好,主要指征要注意以下几点:

(1) 反复发作,遇风寒则加重,或受凉为诱因。

(2) 咽痒则咳,咳嗽剧烈,可不得卧。

(3) 咳嗽痰多,清稀,如泡沫状。

(4) 伴有小便不利,下肢及眼睑浮肿。

方中麻黄桂枝解表散寒平喘咳,干姜、五味子、细辛、半夏乃仲景温化痰饮的固定团队,白芍、五味子防治麻桂姜温散太过,乃反佐之用。本方配伍精当,疗效卓著。如果对证,一般患者服用一剂药后症状就可以缓解,但是不宜多服用。毕竟小青龙汤是发散之剂,多服就会耗伤人体正气,导致病证加重。

但是慢性支气管炎只有寒证这一种吗?老年慢性支气管炎就是以小青龙汤来当做专病专方吗?答案是否定的。

典型的小青龙汤证,法当解表散寒、温肺化饮。如有口干烦渴等症时,得加入生石膏以清里热,即小青龙加石膏汤。如果是痰热内阻之证,或肺热壅盛证,或肾虚、脾虚之证导致的咳喘,则更不宜使用本方,需因人因证处方,分清寒热虚实分证治之。

从这个角度看,我们只能说,根据辨证分型,小青龙汤只适合老年慢性支气管炎当属外寒内饮证者,而非所有老年慢性支气管炎患者皆可用小青龙汤。

6 小儿外感咳嗽吃桑菊饮还是止嗽散好?

咳嗽,是小儿常见的病证。对于咳嗽的中医方药治疗,大家都比较信赖中医中药,而常用的治疗小儿咳喘的方药也不少,在众多妈妈族中最熟悉的莫过于桑菊饮与止嗽散这两首方了。

正是因为这两首方的知名度都很高,故网上很多妈妈们甚至摆出了"小儿外感咳嗽吃桑菊饮还是止嗽散好"这个话题,各执其词,争论不休。要想回答这个话题,我们得好好普及一下这两首名方的相关知识。

"桑菊饮"出自清代温病四大家之一吴鞠通所著的《温病条辨》。在《温病条辨》中有两条论述了桑菊饮,一见于上焦篇风温第 6 条:"太阴风温,但咳,身不甚热。微渴者,辛凉轻剂桑菊饮主之。"二是见于上焦篇秋燥第 55 条:"感燥而咳者,桑菊饮主之。"

现代《方剂学》将桑菊饮列为解表剂中的辛凉解表类,由桑叶、菊花、杏仁、连翘、薄荷、桔梗、甘草、芦根八味药组成,适用于风温初起或感受秋燥,肺失宣肃的轻证。治当轻清疏散,宣肺止咳。

为什么会咳嗽呢? 因为感受风温,风温袭肺,肺失清肃,所以气逆而咳。因为受邪轻浅,所以身热不甚,口微渴。治当辛以散风,凉以清肺为法。桑菊饮用桑叶清透肺络之热,菊花清散上焦风热,并作主药。配伍辛凉之薄荷,助桑、菊散上焦风热;桔梗、杏仁,一升一降,解肌肃肺以止咳。连翘清透膈上之热,苇根清热生津止渴,用作佐药。诸药配合,达到疏风清热、宣肺止咳之功。综上所述,《温病条辨》的桑菊饮证病因是外感风温或秋燥,病机是肺络受损,肺气失宣。"咳"为其辨证要点,"身不甚热""微渴"为其次要症状。所以,桑菊饮的作用为轻清疏散、宣肺止咳,能够有效治疗小儿外感咳嗽。

再来认识一下"止嗽散"。该方出自《医学心悟》,是清代程钟龄积 30 年治咳经验之总结。程钟龄在论述此方时写道:"盖肺体属金,畏火者也,过热则咳;金性刚燥恶冷者也,过寒亦咳。且肺为娇脏,攻击之剂既不任受,而外主皮毛,最易受邪,不行表散则邪气留连而不解……本方温润和平,不寒不热,既无攻击过当之虞,大有启门驱贼之势。是以客邪易散,肺气安宁。"止嗽散虽然是一张经验方,但是名气却不小,古今医家对此方都很推崇,它对多种咳嗽都有良效。仔细分析止嗽散的方药组成,全方八味药,方中桔梗苦辛微温,能宣通肺气,泻火散寒,治痰壅喘促,鼻塞咽痛;荆芥辛苦而温,芳香而散,散风湿,清头目,利咽喉,善治伤风头痛咳嗽;紫菀辛温润肺,苦温下气,补虚调中,消痰止渴,治寒热结气,咳逆上气;百部甘苦微温,能润肺,治肺热咳呛;白前辛甘微寒,长于下痰止嗽,治肺气盛实之咳嗽;陈皮调中快膈,导滞消痰;甘草炒用气温,补三焦元气而散表寒。其中紫菀、百部都走肺经,温而不热,辛温润肺,润而不燥;桔梗宣通肺气,白前下痰止嗽,一宣一降,止咳化痰;荆芥辛而微温,疏风解表,善于治伤风头痛咳嗽;陈皮理气化痰导滞。从这个方的组成来看,它主要针对外感解表不彻或不药而愈以后的咽痒咳嗽。

全国名老中医熊继柏曾这样评价止嗽散：该方性味平和，不温不燥，通过加减，对于风寒、风热等外感咳嗽皆有很好的疗效，尤其适合小儿。熊继柏的此番评价可谓一语中的。

当我们对桑菊饮、止嗽散有了比较全面的了解后就可以直面妈妈的那个争论不休的话题了——"小儿外感咳嗽吃桑菊饮还是止嗽散好"，其实两个方皆为治疗小儿的常用高效方剂，但是桑菊饮针对外感风热及秋燥导致的小儿咳嗽，伴有发热、口干、舌尖偏红等情况时最佳，该方偏于疏风散热；止嗽散对于感受风寒轻症未解导致的咽喉痒，咳嗽有痰不多，色白者最宜，该方强于止咳。两者在某些情况下，还可以合方，看来取舍皆在我们对于病证的把握了！

7 逍遥散是治月经不调的名方吗？

不管是在西医还是在中医妇科诊室，经常听到医生这样的建议："你这个月经不调与你的情绪有关，建议你吃点逍遥丸。"

逍遥丸即是中医十大名方之一的逍遥散，该方出自宋代《太平惠民和剂局方》，由柴胡、当归、白芍、白术、茯苓、甘草、薄荷、烧生姜八味中药组成。主治肝郁血虚所致两胁作痛，寒热往来，头痛目眩，口燥咽干，神疲食少，月经不调，乳房作胀，脉弦而虚者，有疏肝解郁、健脾和营之功。

该方冠以"逍遥"，言下之意，该方具有补益气血、调畅气津之功效。肝为将军之官，体阴而用阳，肝能完成疏泄、藏血之用。首先，肝体之阴血必须充足，当肝血不足时，必定导致肝疏泄气机之职下降，继而影响到脾胃健运水湿之功，形成肝血不足，肝气不畅，脾虚湿阻之连锁病态。概而言之，就是肝脾同病，气津血皆失常的状态。

中医认为，月经的正常与否，与肝的疏泄功能是否正常息息相关。当肝的疏泄功能失常，必定导致月经的量、色、质的改变，甚至痛经等伴随症状的出现。常言道：做人难，做女人更难，在现代社会做个"上得了厅堂，下得了厨房"的女人更难。当前社会，女人活的真得有些累，一方面想要在职场上通过奋力拼搏以有自己的一片天空，以体现女性的独立与自强，另一方面还要默默地承受繁重的家庭琐事。稍有不慎,职场领导关系、同事关系、婆媳关系、夫妻关系等处理不当,就会掉入到"郁怒"之泥沼,不能自拔!

有些女性可以一笑而过,但大多数女性在长期的"郁怒"中表现得力不从心,肝气郁结,最终导致月经病的出现,如月经先期、月经后期、月经先后不定期、月经量多、月经量少,甚至崩漏、痛经、经期头痛、乳房胀痛等等,久而久之,面色少华,颜面生斑,诸证出现,多半与肝疏泄功能失职有关。而逍遥散恰恰具有养血疏肝、健脾运湿之功效。

我们仔细研究一下逍遥散,不难发现该方实际脱胎于张仲景四逆散、当归芍药散之法,其组成为四逆散易枳实,合当归芍药散去泽泻、川芎,加薄荷、生姜组成。该方有当归、白芍养血柔肝,缓急止痛之功效,针对肝阴血不足,肝体失养导致的诸痛;配伍柴胡、薄荷条达郁滞之肝气,同时辅以白术、茯苓健脾运湿,生姜、甘草培气血生化之源,正可谓肝体得养(体),肝气得疏(用),脾胃得健,气血津液生化有源,而运行不滞,岂有不逍遥之理?

如此说来,妇科月经不调是不是都可以用逍遥散统治之呢? 此话差矣! 逍遥散乃妇科名方,调经之主方,但并不意味就是唯一方,包治百病之方。但是如果透过逍遥散主治病机之分析,娴熟掌握该方的配伍规律,通过临床加减变化,亦可以左右逢源!

①肝郁甚者,加青皮、香附、八月札等;②血虚甚者,加生地或熟地,即黑逍遥散;③脾虚甚者,加入党参、黄芪;④气郁化火者,加丹皮、栀子,即丹栀逍遥散;⑤气郁导致血瘀者,加郁金、木香即颠倒木金散,甚者血府逐瘀汤。

如此看来,民间流传的"柴胡医生""逍遥散医生"也就可以理解了!

月经不调,毕竟与情志不遂有关,因此,在生活中,女性朋友除服药治疗之外,还要注意调节自身情绪,用积极的眼光看待世界,保持心灵和身体的健康,这样才能真正拥有一个逍遥的人生!

 8 半夏泻心汤是幽门螺杆菌的克星吗?

胃痛、胃酸、胃胀,恶心呕吐,大便溏稀乃胃病常见临床表现。曾经统治医学界数十年的胃炎、胃溃疡的"胃酸"理论终于被近年来发现的"幽门螺杆菌"致病理论打破,同时也改写了消化性溃疡等疾病治疗仅仅是"制酸"护胃的历史。以前医学界认为胃中为酸性环境,不会有细菌生存,而幽门螺杆菌的发现打破了这一认识。目前,临床对于消化性溃疡的治疗必定有抗生素的使用。随着中西结合临床研究的深入,传统治疗"痞证"的半夏泻心汤又重新进入大众视野,其疗效机理也获得了新的阐述。

半夏泻心汤出自《伤寒论》,由半夏、黄芩、干姜、人参、炙甘草、黄连、大枣等组成,具有寒热平调、消痞散结之功,常用于寒热互结之痞证的治疗。

"痞"者,痞塞不通、上下不能交泰之谓。心下即是胃脘,属脾胃病变。此方所治之痞,原系小柴胡汤证误用下法,损伤中焦阳气,导致中焦脾胃气机升降失常。脾主升清,脾阳受损,升清失职,临床表现为腹泻、大便溏稀;胃主受纳,胃失降而反升则呕逆。

本方病机较为复杂,既有寒热错杂,又有虚实相兼,以致中焦失和,升降失常。治当调其寒热,益气和胃,散结除痞。方中以辛温之半夏为君,散结除痞,又善降逆止呕;臣以干姜之辛热以温中散寒;黄芩、黄连之苦寒以泄热开痞。以上四味相伍,具有寒热平调、辛开苦降之用。然寒热错杂,又缘于中虚失运,故方中又以人参、大枣甘温益气,以补脾虚,为佐药;使以甘草补脾和中而调诸药。综合全方,寒热互用以和其阴阳,苦辛并进以调其升降,补泻兼施以顾其虚实,是为本方的配伍特点。寒去热清,升降复常,则痞满可除、呕利自愈。

以上是传统中医对于该方治疗痞证的解读,那么现代医学是怎样解释该方治疗各种胃病的机制呢?近年来有关半夏泻心汤治疗胃炎的报道很多,认为半夏泻心汤有抗幽门螺杆菌感染,参与免疫调节,保护胃黏膜屏障功能以及止血等功效。

但是值得注意的是,中医治病,以人为本,遵循三因制宜,不是"专病专方专药",更不能单纯凭西医的化验指标,就开出半夏泻心汤,要知道有不少中药被现代药理实验证明有良好的抗幽门螺杆菌作用,如槟榔、厚朴、大黄、黄连、黄芩、黄芪、肉桂、高良姜等。但中医的理论基础来源于中药学而不是药理学,中医学有着自己独特的辨证论治体系,现代医学的药理学研究报告和西医的诊断指标只能是一个辨证的参考,中医强调个体差异,每个人都有自己的体质,是不能盲目套用本方的。

因此,对于半夏泻心汤,中医治疗的是寒热虚实并见的"痞证",对于幽门螺杆菌导致的各类消化系统疾病伴有"呕吐、痞满、下利"等证时乃高效方,如果不伴有以上症状,即便是"幽门螺杆菌"所致,也不一定获效。

9 总是胃痛嗳气要吃大柴胡汤或旋覆代赭汤吗?

中医认为,脾胃为气血生化之源,乃后天之本。现代医学也认为胃肠是人体内重要的消化器官之一,对食物的消化、营养的吸收都起着重要的作用。随着社会节奏的加快,越来越多的人没有时间也没有精力保持健康规律的饮食习惯,更别提注意胃的保健了。胃痛、嗳气等症状乃脾胃疾病最常见的症状。

导致胃痛、嗳气等病症的原因有很多,概括起来,主要是食饮不节。《黄帝内经》提出养生之首要原则就是食饮有节。食饮包括吃的和喝的。此处的"节",有以下三层含义:一是饮食干净、清洁;二是饮食有规律,一日三餐,按时进食;三是饮食要求有节制,不能暴饮暴食。

以此为标准,再来看看我们当代人的饮食习惯,工作过度紧张,食无定时,吃饱后马上工作或做运动,饮酒过多,吃辣过度,经常进食难消化的食物等。诸多因素下,你的胃岂有不病之理?

总之,胃痛、嗳气等病症产生的原因是食饮不节,导致脾胃气逆,不通则痛。食饮有节是首要的原则,不仅仅是养生防病的基础,也是"既病"治疗取效的保障。在此基础上,配合中药汤剂,方可事半功倍。

在此,对于临床常见的胃痛、嗳气,我推荐两首处方:

我们先介绍一下大柴胡汤。大柴胡汤出自《伤寒论》,是治疗少阳阳明合病的方子。大柴胡汤由柴胡、黄芩、芍药、半夏、生姜、枳实、大枣、大黄组成。方中柴胡专入少阳,疏散透达半表之邪,黄芩味苦性寒,擅长清除少阳半里之郁热,这两味药是大柴胡汤中最重要的药;大黄入阳明,泄热通腑,枳实行气破结,与大黄配合可内泻热结,行气消痞;芍药缓急止痛,与大黄相配可治腹中实痛,与枳实相配能调和气血,除心下满痛;半夏和胃降逆,重用生姜增强和胃止呕的效果;大枣和中益气,调和营卫。这些药物相互配合,达到和解少阳、内泻热结的效果。胃痛、嗳气属少阳阳明合病的时候可选用此方。

还有一个特别好的方子,叫做旋覆代赭汤。旋覆代赭汤是一剂降气的方药,降逆化痰,益气和胃;主治胃气虚弱,痰浊内阻,心下痞硬,噫气不除,或反胃呕逆,吐涎沫。旋覆代赭汤同样出自《伤寒论》,由旋覆花、人参、生姜、代赭石、炙甘草、半夏、大枣组成。方中旋覆花下气化痰,降逆止噫,是方中最主要的药物;代赭石重坠降逆,擅长震慑肝胃的向上冲逆之气,止呕化痰;半夏祛痰散结,降逆和胃;生姜温胃化痰,散寒止呕;人参、大枣、炙甘草甘温益气,健脾养胃,可以补中气的虚弱。这些药物配合,起到降逆化痰、益气和胃的作用,从而治疗胃痛、嗳气。

俗话说:胃病三分治,七分养。大家养成良好的饮食习惯,做到食饮有节,起居有常,不妄作劳,方可无胃痛、嗳气等胃病缠身,后天气血才有生化之源,体质自然就逐步增强!

10 为什么人参养荣丸是气血双补名方?

人参养荣丸是气血双补的著名方剂,始自宋代《太平惠民和剂局方》,几百年来一直为医家广泛应用,治疗气血双虚,效果甚佳。本方由黄芪、肉桂、当归、白芍、熟地、人参、白术、茯苓、甘草、五味子、远志、陈皮、姜、大枣等药组成。我们细细研究会发现,此方是十全大补汤去川芎,加五味子、陈皮、远志、姜、大枣即成。而十全大补汤又是由八珍汤(四君子汤、四物汤合方)加黄芪、肉桂所组成。该方具有益气养血,安神定志之功。该方用于劳积虚损,心脾不足,气血两亏,症见形瘦神疲,食少便溏,呼吸少气,行动喘息,心虚惊悸,失眠多梦,毛发脱落、妇女月经不调及病后虚弱。

四君子汤有人参、白术、茯苓、甘草,是补气的基础方;四物汤乃地黄、白芍、当归、川芎,乃补血养血的基础方。方以四君子汤加黄芪,大补元气,加入陈皮理气,使得益气补而不滞,加入肉桂,气旺则阳旺;四物汤去活血之川芎,加入五味子、远志安神定志,共奏益气补血、养心安神之功。

现代研究发现,人参养荣丸主要有抗贫血,强壮强心,抗心肌缺血及提高机体免疫功能等作用。单味药理研究也表明,方中黄芪、人参、白术、大枣能增强体力,有很好的强壮作用;人参、黄芪、茯苓、白芍、熟地、五味子均可强心,尤其是人参具有调节心血管系统功能,强心且抗心肌缺血,人参、茯苓有镇静功效,白芍具有镇痛与镇静双重作用;当归、茯苓、远志、五味子能养血安神,并有镇静作用,故可用于神经衰弱的治疗。

人参养荣丸可以用于以下女性疾病的调理:

(1) **月经病**:包括月经量少,色淡,伴有疲乏,面色萎黄,形寒畏冷,失眠多梦,心悸等症状;月经干净后服用尤为合适。

(2) **产后调理**:妇女经过胎孕分娩之后,气血大亏,待恶露干净之后,即可服用本方,对于气血不足、乳汁偏少者尤为合适。

(3) **颜面萎黄生斑**:对于气血不足之女性,颜面容易生斑,此时可以选择人参养荣丸气血双补,养心安神,气血旺则皮肤自然有光泽,可见该方乃东方女性美容方之一。

11 中气下陷吃补中益气汤行吗?

中气下陷,老百姓的直观感受就是"头昏眼花与疲乏,无精打采犯困",这并不是真正意义上的中气下陷证。真正的中气下陷证是指脾胃气虚到一定程度后,脾主升清的功能下降;是指脾虚气弱、气机下陷、固摄和升举功能障碍或衰退的病理改变,以脾气虚证和内脏下垂为主要病理表现。

对于中气下陷的基本病理表现,成都中医药大学陈潮祖概括为:"气虚不荣、气虚不固、气虚不摄、气虚不举、气陷不升、气郁不达"6个方面。

(1) **气虚不荣**:脾失健运则生化不足,生化不足则气虚不荣,从而可见饮食减少、面色萎黄、精神倦怠、动则心悸、舌质淡嫩、脉象缓弱、寸脉尤甚等证;脾为肺母,脾气虚损,进而引起肺气不足,可见少气懒言,语声低微等证。

(2) **气虚不固**:《素问·生气通天论》说:"阳气者,卫外而为固也。"肺脾气虚,循于分肉之间以温毛腠而成卫外之用的卫气亦弱,可见形寒怯冷、体常自汗、易感外邪等。

（3）**气虚不摄**：气有统摄营血阴精之功，中气下陷，不能摄血，血不循经，溢于脉外，即呈肌衄（皮下出血）、尿血、便血、血崩；不能摄津，阴津下注，可致久泻、久痢、尿频、失禁；不能摄精，可呈乳汁自出、溺后精出等。

（4）**气虚不举**：气虚不能升举，脏腑失固，可见脘腹坠胀、阴挺、脱肛等。

（5）**气陷不升**：清阳下陷，常见气不接续，或气往下坠；清阳不升，清窍失养，可致眩晕、头昏、耳失聪、目蒙。

（6）**气郁不达**：脾气虚弱，清阳下陷，致使阳气内郁而不外达，下陷而不上升，遂呈发热、汗出、口渴等假热证象。

脾胃气虚证有形体消瘦、面色萎黄、食少纳差、大便溏稀、言语低微、少气短言等表现，当脾胃气虚证没有得到及时纠正，就会出现脾主升清的功能下降，头晕耳鸣，大便溏稀，甚至脱肛，小便无力，甚至癃闭，还伴有脏器下垂（胃下垂、肾下垂、子宫下垂等）。治疗的方法是健脾益气、升提举陷，首选的方是补中益气汤。

补中益气汤出自金元四大家之一李东垣的《脾胃论》，由黄芪、人参、白术、炙甘草、陈皮、当归、升麻、柴胡等药组成。其中黄芪、人参、白术、炙甘草四味中药号称"补气四大金刚"，可谓强强联手，大补元气，振奋脾胃，针对已经虚弱之脾胃而设；配伍少量陈皮，行气药与补气药同用，达到补而不滞的目的；血以载气，故方中配伍当归，使得益气而不妄行；在益气健脾的基础上，加入少量的升麻、柴胡，才能真正起到升阳举陷的功效。这就是补中益气汤配伍上的技巧所在。

当然针对具体病证，可以根据以上6个主要方面的情况适当加减，这样效果更好：气虚不固者，可以合入防风，即玉屏风散，加强益气固表，汗出多者还可以加入浮小麦、龙骨、牡蛎之属；如气虚不摄，出现各类出血之证，可以加入阿胶、仙鹤草等，加强止血之功；气虚不举，脏腑失固导致的各类下垂，可以加入枳壳、苍术等；气陷不升导致眩晕、头昏、耳失聪、目蒙等，可以加入生脉散等；气郁不达导致的"发热"，可以加大柴胡、升麻之剂量，也可以加入青蒿之属，畅达气机以退热。

补中益气汤市面上有成药制剂可供大家选用，服用非常方便。建议大家上午服用，取上午清阳上升之时。阴虚火旺之人或湿热内阻之体质，则不宜使用本方，即便有疲乏倦怠等类似中气下陷的表现，亦不可以轻易服用补中益气汤(丸),以免犯虚虚实实之戒。

12 六味地黄丸真能延年益寿吗?

随着人们的保健意识不断增强,有人提出年老一定会肾虚,要大力补肾,六味地黄丸因此成为大家推崇的补肾良方。有的中老年人长期服用六味地黄丸,希望可以"延年益寿,强身健体";有的中青年男性把六味地黄丸视为补肾的佳品。其实这是对六味地黄丸功效的一种误读,或者说对其功效有夸大之嫌。

首先让我们一起来了解六味地黄丸的前世今生吧!该方出自儿科鼻祖——宋代名医钱乙的《小儿药证直诀》。钱乙考虑到小儿的体质乃稚阴稚阳之体,阴精更加容易出现不足,表现为临床的五迟五软等病证,将张仲景的金匮肾气丸去桂枝、附片(去掉了两味温肾助阳化气之品),变成了一首纯粹补肾填精之品。

六味地黄丸由熟地黄、山茱萸、山药、泽泻、丹皮、茯苓六味中药组成。方中重用熟地黄为君药,填精益髓,滋补阴精。臣以山茱萸补养肝肾,并能涩精;山药双补脾肾,既补肾固精,又补脾以助后天生化之源。君臣相伍,可以达到三阴同补(补肾阴、补肝阴、补脾阴)的效果,然熟地黄用量独重,而以滋补肾之阴精为主。凡补肾精之法,必当泄其"浊",方可存其"清",而使阴精得补。故佐以泽泻利湿渗湿,并防熟地黄之滋腻;牡丹皮清泄相火,并制山萸肉之温涩;茯苓健脾渗湿,配山药补脾而助健运。此三药合用,即所谓"三泻",泻湿浊而降相火。这就是六味地黄丸的组方奥秘所在。

通过上面的讲解,大家知道了肾虚有肾阴虚、肾阳虚之别,六味地黄丸针对的是肾阴精亏虚不足所设立的,因此对于肾阳虚肯定是不适合的。肾阴虚的典型症状是潮热、盗汗、手心和脚心烦热、口燥咽干;肾阳虚的典型症状是腰膝酸软、不耐疲劳、经常觉得乏力、四肢发凉、喜热怕冷等。因此,明显是阳虚(包括肾阳虚、脾阳虚)的人,如面色偏白、体质虚弱、喜夏不喜冬者,就不适合吃六味地黄丸,可以选择治疗肾阳虚的金匮肾气丸。

此外,痰湿或湿热之人,也不宜服用六味地黄丸。因为六味地黄丸中的熟地、山萸肉等品,偏于滋腻,容易碍胃,或助长湿热,导致腹胀、便溏。中医认为,肥人多痰湿,因此,形体偏胖的人也不可以随便服用六味地黄丸"进补"。对于六位地黄丸的使用,我们不能盲目跟从,要根据自己的体质来选用。

人们还关注的一个问题是,六味地黄丸能长期使用么?任何方药都有一定的适应证,治疗的病证有一定的范围,不可能包治百病,六味地黄丸亦是如此,针对的就是肾阴精不足,如果阳虚之人、或湿热或痰湿之人服之不但起不到治疗作用,甚至还会带来一系列的副作用。因此,大家一定要在医师的指导下选择方药,根据不同的身体状况,确定是否该用六味地黄丸以及用药剂量。健康人如果没有明显肾阴虚的症状,就更不需要长期服用了。

13 炙甘草汤能治虚劳证吗?

对于虚劳,大家不陌生。虚劳又称虚损,是由禀赋薄弱、后天失养及外感内伤等多种原因引起的,以脏腑功能衰退、气血阴阳亏损、日久不复为主要病机。虚劳可以理解为以五脏虚证为主要临床表现的多种慢性虚弱证候的总称。

多种原因均可导致虚劳。《理虚元鉴·虚症有六因》所说的"有先天之因,有后天之因,有痘疹及病后之因,有外感之因,有境遇之因,有医药之因",对引起虚劳的原因作了比较全面的归纳。多种病因作用于人体,引起脏腑气血阴阳的亏虚,日久不复而成为虚劳。结合临床所见,引起虚劳的病因病机主要有以下5个方面:禀赋薄弱,烦劳过度,饮食不节,大病久病,误治失治。虚劳多发生在先天不足,后天失调,及大病久病,精气耗伤的患者。病程一般较长,症状逐渐加重,短期不易康复。虚劳以脏腑功能减退、气血阴阳亏损所致的虚弱、不足的证候为其特征,在虚劳共有特征的基础上,由于虚损性质的不同而有气、血、阴、阳虚损之分。气虚损者主要表现为面色萎黄、神疲体倦、懒言声低、自汗、脉细;血虚损者主要表现为面色不华、唇甲淡白、头晕眼花、脉细;阴虚损者主要表现为口干舌燥、五心烦热、盗汗、舌红苔少、脉细数;阳虚损者主要表现为面色苍白、形寒肢冷、舌质淡胖有齿印、脉沉细。

为什么炙甘草汤是虚劳病的首选方？让我们从气血津液的理论上来解读这首方的药物组成及配伍吧！

炙甘草汤是《伤寒论》治疗心动悸、脉结代的名方。其证是由伤寒汗、吐、下或失血后，或杂病阴血不足，阳气不振所致。阴血不足，血脉无以充盈，加之阳气不振，无力鼓动血脉，脉气不相接续，故脉结代；阴血不足，心体失养，或心阳虚弱，不能温养心脉，故心动悸。治宜滋心阴，养心血，益心气，温心阳，以复脉定悸。其药物组成是炙甘草、生姜、桂枝、人参、生地黄、阿胶、麦门冬、麻仁、大枣。其中方中用量最大的是生地，重用至汉代的一斤，生地黄滋阴养血，《名医别录》谓地黄"补五脏内伤不足，通血脉，益气力"。配伍麦冬、阿胶、麻仁滋阴生津，养血复脉；配伍炙甘草、人参大补元气，桂枝、甘草、生姜辛甘以化阳，以复损耗之阳气；生姜、大枣健脾养血，以资气血生化之源。用法中加清酒煎服，以清酒辛热，可温通血脉，以行药力。

从五脏来看，本方生地滋肝肾之阴，麦冬养肺胃之阴，阿胶、麻仁养心肝之血，大枣养脾胃之阴血，人参、桂枝、炙甘草复心、脾之阳虚，由此可见，该方兼顾到五脏之气血。

因此，诸药合用，滋而不腻，温而不燥，使气血充足，阴阳调和，则心动悸、脉结代、虚劳得除。由此可见，本方兼顾到了气血津液各个方面，但以滋补阴血为主，尤其适合虚劳偏于阴血亏虚者。

虚劳肺痿属气阴两伤者，方中姜、桂、酒减少用量或不用，因为温药毕竟有耗伤阴液之弊，故应慎用。这就是后来的吴鞠通加减复脉汤。

实际使用该方的时候一定要注意，体质虚劳，且无痰湿、无阴虚火旺之表现，脾胃受纳功能尚可，方可大胆使用。

这里推荐一种更为简单的服药方法，作为冬季进补的一首良方，可以将该方做成膏方，方便长期使用。

具体操作如下：

将常规剂量的 7 剂炙甘草汤，除阿胶之外的其他药物一起放入压力锅中，每次文火熬 30 分钟，将药汁倒出来，反复熬 3 次，将药渣倒掉，然后将 3 次收集的药汁重新导入压力锅，不加盖，小火慢慢浓缩，等浓缩到 1000 毫升左右时，将阿胶粉兑入，搅拌融化，收膏。放在冷藏中保存，每次服用 30~50 毫升，温开水冲服，非常方便。

14 高血压都吃天麻钩藤饮吗？

高血压是现代最常见的心脑血管病之一。其临床症状，主要可表现为头晕、耳鸣、眼花，及头痛、心悸、颈项板紧等特点。从西医的角度讲，这是一种以体循环动脉压增高为主要特点的临床综合征，早期病理表现为全身小动脉痉挛，随着病情的发展，可引起全身大、中、小动脉硬化，并损及心、脑、肾等器官。就中医而言，在古代文献中，并无高血压的病名记载。但是，根据高血压的临床证候，可归类于中医所讲的"眩晕"一病。中医治病，一贯讲求因人而异，实施个体化治疗；针对眩晕的治疗，亦不例外。同样是高血压患者，同样表现为眩晕，由于每个人的体质、身体一般情况、各脏腑的功能状态、情绪心理等不尽相同，在中医看来，便存在证型上的差异；在处方用药上，针对不同的证型会有所不同，而并非某一个、两个方子就可以囊括得了整个高血压的治疗。很多人都知道，天麻钩藤饮是一首治疗高血压、改善眩晕的有效方剂；但是，如上述所说，并非所有高血压患者都适用本方。根据长期的临床治疗总结，本病的证型主要归纳有"肝肾阴虚""风阳上扰""气血亏虚""痰浊中阻""瘀血阻窍"这五类。其中，天麻钩藤饮所适用的是"风阳上扰"这一证型。

风阳上扰型的眩晕，其特点主要表现为：眩晕欲仆，耳鸣，头痛且胀，往往还伴有面红目赤，急躁易怒，肢麻震颤，腰膝酸软，心悸健忘，失眠多梦，遇劳、恼怒加重等，舌象多是舌红，薄黄苔，脉象多是弦细数之脉。如果患者具备上述症状表现，那么，选用天麻钩藤饮治疗则是十分合适的。天麻钩藤饮出自《中医内科杂病证治新义》，由天麻、钩藤、石决明、栀子、黄芩、川牛膝、杜仲、益母草、桑寄生、夜交藤、茯神组成，具有平肝息风、清热活血、补益肝肾之功效。方中天麻与钩藤同用，是经典的平肝息风之药对，且天麻被誉为"治内风圣药"，有定眩晕之专长；辅以性味咸平之石决明，以增平肝潜阳之功；栀子、黄芩为清降泻火之属，可使肝经之热不致上炎内扰；川牛膝、桑寄生、杜仲三药均为补肝肾之佳品，且牛膝尚可引血下行，直折亢阳，功可谓著；益母草为活血利水药，于此方中用之，亦合乎"治风先治血，血行风自灭"之理；再佐以夜交藤、茯神宁心安神，以改善失眠、心悸等症状。本方是我国20世纪50年代中西医结合治疗高血压的方剂,其制方原理一方面选药以中医理法为指导,另一方面选药又结合了药理实验证实有降压作用者。其中,方中所用黄芩、杜仲、益母草、桑寄生等,都是经现代药理研究有降低血压之作用者。所以,本方是辨证与辨病相结合,治疗风阳上扰型高血压的良方。倘若不是风阳上扰之证型,则非本方所宜。

15 补阳还五汤能预防中风吗?

中国位居第一的致死病因是什么?

早在 2011 年的"国际健康生活方式博览会"上,我国卫生部方面人士就给出了这个问题的答案:脑卒中!

脑卒中,俗称中风,中医又称之为类中风。中风分为缺血性中风和出血性中风两类,具有高发病率、高死亡率、高复发率和高致残率的"四高"特点。中风一旦发病,若不及时进行有效抢救,患者就会因此丧命,而它发病迅速,又为抢救带来了一定的困难。若是有幸抢救过来,进入恢复期和后遗症期,也表现出半身不遂、口眼㖞斜、语言意识障碍、大小便失禁等症,生活也不能自理。此外,治疗和康复治疗的费用也是相当高。其危害性实在是令人闻"风"丧胆!没有人会愿意自己患病,更不会愿意自己患上中风。

中医对中风有深刻的认识,认为"正气内存,邪不相干""邪之所凑,其气必虚",缺血性中风的根本病源是气虚,气为血之帅,气虚则血运无力、痰瘀即成,阻滞经络;病邪的核心为血瘀,故认为气虚血瘀是中风最基本的病理机制。晚清名医王清任根据这一理论创立了治疗中风的主方——补阳还五汤,记载于他的著作《医林改错》当中。

补阳还五汤重用四两(相当于 120 克)黄芪为君药,大补元气,气旺推动血行,血行则瘀血自去;又以当归尾、赤芍、川芎、红花、桃仁活血祛瘀;地龙活血通络。全方共起益气活血、消瘀通络之功效。此方对于缺血性中风的恢复期和后遗症期有卓越的疗效,为益气活血法治疗中风的代表方,备受现代医家推崇,同时也吸引了许多学者对其作用机理进行了大量研究。

在为补阳还五汤的治疗作用欢欣鼓舞的同时,人们也思考它更具时代意义的作用——对中风的预防作用。

那补阳还五汤能预防中风吗?

回答这个问题,先要从中风的发病根源、发病机制来分析,再看补阳还五汤能否干预这种机制。

前面说了,缺血性中风发病的最基本病理机制是气虚血瘀。气虚,即正气亏虚,中医讲"气为血之帅",气是血液运行的动力,若气虚,则气对血液推动作用就减弱了,没有了气的推动作用,那么血液的运行就停滞了,停滞的血液化为瘀血,就会痹阻脑脉,脑脉痹阻则气血运行不畅、不能濡养脑髓而脑髓失养;另外,原有正常血液化为瘀血,则会导致机体阴血不足,阴血虚则不能制约阳气,就会导致虚风内生、上扰脑窍。所以,气虚血损、血行不畅、痹阻脑脉就会引发中风,会导致中风后出现的半身不遂、口眼㖞斜、言语意识障碍等症。

补阳还五汤集益气、活血、通络诸效于一方,直接针对缺血性中风的发病根源,直接干预缺血性中风的发病进程,其对于缺血性中风的预防意义显而易见。

此外,现代医学研究证明,补阳还五汤能调整血管新生过程,促进组织修复;能降低血脂、抗动脉粥样硬化形成、抗脑缺血及缺血再灌损伤、抗血栓。

所以,临床上当出现不明原因的手足发麻、头目眩晕等症,甚或小中风症时,在排除其他器质性病变的情况下,可用小剂量的补阳还五汤预防缺血性中风。

16 子宫肌瘤吃桂枝茯苓丸有用吗?

子宫肌瘤,又称子宫平滑肌瘤,是女性生殖系统最常见的一种良性肿瘤。多发于育龄妇女,30~50岁多见,50岁以后,由于卵巢功能明显减退,肌瘤大多自行缩小。即使有此病也是多无明显不适,少数表现为阴道出血,因此很多女性是在体检时才发现。

西医的方法轻者用手术将肌瘤切除,严重的则将整个子宫摘除。在这方面中医是没有用手术之说的,是根据个人体质及疾病所处的不同阶段来辨证治疗的,而早在 2000 年前医圣张仲景就对此病有了认识,并留下了极具参考价值的解决方法。

桂枝茯苓丸出自张仲景的《金匮要略》,也就是要向大家介绍的可以用于改善子宫肌瘤的方药之一。此方仲景的原意是治疗妇人素有癥块所致的妊娠漏下不止或胎动不安的。但现在临床证明凡是瘀血阻滞,寒湿或寒痰凝滞有关的疾病均可运用。我们就来浅析一下此方中药物的作用。

方名叫桂枝茯苓丸,桂枝、茯苓自然是有的,另外还使用了丹皮、桃仁与芍药。中医的每首方都很注重药与药之间的搭配及搭配后产生的效果,就如军队中有将帅兵,将帅有军事才能、识人本领,也还要士兵们的配合,以及与士兵互动才能打胜仗一样。仲景从众多药物中选出以上几味药物,是因为这几味药的配合能很好地帮仲景打胜这场仗。桂枝辛甘温,取其温通经脉的功效,用桂枝温暖疏通经脉,能达到散其寒邪、行瘀滞的作用。桃仁,我们应该在无意间都吃到过,味道很苦,苦能泄下,尤其擅长泄因瘀血导致的阻滞,具有活血祛瘀之功效。丹皮苦辛微寒,味苦能泄下,辛能行能散,所以有活血祛瘀之功;又因其性微寒,所以有清热凉血之功效。三味药相互配合,能很有效地撼动体内瘀血、结块等顽固症状。茯苓,能健脾,利水渗湿,使体内多余的水分随小便排泄出去。中医有句话:脾为生痰之源。茯苓有健脾之效,脾胃功能强大了,能防止水湿在身体里的停聚,杜绝日久成痰,防止痰瘀的形成。这个痰就像粘广告纸的胶水,一旦与瘀血在一起就很难分开。如果胶水少了,自然粘性也就小了。芍药,能养血活血,起到一个保护的作用,防止因为泄下血瘀药物作用太强而使正常的血液一起流失过多,又能缓急止痛。茯苓与芍药配合,有帮助桃仁、丹皮等药物祛瘀、消散、结块的作用。以上五味药一起用,就能达到活血化瘀、消散结块的作用。

概而言之,桂枝茯苓丸针对的是虚寒夹瘀的子宫肌瘤,症见月经量少,或闭经,或月经淋漓不尽,月经血色紫黯,腹痛,怕冷,舌头的颜色淡或偏紫黯等。对于其他证型的子宫肌瘤效果不佳,不宜盲目使用。其次,桂枝茯苓丸对于小肌瘤或子宫肌瘤切除术后防止复发疗效可靠。如果是肌瘤比较大(超过 5 厘米),或者有癌变的迹象,一般不建议单纯采用内服药治疗,可以采用先手术再内服中药治疗。因此,桂枝茯苓丸是可以用于治疗子宫肌瘤的有效方药,但临床运用须辨证用药,不可盲目服用。

17 糖尿病要吃各种地黄丸吗?

随着人民生活方式的改变,糖尿病的患病人数正日益增加。如何更好地治疗糖尿病,是当今摆在医学面前的严峻课题。在中医学中,并无"糖尿病"这个病名,但中医所说的"消渴病",与现代所称"糖尿病"的临床表现十分一致。所以,中医是按照"消渴病"的治法来辨证论治本病的。只有根据不同的证型,来分别对证用药,才能收到良好的效果。

那么,糖尿病主要有哪些证型,怎么分辨以对证服药呢?

根据糖尿病的临床表现及演变特点,其证候主要有以下 5 型:津伤燥热、阴精亏虚、气阴两虚、阴阳两虚、瘀血阻滞。

津伤燥热证:主要表现为烦渴引饮,口干舌燥,尿频量多,消谷善饥,身体消瘦,伴有四肢乏力,皮肤干燥,舌质红而干,苔薄黄或苔少,脉滑数或弦细或细数。以清热生津,辅以益气为治,方用白虎加人参汤或玉液汤。白虎加人参汤,为《伤寒杂病论》所载之经方,由石膏、知母、炙甘草、粳米、人参组成。药虽精简,但药力不凡。方中重用辛甘大寒之石膏,取其辛能走表,解肌退热,甘寒能生津止渴,大寒又能清泄肺胃之热,如此则热清而津不伤;配以苦寒质润之知母,则助石膏清热,并能滋阴生津;佐以粳米、炙甘草两药,既能益胃护津,又可防寒药伤中之偏。《黄帝内经》云:"壮火食气。"故本证于津伤之时,又常伴见气虚。故加人参一味,一来益气健脾,二来又可生津止渴,甚为合宜。需注意,本方清热力强,宜于燥热偏重者,证候表现以烦热口渴、口干舌燥、舌红、苔黄、脉滑数为主。玉液汤为清代名医张锡纯所创,见于《医学衷中参西录》。本方重于益气津,而轻于清燥热。方中黄芪、山药重用以补脾益阴,使气升而津布;辅以知母、天花粉滋阴清热,佐以葛根助黄芪升发脾胃清阳以布散津液;鸡内金促脾之健运,化水谷为津液;五味子酸收,固肾生津。诸药相配,共奏益气生津之功效,适用于津液耗伤、气虚不布之候显著者,主要表现为口渴引饮,并见四肢乏力,消瘦,皮肤干燥,舌红,苔少,脉弦细或细数。

阴精亏虚证:主要表现为尿频量多,浊如脂膏,口干欲饮,形体消瘦,伴见五心烦热,骨蒸潮热,腰膝酸软,遗精盗汗等,舌质红,舌体瘦而干,苔少或薄白,脉细或细数。以滋补肝肾、益精养血为治,方用六味地黄丸。

气阴两虚证:主要表现为口渴,能食,尿多,神疲乏力,伴见面色不华,头晕多梦,手足心热,自汗盗汗等,舌质红或淡红,苔白,脉沉细。以益气养阴为治,方用生脉散合六味地黄丸。

阴阳两虚证:主要表现为多饮多尿,尿液浑如脂膏,甚则饮多少尿多少,畏寒,四肢欠温,面色黧黑,伴见乏力自汗,或五更泄泻,水肿尿少等,舌淡,苔白而干,脉沉细无力。以滋阴温阳益肾为治,方用金匮肾气丸。

瘀血阻滞证:主要表现为口干尿多,形体消瘦,面色晦暗,伴见肢体麻木、刺痛,入夜加重,或肌肤甲错,唇紫不华,舌质黯或有瘀斑,苔薄白或少苔,脉弦或沉涩。以活血化瘀为治,方用血府逐瘀汤。

消渴中晚期所产生的多种慢性并发症是造成患者致残致死的重要原因,在证候表现上属于本虚标实。治以标本兼顾,在前述证候辨治的基础上根据并发症的不同特点分别给予对证治疗。

18 冬天皮肤干燥瘙痒吃当归饮子就会好吗?

冬季皮肤干燥瘙痒,相信很多老年人都有过类似的经历,一到冬季,就开始抓挠背部、四肢,甚是难受!

冬天皮肤干燥瘙痒怎么治? 冬天皮肤干燥瘙痒,就中医而言,秋冬时节燥邪寒邪当令,燥则伤津生风,寒则收引,若人的肝肾亏虚,阴血不足,气血凝滞,血脉挛缩,则易使肌肤失去濡养而干燥瘙痒。从西医的角度而言,冬季气候寒冷干燥,易使皮肤汗腺及皮脂腺收缩,油脂及汗液大大减少,加上皮肤血液供应减少,使皮肤干涩粗糙,表皮脱屑,皱纹增多,甚者发痒,造成皮肤龟裂。针对其发病机制,冬季皮肤干燥若属血虚风燥者,可选用当归饮子养血疏风进行治疗。

当归饮子出自《重订严氏济生方》,由生地、当归、白芍、川芎、何首乌、荆芥、防风、白蒺藜、黄芪、甘草组成。方中四物汤、首乌滋阴养血，补血活血，宜于血虚风燥者，故凡各类皮肤疾患，伤及阴血，或干燥或瘙痒者，均可考虑本方。

当归饮子中生地、当归、白芍、川芎四味药，是由四物汤熟地改生地而成，补血调血的同时，增强了活血之功。从四物汤的方义来看，地黄补血，具有补肾填精的作用；当归补血活血，补阴中之阳，单味药具有壮阳、兴阳的作用；川芎入血分理血中之气；芍药敛阴养血，川芎和芍药能缓解血管痉挛，增加动脉供血。熟地、白芍阴柔补血之品(血中之血)与辛散的当归、川芎(血中之气)相配，补中有通，滋阴不腻，温而不燥，阴阳调和，使营血恢复。全方尽属血分药，不仅是治疗一切血分病证的通用之方，在大方复方中具有引领其他中药入血分的特殊作用。当归饮子中，四物汤这种作用，皆而有之。首乌合入四物汤，补肝益肾，养血祛风，专治肝肾阴虚之疾。黄芪配当归益气养血，促进血液循环，是补气生血代表法。痒自风而来，止痒必先疏风，方中以荆芥、防风、白蒺藜辛散透达，疏风散邪，使风去痒止。荆芥与防风，《摄生众妙方》的荆防败毒散与《外科正宗》的消风散均联用二药以祛风止痒。与前四物汤合用，寓"治风先治血，血行风自灭"之意。甘草调和诸药。全方益气养血，阴血得补，运行通畅，则血不凝滞，肌肤得以濡养，活血息风，血行风自灭，风息痒止。现代药理表明，当归饮子有改善毛细血管通透性及抗组胺作用，对外周血管有扩张作用，使局部循环改善，皮脂腺功能恢复。故其对于血虚风燥型皮肤干燥瘙痒，能收到较好的临床效果。

素体阴液营血不足，血虚生风生燥，肌肤失养，加上冬季的季节气候，中老年人和平素气血不足的妇女多易发皮肤干燥瘙痒，常见手脚四肢、小腿处干裂发痒，抓痒至皮肤有伤口，甚至发炎流脓。应用当归饮子，益气固表，滋阴凉血，祛风止痒，活血化瘀，治疗伤阴耗气耗血，血虚风燥的皮肤干燥瘙痒。方中诸药配合使用益气固表而不留邪，疏风散邪而不伤正，有补有散，标本兼顾。

当归饮子为内用法，外在调护上，应去寒近温，无泄皮肤。《黄帝内经》云："冬三月，此谓闭藏。"选用温和的偏弱酸性的沐浴乳，适量减少沐浴次数和缩短沐浴时间，涂抹滋润的身体乳液。内外调和，气血足，血脉通，干燥瘙痒则愈。

19 生理性肾阳虚要吃金匮肾气丸吗?

"腰膝酸软,夜尿频多,形寒畏冷,肾虚,这就是肾阳虚!"类似的广告词频频出现在电视媒体中,令诸多中老年人产生诸多焦虑,不禁要问"肾阳虚有何良方可以调理"。

首先让我们来了解一下什么是肾阳虚,肾阳虚有哪些常见的临床表现。

肾阳虚,为中医名词术语。由于肾阳虚衰,温煦失职,气化失权所表现的一类虚寒证候,称为肾阳虚证。多由素体阳虚,或年老肾亏,或久病伤肾,以及房劳过度等因素引起。

患者可见神疲乏力、精神不振、活力低下、易疲劳;畏寒怕冷、四肢发凉(重者夏天也凉)、身体发沉;腰膝酸痛、腰背冷痛、筋骨痿软;性功能减退、阳痿、早泄、易患前列腺炎等;小便清长、余沥不尽、尿少或夜尿频多;听力下降或耳鸣;记忆力减退、嗜睡、多梦、自汗;易患腰痛、关节痛等;易患骨质疏松症、颈椎病、腰椎病等;虚喘气短、咳喘痰鸣;五更腹泻,或者便秘;身浮肿,腰以下尤甚,下肢水肿;小腹牵引睾丸坠胀疼痛,或阴囊收缩,遇寒则甚,遇热则缓;须发易脱落、早白;形体虚胖或羸瘦。

肾阳是肾生理功能的动力,也是人体生命活动力的源泉。肾所藏之精,需赖命门之火的温养,才能发挥其滋养体内各部分器官组织和繁殖后代的作用。

肾阳虚证的症状随着年龄的增长日趋典型,正是因为随着年龄的增长,机体生理性的衰减,肾的功能生理性下降。《素问·上古天真论》云:"女子七岁,肾气盛,齿更发长……五七,阳明脉衰,面始焦,发始堕。六七,三阳脉衰于上,面皆焦,发始白……丈夫八岁,肾气实,发长齿更。二八,肾气盛,天癸至,精气溢泻,阴阳和,故能有子……五八,肾气衰,发堕齿槁。六八,阳气衰竭于上,面焦,发鬓颁白。七八,肝气衰,筋不能动,天癸竭,精少,肾脏衰,形体皆极……"肾中精气主导人的少、长、壮、老,肾阳属于肾精中温煦推动的部分,随着年龄的增长,肾阳自然也是呈现出由弱到盛,再由盛到衰的趋势,从而出现老年人生理性肾阳虚的症状。

如果上述症状轻微,可以通过饮食、运动及调整生活习惯来调理,不需要马上服用药物治疗;倘若临床表现较为明显,通过以上方式还不能缓解者,可以考虑少量服用金匮肾气丸,来培补肾气。

金匮肾气丸出仲景《金匮要略》,由干地黄八两,山药、山茱萸各四两,丹皮、茯苓、泽泻各三两,桂枝、炮附子各一两组成。

本方治肾气不足,腰酸脚软,肢体畏寒,少腹拘急,小便不利或频数,舌质淡胖,尺脉沉细,以及痰饮喘咳,水肿脚气,消渴,久泄。

看到以上的药物组成,大家不禁会问:不是说肾气丸是助阳化气,温补人体阳气的一首处方吗? 为何方中温阳的药物仅仅是桂枝、附子两味药,而且剂量如此之轻呢?

其实这正是仲景配伍的技巧,我们称之为"助阳化气"。肾气之所以不足,前提是肾精不足,故方中重用地黄、山萸肉、怀山药三味中药平补肾肝脾三脏(称之为"三补")之阴精,补肝、补脾的目的是为了助补肾填精;配伍茯苓、泽泻、丹皮,称之为"三泻",目的是为了助"三补"。肾精得补之后,好比汽车加足了汽油,但是还需要点火才能发动。这个时候,桂枝、附子就好比"点火"之能,微微生肾气,源源不断,这就是肾气丸为何只是配伍少量桂附之理由了。

临床上,针对肾精亏虚之证,方中有地黄、山萸肉、怀山药来培补;阳虚水停导致的下肢浮肿、小便不利,有茯苓、泽泻来疏导,有桂枝、附子来温化。所以针对肾精不足、肾阳不足诸证,肾气丸的确为首选之方,而且有成药可以选择,甚是方便! 如果对于肾阴不足,或阴虚火旺之人,皆不可轻投肾气丸,辨证处方乃基本之原则!

20 地黄饮子或安神定志丸能防治老年性痴呆吗?

俗话说得好,"年纪大了,最怕的就是老年性痴呆!"

所谓的老年性痴呆,又称为阿尔茨海默病(AD),临床上以记忆障碍、失语、失用、失认、视空间技能损害、执行功能障碍以及人格和行为改变等全面性痴呆表现为特征,病因迄今未明。西医主要是从抗焦虑、抗抑郁、抗精神病等药物来治疗,疗效欠佳,副作用大。老百姓把治疗的目光投向了传统的中医。

中医无老年性痴呆的病名,但是根据临床表现,可归属中医"呆病""痴呆""善忘""文痴""郁证"等范畴。

中医认为,脑是神明功能产生的起源地,是产生神明的实质性脏器,又称"元神之府"。但脑的神明功能正常发挥与身体的五脏功能密切相关,尤其是一要依赖于强盛的心功能,因为"心主血脉",心的功能正常,血脉就能通畅,血液就能充分营养大脑;二要依赖于充足的肾精,只有肾精的充足,才能化生脑髓,心肾功能正常致使脑细胞不致过多凋亡而出现脑萎缩。当然,消化吸收功能的好坏会影响到气血和肾精的化生,肺脏和肝脏功能的正常与否会对各种精神症状如幻觉、幻想、夜间游动、对镜自语等产生影响,所以中医认为老年性痴呆的发生与五脏化生气血及脑髓的功能都有密切的关系,尤以心和肾的功能是否正常更加相关。当然这里说的是中医概念的心脏和肾脏,与西医在概念上是有一定区别的。

本病与脏腑功能失调、气血阴精不足的关系十分密切。其中心肾不足、阴损精衰是发病的核心,而痰瘀火邪的作用只是发病的重要因素。在临床上有虚实两端,故推荐地黄饮子及安神定志丸两首处方。

(1) 地黄饮子:这首方针对的是老年性痴呆属于肾阴阳两虚、痰浊阻窍所致。该方最初用于治疗喑痱证,后世尝试用于治疗老年性痴呆属于肾阴阳两虚、痰浊内阻者,获得很好的疗效。本方由干地黄、巴戟天、山茱萸、肉苁蓉、石斛、炮附子、五味子、肉桂、白茯苓、麦门冬、石菖蒲、远志、生姜、大枣、薄荷诸药组成。用于舌强不能言,足废不能用,口干不欲饮,舌苔浮腻,脉沉迟细弱之喑痱证。该方具有滋肾阴,补肾阳,开窍化痰之功。当老年性痴呆患者伴健忘、行动迟缓、动作迟钝、操作错误、语失流畅、头倾背曲、两便难控、尺脉细弱这些症状表现时,比较适合服用本方。

(2) 安神定志丸:本方宁心保神,益血固精,壮力强志,清三焦,化痰涎,育养心神,大补元气;主咽干,惊悸,怔忡,健忘安神。本方由远志、石菖蒲、茯神、茯苓、龙齿、人参、炙甘草组成,具有化痰开窍宁神、养心安神定志之功,非常适用于老年性痴呆属于心气不足、痰浊阻窍证者。当老年性痴呆患者出现健忘、表情淡漠、反应迟钝、懒语、静则嗜睡、易惊,面色少华、脉细这些症状表现时,比较适合服用本方。

以上两方根据心肾虚实夹杂设立,均可以制成丸剂,以便长期服用。

学习经典了解常见病证问题

1 什么是中医四大经典?

中医四大经典指的是中医发展史上起到重要作用,具有里程碑意义的四部经典巨著,对古代乃至现代中医都有着巨大的指导作用与研究价值。关于四大经典的具体组成存在争议。目前,学术界一般将《黄帝内经》《难经》《伤寒杂病论》《神农本草经》看作是中医四大经典。也有部分中医教材把《黄帝内经》《伤寒论》《金匮要略》《温病条辨》当作四大经典。目前,采用前者说法的较多。

《黄帝内经》分《灵枢》《素问》两部分,是我国现存医书中最早的典籍之一,是我国劳动人民长期与疾病做斗争的经验总结;成书亦非一时,作者也亦非一人;起源于轩辕黄帝,代代口耳相传,后又经医家、医学理论家联合增补发展创作,一般认为成书于春秋战国时期;在以黄帝、岐伯、雷公对话、问答的形式阐述病机病理的同时,主张不治已病,而治未病,同时主张养生、摄生、益寿、延年;是中国汉族传统医学四大经典著作之一,也是中国医学宝库中现存成书最早的一部医学典籍;是研究人的生理学、病理学、诊断学、治疗原则和药物学的医学巨著;在理论上建立了中医学上的"阴阳五行学说""脉象学说""藏象学说"等。

《伤寒杂病论》是我国最早的理论联系实际的临床诊疗专书,目前被分为《伤寒论》和《金匮要略》。《伤寒论》著论22篇,记述了397条治法,载方113首,总计5万余字;《金匮要略》共计25篇,载方262首。它系统地分析了伤寒的原因、症状、发展阶段和处理方法,创造性地确立了对伤寒病的"六经分类"的辨证施治原则,奠定了理、法、方、药的理论基础。书中还精选了300多方,这些方剂的药物配伍比较精炼,主治明确,如麻黄汤、桂枝汤、柴胡汤、白虎汤、青龙汤、麻杏石甘汤。这些著名方剂,经过千百年临床实践的检验,都证实有较高的疗效,并为中医方剂学提供了发展的依据。后来不少药方都是从它发展变化而来。

《难经》,原名《黄帝八十一难经》,传说为战国时期秦越人(扁鹊)所作。本书以问答解释疑难的形式编撰而成,共讨论了81个问题,故又称《八十一难》。全书所述以基础理论为主,还分析了一些病证。其中《一难》至《二十二难》为脉学,《二十三难》至《二十九难》为经络,《三十难》至《四十七难》为脏腑,《四十八难》至《六十一难》为疾病,《六十二难》至《六十八难》为腧穴,《六十九难》至《八十一难》为针法。"难"是"问难"之义,或作"疑难"解。"经"乃指《内经》,即问难《内经》。作者把自己认为的难点和疑点提出,然后逐一解释阐发,部分问题作出了发挥性阐解。全书共分八十一难,对人体腑脏功能形态、诊法脉象、经脉针法等诸多问题逐一论述。

《神农本草经》(简称《本草经》或《本经》)全书分三卷,载药365种,以三品分类法,分上、中、下三品,中国汉族传统医学四大经典著作之一,为现存最早的中药学著作。约起源于神农,于东汉时期集结整理成书,成书作者不详。但并非出自一时一人之手,而是上古、先秦、秦汉时期众多医学家搜集、总结、整理当时药物学经验成果的专著,是对中国中医药的第一次系统总结。其中规定的大部分中药学理论和配伍规则以及提出的"七情和合"原则在几千年的用药实践中发挥了巨大作用,是中医药药物学理论发展的源头。

2 为什么《伤寒论》里用得最多的药是生姜?

生姜始载于《名医别录》,是典型的药食同源植物,本为寻常之物,仲景却有非常之用。医者常以生姜为可有可无之物,其实不然。仲景非常重视生姜的运用,在《伤寒论》中,全书载方用生姜者达 37 首之多,因为生姜有多种功效。

(1) **解表祛邪,调和营卫**:对于外感邪气、营卫不和者,仲景必用生姜配合大枣以调和营卫,如桂枝汤、柴胡桂枝汤等。如桂枝汤用于治疗风寒客于肌表、营卫不和的太阳表虚中风证,方中生姜性味辛散,能散在表在上之邪,既助桂枝祛邪解表,以治卫强,又与大枣相合,助营阴生化,以治营弱,姜枣合用还能扶脾和胃,脾胃乃营卫生化之本,胃气充则卫气足,卫气流动以固护周身,有利于祛邪外出,且大枣与甘草有甘缓气壅之偏,得生姜之辛通走散而缓之,故有散邪而不伤正之优点。成聊摄云:"姜、枣味辛、甘,固能发散,而又不特专于发散之用,以脾主为胃行其津液。姜、枣之用,专行脾之津液,而和荣卫者也。"清代陈修园《本草经读》也云:"生姜与大枣同用者,取其辛以和脾胃,得枣之甘以养心营,合之能兼调营卫也。"清代周岩曰:"生姜味辛色黄,由阳明入卫。大枣味甘色赤,由太阴入营。其能入营,由于甘中有辛,惟甘守之用多,得生姜乃不至过守。生姜辛通之用多,得大枣乃不至过通。二物并用,所以为和营卫之主剂。"可以看出姜、枣、草配伍意义甚大,故医者切不可盲目将其去掉,而桂枝汤及其类方,都少不了这类配伍。

(2) **和中止呕,化饮降逆**:生姜入脾、胃经,能和中止呕,从唐代起被誉为"呕家圣药",可随证加减用于寒、热、虚、实各证所引起的呕吐。其性微温,对寒邪犯胃、中焦虚寒、痰饮中阻、内有水气者用之最宜,如生姜泻心汤、旋覆代赭汤、真武汤等,有的将生姜作为主药,不可替用或弃用。如生姜泻心汤以生姜为主药,则为取其健胃降逆,宣散水气而消痞满之意。中焦为决渎之官,脾胃为气机升降之枢,用生姜"温中"则中焦阳气得复,配以甘草、人参、大枣调和脾胃,脾胃健运又除痰饮之源,使气机升降有序。药学著作《汤液本草》云:"辛以散之,呕为气不散也,此药能行阳而散气。"另外,真武汤证见"此为有水气",水湿之邪有凝聚之性,故治疗湿邪为患之病,除制水、利水外,若配伍辛散之品,可收事半功倍之效,故在此仲景以附子佐生姜取辛散水气化饮之意。旋覆代赭汤主治胃虚痰阻、气逆不降之证,方中生姜独重,一为和胃降逆,增其止呕之效;二为宣散水气,以助祛痰之功;三合参、枣、草以复中虚气弱之效,一箭三雕,可见仲景煞费苦心所在。

(3) **健脾和胃,和中防变**:中医认为,脾胃为后天调治的根本,许多疾病的防治,均有赖于脾胃的健运,脾胃的盛衰对疾病之转归与预后有着决定性的意义,并且药物功效的发挥离不开胃气的推动。而生姜则具有健运脾胃之作用。如《药性解》认为:"生姜辛入肺,肺气通畅,主宰能灵,故能通神明,神明通则一身之气皆为我使,而亦胜矣。一身之气胜,则中焦之元气定,而脾胃出纳之令行,邪气不能容矣。"

因此,张仲景非常重视生姜的运用,也为后人所推崇,仲景妙用生姜,其意义深奥,故应深入了解生姜在方剂配伍中之运用与意义来指导临床,提高临床组方、配伍技巧。仲景对药物的选择应用出神入化,实为后学之典范,值得我们反复学习研究与应用。

3 非典在中医理论为什么叫温病?

非典为一种由 SARS 冠状病毒(SARS-CoV)引起的急性呼吸道传染病,世界卫生组织(WHO)将其命名为严重急性呼吸综合征(SARS)。本病为呼吸道传染性疾病,主要传播方式为近距离飞沫传播或接触患者呼吸道分泌物。潜伏期 1~16 天,常见为 3~5 天。起病急,以发热为首发症状,可有畏寒,体温常超过 38 摄氏度,呈不规则热或弛张热、稽留热等,热程多为 1~2 周;伴有头痛、肌肉酸痛、全身乏力和腹泻。起病 3~7 天后出现干咳、少痰,偶有血丝痰,肺部体征不明显。病情于 10~14 天达到高峰,发热、乏力等感染中毒症状加重,并出现频繁咳嗽、气促和呼吸困难,略有活动则气喘、心悸,被迫卧床休息。这个时期易发生呼吸道的继发感染。病程进入 2~3 周后,发热渐退,其他症状与体征减轻乃至消失。肺部炎症改变的吸收和恢复则较为缓慢,体温正常后仍需 2 周左右才能完全吸收恢复正常。轻型患者临床症状轻。重症患者病情重,易出现呼吸窘迫综合征。

温病是一种以发热为主症的急性外感热病。由于非典最基本最主要的症状是发热,且常表现为高热,这无疑当属温病范围。从其传染性强,并造成大流行状况来看,非典当属疫病,该病可谓温热性疫病,简称温疫。有人认为非典属温病中的春温,也有人认为属湿温。按《温病学》教材所述,春温具有较为严格的季节性,主要发生于春季,初起可见发热、心烦、口渴、舌红苔黄等;湿温多发于夏末秋初之时,但一年四季均可发生,里热证候为主要表现,初起以恶寒少汗、身热不扬、身重肢倦、胸闷脘痞,苔腻脉缓为主要临床表现。从非典初起证候及发病季节看,主要归属春温。由于非典的传染性强,其病因为疠气,正如清代医家吴鞠通所言"温疫者,疠气流行,多兼秽浊,家家如是,若疫使然也",故又为温病中的温疫。

4 为什么张仲景用辨证的方法看病?

辨证是中医认识疾病和治疗疾病的基本原则,是中医学认识和治疗疾病的独特方法。证包括疾病病变的病位、病因、性质等,是体现疾病某一阶段病理变化的本质。只有认识了疾病的证,才能针对疾病进行正确的治疗,所以中医看病最讲究辨证。

张仲景为人敬仰的重要原因之一,就是最注重辨证。可以说,它的出现对后世中医学发展起到了绝对的主宰作用。比如两个患者有相同的症状,但治疗方法不一定相同,为什么呢? 就是要辨证。不仅仅是表面的症状,还要通过多方面的诊断(望闻问切四诊)和医生的分析(辨证分析)得出证候特点,才能处方。这种"透过现象看本质"的诊断方法,就是张仲景著名的"辨证论治"观点。这种理论的形成,彻底否定了仅凭症状来判断疾病性质和治疗方法的主观诊断法,也就确立了中医的又一重要支柱理论——"辨证论治"的原则。这也是几千年来中医长盛不衰,至今仍能傲立于世界医林的"拿手绝活儿",也就是通过望、闻、问、切四诊,综合分析疾病的性质,因人、因病、因证来选方用药,这才符合变化的病情和不同体质的患者,才能做到药到病除。又比如,张仲景在《伤寒论》中提出了治疗外感病时的一种重要的分类方法,就是将病邪由浅入深地分为 6 个阶段,每个阶段都有一些共同的症状特点并衍生出很多变化,这一时期的用方和选药就可以局限在某一范围,只要辨证准确,方子的运用就会有很好的疗效。这种方法后人称为"六经辨证",但"经"绝不同于经络的"经",它包含的范围要宽泛得多。书中的 113 首处方,也都是颇具奇效的经典配方,被后人称作"经方",运用得当,常能顿起大病沉疴,因此,《伤寒论》也被称为"医方之祖"。

5 心痛就是心脏病吗?

中医认为,心痛是胸脘部疼痛的总称,出自《灵枢·经脉》。心痛可以是心脏部位的疼痛,也有可能是胃脘部的疼痛。因为古人将胃脘痛也称之为心痛,如《丹溪心法·心脾病》说:"心痛即胃脘痛。"

那如果是心脏部位的疼痛是不是一定就是心脏病呢?一提起心痛,许多人便会联想到心脏病,有的甚至以为得了心脏病,就会心痛,这些想法并不奇怪。有合乎情理的一面,因为心痛确实可以是由某些心脏病引起的。其实,在临床上有很多疾病都可以引起心痛。中医认为,五脏有病,病气逆于心就可以导致心痛。如《难经·第六十难》云:"其五脏相干,名厥心痛。"杨玄操注:"诸经络皆属于心,若一经有病,其脉逆行,逆则乘心,乘心则心痛,故曰厥心痛。"

那么胃脘部疼痛,是不是一定就不是心脏病呢?胃处腹中之上部,心居胸中之下部。正如《医学正传·胃脘痛》谓:"胃之上口,名曰贲门,贲门与心相连。"《证治准绳·心痛胃脘痛》所说:"然胃脘逼近于心,移其邪上攻于心,为心痛者亦多。"心与胃的位置很近,胃痛可影响及心,表现为连胸疼痛,心脏病亦常涉及心下,出现胃痛的表现,故应高度警惕。如果是胃痛,多发生于青壮年,疼痛部位在上腹胃脘部,其位置相对较低,疼痛性质多为胀痛、隐痛,痛势一般不剧,其痛与饮食关系密切,常伴有吞酸、嗳气、恶心、呕吐等胃肠病症状,纤维胃镜及病理组织学等胃的检查异常;如果是心脏病,多发生于老年,其痛在胸膺部或左前胸,位置相对较高,疼痛性质多为刺痛、绞痛,有时剧痛,且痛引肩背及手少阴循行部位,痛势较急,饮食方面一般只与饮酒饱食关系密切,常伴有心悸、短气、汗出、脉结代等心脏病症状,心电图等心脏检查异常。

所以心痛与心脏病两个既有联系,又有区别,不能混为一谈。现代检查有助于鉴别。

6 出现"多饮、多食、多尿、消瘦"的症状一定是糖尿病吗?

消渴病是中医常见的病名,临床以烦渴、多饮、多食、多尿、疲乏消瘦为典型症状。关于消渴病与糖尿病的关系,近代张锡纯指出"消渴,即西医所谓糖病",其后有许多医家把消渴等同于现代医学的糖尿病。这样的提法有其合理的一面,但这样简单的等同会缩小消渴所包含的疾病范畴。因为中医的消渴病和西医的糖尿病的诊断标准不一样。西医中糖尿病以血糖升高为主要诊断依据,而中医的消渴病以多饮、多食、多尿及消瘦等症状为诊断依据。虽然两者的诊断标准完全不同,但两者存在着共同之处。糖尿病病变过程中的如有消渴病的症状,仍可按消渴病论治。因此,古医籍中的消渴、肾消、消中等,凡指明小便甜者当属糖尿病,或虽未明言小便甜,但所描述的症状与糖尿病相似,或者提到病久可生目疾、痈疽、水肿等并发症时,也应为糖尿病,其余的则可能为其他疾病。笔者认为,古医籍中的消渴有广义与狭义之分。广义消渴泛指以"口渴、多饮、多尿、多食"为主症的一类疾病,相当于现代医学的糖尿病、尿崩症、精神性多饮多尿、甲状腺功能亢进症等多种疾病;狭义的消渴指以"多饮、多食、多尿、消瘦、尿甜"为主要特征的疾病,包括了糖尿病中的一部分患者。临床上有一些糖尿病患者并无多饮多食等典型的消渴症状,但其血糖和尿糖均高于正常,有部分患者甚至不仅无消渴的典型症状,连尿糖检测也是阴性,只是血糖超过常值,且已达到了糖尿病的诊断标准。这部分患者,按照中医辨证难以确诊为消渴,然而,从现代医学的角度来看,糖尿病是客观存在的。因此,广义的消渴不能等同于糖尿病,狭义的消渴也只能概括糖尿病中的一部分病例。可见消渴与糖尿病两者存在着交叉关系,是两个不完全相同的概念。

7 肝炎患者为什么会出现厌油、厌食等消化问题?

肝炎的患者大多肝气过旺,从五行相克的关系来看,肝病患者容易出现脾胃疾病。张仲景说:"见肝之病,知肝传脾,当先实脾。"治肝为什么要护脾?该如何护脾?中医认为,肝属木、脾属土,在五行学说中,肝木克脾土,其中"克"是制约、约束的意思。也就是说,肝对脾发挥着调节、制约的作用,这种相克关系有助于脏腑之间功能的相互协调。为什么呢?我们知道,脾主运化水谷,为气血生化的源泉,为人体各个脏腑组织器官提供营养物质,就像土壤一样滋养着万物。但脾属阴,其体淖泽,其性板滞,滞则易郁,必需依赖肝的活泼、开散疏泄之性,才能正常发挥作用。

肝患了疾病,就不能正常行使对脾正常的协调功能了。如肝病患者常常肝气郁结,肝火过旺,会出现怎样的情况呢?肝对脾克伐太过,即过度制约脾的功能,或对脾不能正常行使升散疏泄的作用,这样就会伤害到脾,导致脾病,这就是所说的"知肝传脾"。中医将这种过度相克称之为"相乘",即肝克脾转变为肝乘脾。因为脾病,不能正常运化所食之物,不能将之化生为营养物质,所以,我们经常看到患有肝病的患者,面黄肌瘦、食欲不好、没有力气。时间久了,脾不能正常提供精微物质,气血生化之源匮乏,就会出现贫血,面色萎黄。因脾不能正常运化体内的水湿,水湿内停,积留在腹,就见肝病患者大腹便便,腹水臌胀。这些都是因为肝对脾的克伐太过造成的。所以,根据中医治未病的理论思想,提出"见肝之病,知肝传脾,当先实脾"。对于肝病患者,在患病初期就要特别重视健脾、护脾。专家介绍说,在五脏里肾被称为先天之本,而脾被称为后天之本。足见脾脏对生命的重要性。

8 发热就吃清热解毒的中药吗?

发热就是我们通常说的发烧,也就是指体温升高。口腔温度 37.3 摄氏度以上,直肠温度 37.6 摄氏度以上,即可认为是发热。西医认为,发热的原因大多为感染或传染病及非感染疾病,如细菌、病毒、真菌、支原体等感染;无菌组织损伤;中枢发热、癌热、变态反应引起发热、产生散热异常等。发热是临床最常见的症状之一。

大部分患者一发热,就认为是上火了,喜欢用银翘解毒丸、双黄连、牛黄解毒片、清开灵等清热解毒药,把清热解毒药作为退热的灵丹妙药。这违背了中医辨证论治的原则,是不科学的。中医对发热从《黄帝内经》就有深刻的认识。发热可以分为外感和内伤。外感发热又可以分为风寒、风热、暑湿、暑热等;内伤发热又可分为虚证和实证,虚证可分为气虚、血虚、阴虚、阳虚等,实证有瘀血、实热、实寒、饮食停滞等。中医治病注重的是辨证论治,不同的病因病机,治疗是不一样。所以,由于导致发热的原因有很多,发热的程度由于个体等其他因素的不同,所以治疗也会不同。是外感就要解表,是虚证就要补虚,是实证就要祛邪。因此,发热不能一味用清热解毒的药。中医退热的方法有 10 余种,如解毒退热、发汗退热、泻下清热、和解退热、养阴清热等等。运用时要依据具体的病情来辨证施治,选择对症的治疗方法。用得对症,高热往往立马可退,但如用得不当,往往反增其热。只有当有热毒壅滞导致的发热,才能用清热解毒的药。另外,清热解毒的药大多性味苦寒,容易伤脾胃。中医认为,脾胃受损后邪气更容易侵入,使病邪更加缠身难清,所以清热解毒药要对症使用,要慎重使用。

9 感冒怎么辨寒热呢?

中医认为,感冒是人体感受六淫之邪、时行病毒导致的常见外感疾病。至于外邪侵犯人体是否发病,关键在于人体的正气强弱,同时与感邪的轻重有关。如果感邪较重,老人、孩子、体弱患者也可以合并其他病症。因感冒有一定的传染性,在易感季节特别是春天发病率很高,对人体健康影响较大,因此必须积极防治。感冒初期一般多见鼻塞、流涕、喷嚏、恶风,继而发热、咳嗽、咽痒或头痛、身体酸楚不适。病程约 5~7 天。一般感冒全身症状不重,较少出现合并症。时行感冒多呈流行性,常突然恶寒,甚至寒战、高热,周身酸痛,全身症状明显,且可发生其他病症。由于感受邪气寒热的不同,以及人体正气强弱不同,感冒的基本证型为风寒或风热感冒,就是我们常说的热感冒和寒感冒。那怎么分别呢?

风寒感冒,恶寒(怕冷)重,发热轻,身紧,全身肌肉骨节酸痛,无汗,流清涕,打喷嚏,舌不红,脉不数。治疗可选用辛温解表、疏风散寒的感冒冲剂、感冒软胶囊等药物;风寒感冒兼有咳嗽的可选用通宣理肺丸。

风热感冒,发热较重,恶寒(怕冷)较轻,或不恶寒,咽痛,尿黄,大便干,舌尖边红,脉数。治疗应辛凉解表,疏风清热。发热为主的选用清开灵,兼咽痛的选用银翘解毒丸,兼咳嗽的选用桑菊感冒片,头痛为主的选用芎菊上清丸。

也许在人们的印象中,风寒感冒常常发生在寒冷的冬季,在天寒地冻的季节,穿得太少,被狠狠冻了一下,于是就患上了风寒感冒。实际上,在温暖的南方,四季不分明,气温变化却较大,因而,稍不注意,也会"受凉"而患上风寒感冒。比如,在炎炎的夏天,也会因汗出当风或贪凉引起风寒感冒。举个简单的例子,人在蒸桑拿的时候,温度非常高,但是从桑拿房中出来,不小心吹了风受了凉,就容易感冒了。

所以感冒的寒热性质不能靠季节来判断,是靠辨证来判断。其实风寒感冒与风热感冒最大的区别就是到底是恶寒相对较重还是恶风相对较重,是鼻流清涕还是脓涕。风寒感冒就是人体感受风寒,当然是一派寒象,恶寒重,流清涕;相反,风热感冒就是人体在正气不足时感受风热,当然是一派热象,发热重,流脓涕。有时候也要看人的体质,因人而异。有些人本来就是阳性体质,他不仅容易感受阳邪,他还容易从阳生热。热极化寒,寒极化热,有时候也要注意这一点。

特别需要提醒患者的是,吃中药一定要辨证。有些患者得了感冒不分风寒风热,自己到药店买中成药吃,得了风热感冒吃治疗风寒感冒的药,结果适得其反,使病情加重。

10 便秘就吃泻药吗?

便秘是指排便次数少,排便时间间隔延长,超过 48 小时,而且还有腹痛、腹胀、恶心、口中感觉苦涩、肛门疼痛,排便质硬干结,艰涩不畅,或胶黏不爽,便后不爽等,甚至靠药物或灌肠才能排出大便的一种慢性病症。便秘是常见多发病,多见于老年人,近年来发病有年轻化趋势,中青年妇女、儿童乃至婴幼儿亦有便秘。大凡因年老气虚津亏、脾胃虚弱、运化无力、胃肠蠕动缓慢所致,与饮食习惯、生活方式、多静少动、精神紧张、小儿厌食、积滞导致的胃肠功能紊乱和婴幼儿胃肠发育尚未完善等因素有关。

中医认为,便秘是大肠传导失司所致,病位在大肠,但与肺、脾、肾有密切关系。临床上可分为实秘和虚秘。其病因有胃肠积热、气机郁滞、气血阴津亏虚、阴寒凝滞。西医将便秘一般分为 3 种类型:结肠慢转运型(结肠无力型便秘)、出口梗阻型(直肠排空障碍性便秘)和结肠慢转运型加出口梗阻型。

便秘的病位虽在大肠,但无不涉及脏腑、气血、阴阳。由于虚实夹杂,治疗要标本兼顾,切不可见病治病,滥用泻药。临床基本有以下几种情况:

(1) 实秘

1) 湿热便秘:此种情况多见于青年阳盛之体,素食奶酪厚味,饮食精细,多肉食少菜,或嗜酒无度,喜欢吃辛辣之物等。诸多不良的生活习惯,湿由内生,湿蕴化热,湿热互阻,肠内积热耗伤津液,燥粪内结,阻碍气机升降。症状有胸脘痞塞满闷,腹胀便干,排便艰难,肛门灼热,口干口臭,心烦少寐,小便短赤。或因湿热下注而表现为排便不爽,黏滞不爽,欲解不尽,舌苔黄腻或黄燥,脉象弦滑数。治疗宜清热化湿,导滞通腑,代表方麻子仁丸。少食奶酪厚味,饮食不宜过于精细,均衡膳食,不要嗜酒无度,少吃辛辣之物。改变不良的生活习惯。

2) 气机郁滞型便秘:是指由于气机郁滞,通降失职,使糟粕内停,不能下行所致便秘。多发于忧愁,思虑过度,情志不畅或久坐少动的人。症状有大便涩滞不行,胸膈痞满、嗳气纳呆、腹胀腹痛,舌淡红、苔薄白,脉弦。治疗宜顺气导滞,用六磨汤。患者因气滞而导致的便秘,故应了解患者气滞不舒的原因,做好情志护理,予以疏导。养成排便规律,不要因为其他事情而忍住大便,或是忘了排便,久而久之也会引起便秘。加强适当的运动,因为长时间端坐电视机前或电脑前,且旁边有大堆零食伺候,会气滞而使得胃肠蠕动减慢,发生便秘。

(2) 虚秘:多见于中老年人,或久病复后及产妇之人

1) 气虚便秘:是由于先天不足、营养不良、年老虚弱、久病未愈,脾肺气

虚,气虚则推动无力,大便排泄不畅,传导无力。症状有大便多日一行,临厕努挣,难于排出,挣则汗出短气,面白神疲、肢倦懒言,舌淡,苔白脉弱。治疗宜益气润肠通便,代表方黄芪汤。

2)血虚便秘:由于外伤失血过多、月经过多,或其他慢性失血及慢性消耗疾病等各种原因导致的血液亏虚,或是饮食不节导致脾胃损伤,不能运化水谷,气血来源不足,使得血虚津少,不能下润大肠而致便秘。症状有大便干结,面色萎黄,唇甲色淡,头晕心悸,舌淡苔白脉细。治疗宜养血润肠,代表方润肠丸。

3)阳虚寒凝便秘:由于阳气虚衰,阴寒内生、阳气不通,肠道传送无力,大便艰涩所致便秘。多发于年老体弱及久病者。多责之于脾肾阳虚不能益气化津,以至于水气互结,不能濡润大肠,使得排泄糟粕的正常功能失常,堆积而为患。症状有大便艰涩,排出困难,腹中冷痛,四肢不温,腰膝酸冷,舌质淡,苔薄,脉沉迟。治疗宜温振脾肾,通调肠腑,温里助阳通便,代表方济川煎。

4)阴虚便秘:热病之后或杂病日久伤耗阴液,或因五志过极、房事不节、过服温燥之品等使阴液亏少,机体失去濡润,血液亏虚不能濡润肠道所致的便秘属于阴虚便秘。症状有大便干结,粪块形如羊粪,排便艰难,努挣不下,常伴有肛裂,头晕耳鸣,心烦少寐,形体消瘦,腰膝酸软,舌红少苔,脉细数。治疗宜滋阴增液行舟,代表方增液汤。

综上所述,便秘的原因有多种,如果不辨证,便秘就吃泻药,不但不会减轻便秘的症状,而且会在一定程度上加重便秘的症状,影响脾胃及胃肠的脏腑的功能。如果是阴虚便秘,则会加重津液的亏损,加重病情。若是阳虚的患者,则会进一步损害阳气。西医认为,胡乱或大量地吃像通便灵等刺激性的泻药不仅会引起腹痛,而且长期使用会成瘾,不吃的时候仍然会便秘。另外就是,大肠会在这些药物的刺激下出现色素沉着的大肠黑变病。因此,切不可一便秘就吃泻药。

11 温病为什么非常重视舌质、舌苔的变化呢?

众所周知,舌是口腔中最重要的器官之一。它附着于口腔底的下颌骨和舌骨,是由很多横纹肌组成的一个肌性器官。舌的表面有舌黏膜,在舌黏膜上有3种舌乳头——丝状乳头、菌状乳头和轮廓乳头。后两种乳头中有味蕾,具有感受味觉、调节声音和拌和食物的功能。舌与脏腑经络的关系密切。"有诸内,必形诸外。"脏腑功能的变化,很大程度可以在舌上反映出来。如《灵枢·脉度》说:"五脏不和则七窍不通。"这种相应关系主要是通过经络系统来实现的。如《灵枢·经脉》说:"手少阴之别……循经入于心中,系舌本。""厥阴者肝脉……络于舌本也。""脾足太阴之脉……入腹属脾络胃,上膈,挟咽,连舌本,散舌下。""肾足少阴之脉……循喉咙,挟舌本。"《灵枢·经筋》也指出:"足太阳之筋……其支者,别入结于舌本。"我们可以看出,通过经络系统,舌与经脉、经别、经筋以及心、肝、脾、肾、胃、三焦等诸脏腑有着直接的联系。而肺、胆、小肠、大肠等脏腑,虽然经脉与舌无直接联系,但手太阴肺经"起于中焦,还循胃口",足少阳胆经"贯膈络肝",手太阳小肠经"入缺盆络心",手阳明大肠经"下缺盆络肺",这些脏腑的经气都可以间接地与舌相连。就如《灵枢·邪气脏腑病形》所说:"十二经脉,三百六十五络,其血气皆上于面而走空窍……其浊气出于胃,走唇舌而为味。"内在脏腑与舌相应,其化生的精气就可以通过经脉荣养于舌,表现在正常舌象上就可以见到舌体红活荣润。同样,如果内脏发生病变,影响精气的生成和输布,也必然会反映在官窍上,特别是舌上。所以通过有目的地对舌象进行诊察,可以推测和判断出内在脏腑的状态,推断其病变。

温病是温邪侵犯人体,通过舌质的特点,一般可反映邪热的盛衰,预测热邪对气血、脏腑的影响和病位的深浅,判断营血、津液的盛衰;而通过舌苔的征象,一般可表明病邪的性质,判断津液的盈亏以及病变的阶段。所以舌诊在温病的诊断中意义重大。但在舌诊时,必须把舌苔与舌质的变化结合起来进行综合分析,才能得出正确的判断。

12 什么是卫气营血辨证?

卫气营血辨证是诊断学名词,属于辨证方法的一种,主要用于温病辨证,清代叶天士所创。卫气营血辨证即以外感温病由浅入深或由轻而重的病理过程分为卫分、气分、营分、血分4个阶段,各有其相应的证候特点。病变按卫、气、营、血逐步发展顺传。其中两分的证候同时出现者称同病。卫分为表证阶段,应鉴别不同的病因;气分为热盛阶段,应区别热邪是否结聚;如属湿热,则应区分热和湿的轻重;病邪深陷营、血分为伤阴引致内闭或出血的阶段,并须明辨心、肝、肾等脏的病变,由此从病因、阶段、部位、传变及病变程度确立辨证的内容。

中医以卫、气、营、血为纲,根据温病发生、发展及症状变化的特点,对临床表现进行综合分析和概括,以区分病程阶段、辨别病变部位、归纳证候类型、判断病机本质、决定治疗原则,并推测预后转归。卫气营血辨证的确立丰富和发展了外感病的辨证论治方法,使温病学逐渐形成一个比较完整、独立的理论体系,至今仍被广泛运用于临床。

卫、气、营、血在《黄帝内经》中是指构成人体和维持人体生命活动的基本物质。至清代,叶天士根据前人有关营卫气血的论述,结合自己的实践经验,在《温热论》中将卫气营血作为温病的辨证纲领,用以分析温病病情浅深轻重及其传变规律,把温病的发生发展过程概括为四类不同证候,并提出相应的诊法和治法,从而创立了卫气营血辨证这一理论体系。卫气营血代表温热邪气侵犯人体所引起的疾病浅深轻重不同的4个阶段,其相应临床表现可概括为卫分证、气分证、营分证、血分证四类证候。

卫分证常见于外感热病的初期,是温热病邪侵犯肺与皮毛所表现的证候;临床表现为发热、微恶风寒、或伴有头痛、身疼、咽干、咳嗽、苔白、脉浮等。气分证是温热病邪由表入里,阳热亢盛的里热证候,多由卫分证转化而来,病位较深;其基本特征为身体壮热,不恶寒,反恶热,汗出而热不解,舌红,苔黄,脉数。营分证为温热病邪内陷营阴的深重阶段,病位多在心与心包络,以营阴受损,心神被扰为特点;营热阴伤者,症见身热夜甚,口干而不甚渴饮,心烦不寐,甚则神昏谵语,或见斑疹隐隐,舌质红绛,脉象细数;热闭心包者,症见身热灼手,时时昏谵,或昏愦不语,言謇肢厥,舌红绛,脉细数;营热阴伤多由气热伤津逐渐发展而成,热闭心包亦可由卫分直接传入而致。血分证为邪热深入血分而引起耗血动血的证候,是卫气营血病变的最后阶段,也是温热病发展演变过程中最为深重的阶段,累及脏腑以心、肝、肾为主;其临床特点是身热,躁扰不安,或神昏谵狂,吐血,衄血,便血,尿血,斑疹密布,舌质深绛,脉细数。

13 什么是六经辨证?

六经辨证始见于《伤寒论》,是汉代张仲景结合伤寒病证传变特点,将外感疾病演变过程中的各种证候群,进行综合分析,归纳其病变部位,寒热趋向,邪正盛衰,而区分为太阳、阳明、少阳、太阴、厥阴、少阴六经,分别从邪正盛衰、病变部位、病势进退及相互传变等方面阐述外感病个阶段的特点。几千年以来,它有效地指导着中医学的辨证施治。凡抗病能力强、病势亢盛的为三阳证,抗病能力衰、病势虚弱的为三阴证。六经病证,也是经络、脏腑病理变化的反映。其中三阳病证以六腑的病变为基础;三阴病证以五脏的病变为基础。所以说六经病证基本上概括了脏腑和十二经的病变。运用六经辨证,不仅仅局限于外感病的诊治,对肿瘤和内伤杂病的论治也同样具有指导意义。

太阳病临床表现为发热,恶寒,头痛,项强,脉浮等。太阳病分为经证和腑证。经证为邪在肌表的病变;腑证是太阳经邪不解而内传于膀胱所引起的病变。阳明病临床表现为身热,汗自出,不恶寒反恶热,脉大等。阳明病也分经证和腑证,其中阳明经证是邪在胃中的病变,阳明腑证是邪在大肠的病变。少阳病临床表现为口苦、咽干、目眩,往来寒热,胸胁苦满,默默不欲饮食,心烦喜呕,脉弦细等。少阳证是邪在肝胆的病变。太阴病临床表现为腹满而吐,食不下,自利,时腹自痛,脉缓弱等;是脾虚湿盛,病在脾经的病变。厥阴病在临床上可归纳为4类:①上热下寒证:消渴,气上冲心,心中疼热为上热证;饥而不欲食,食则吐蛔,下之利不止为下寒证。②厥热胜复证:为四肢厥逆与发热交错出现。③厥逆证:就是四肢厥冷,轻者不过腕踝,重者可越过肘膝。④下利吐哕证:热利下重为湿热下利,下利谵语为实热下利,下利清谷为虚寒下利;干呕、吐涎沫、头痛为寒饮呕吐,呕而发热为发热呕吐,哕而腹满为里实哕逆。少阴病是六经中最后层次和最危重的阶段,多出现精神极度衰惫、欲睡不得,似睡非睡的昏迷状态。少阴病是邪在心肾的病变,分寒化热化两种。六经病证也体现了病位的深浅,太阳病主表,阳明病主里,少阳病主半表半里。

14 感冒不及时治疗会发生什么变化呢?

　　感冒对于健康人的成人来说,不是什么大病,没什么了不起,一般 3~7 天,不治疗也会好。但如果是重感冒或体质比较弱的人感冒,不及时治疗,病情会加重,引发各种并发症,严重的会危及生命,所以有"老怕伤寒少怕痨"之说。

　　邪气从体表侵入人体,是感冒的开端,如果能采取及时正确的治疗,当然不一定要吃药,可以是针灸、推拿、膏药、运动等等,疾病就会在早期痊愈;如果不及时正确治疗,就会发生变化,就是中医常说的"传变"。或者用一个更时髦的词,叫"扩散",不光癌细胞能扩散,扩散了就很可怕,感冒也能扩散,扩散了也很严重。更严重的是,感冒还能在人与人之间扩散。

　　那么感冒会怎么传变呢,从张仲景的六经辨证来看,感冒就是太阳证,传变之后就会到少阳证、阳明证,更严重的还会到太阴、厥阴、少阴;从叶天士的卫气营血辨证来看,感冒就是卫分证,传变之后就会到气分证,严重的还会到营分证、血分证;从吴鞠通的三焦辨证来看,感冒就是上焦病证,传变之后就会到中焦、下焦。这样一层一层的传叫顺传,也就是疾病从体表进入了人体里面,在人体里面作乱,影响到脏腑的功能,比如刚开始感冒只是打喷嚏、咳嗽,不及时治疗就会出现肺炎。如果人本身抵抗力差,感冒还会发生逆传,直接从太阳证到少阴证,或直接从卫分证到营分证,或直接从上焦到下焦。比如有些人感冒之后几天就出现肾炎或心肌炎等。顺传一般病情缓和,预后较好;逆传一般发病急骤,来势凶猛,病情危重,预后较差。当然这种传变方式、传变程度、传变快慢要看感受邪气的性质、感受邪气的程度、患者的体质以及治疗的情况。

　　所以,感冒了不能太大意,要早期采取正确的措施进行处理,不能任其发展,或治疗错了,后果将"不堪设想"。

15 怎么根据发热的特点辨别疾病呢？

发热是生病的症状，一般以体温升高和患者自觉发热为诊断依据。现代医学认为体温超过 37 摄氏度就算发热。但是中医认为患者有发热的感觉或各种热象，即使体温没有明显升高，也认为是发热。

中医认为发热的原因是什么呢？中医认为，发热是机体"阴阳"失去了平衡，如"阳盛则热，阴盛则寒""阴虚生内热""阳盛生外热"等都体现发热的病理过程与"阴阳"失衡相关。这点，中医和西医的认识具有一致性。比如，西医认为发热的原因是由于"产热"和"散热"机制失去了平衡，因此导致发热。

那么中医怎么根据发热的不同来辨别疾病呢？中医从长期的临床实践中，观察到不同疾病引起的热型不同，对于临床诊断有很大的指导意义。具体如下：①恶寒发热：患者既有轻微的怕冷，又有发热，怕冷和发热同时存在，这大多是感受外邪引起的表证；②寒热往来：患者忽冷忽热，恶寒和发热交替出现，说明邪在半表半里；③但热不寒：患者只感觉到发热，不觉得冷，说明邪气已经入里了，没有表证；④蒸蒸发热：患者不怕冷，只发热，并且觉得发热像蒸包子时热气熏蒸的样子，说明患者表里都有热证；⑤日晡潮热：患者每天下午定时发热，如潮起潮落，一般见于大热伤阴、热结胃肠或湿热内蕴胃肠；⑥夜热早凉：患者晚上发热，天明热退身凉但无汗，提示温病后期邪热未净，留伏阴分；⑦五心烦热：患者不一定体温升高，但觉得心热烦躁，或者手掌心、脚掌心热等，一般说明有阴虚；⑧身热肢厥：患者胸部、腹部灼热，但手足很冷，是因为热郁在里，阳气不能外达四肢，属内真热外假寒；⑨久热：患者发热长久不退，临床多见于湿温病或热入营血。

所以，发热的性质有实有虚，病位有深有浅，临床上要根据发热的特点仔细鉴别，正确认识疾病。当然，临床还要结合患者的其他表现，综合判断。

16 "冬伤于寒,春必温病"是怎么回事?

古人有云:"春伤于风,夏生飧泄;夏伤于暑,秋必痎疟;秋伤于湿,冬生咳嗽;冬伤于寒,春必温病。"这段话主要讲述的是节气之间的相互影响关系,即春季感受风邪了,夏季就会腹泻;如果夏季中了暑邪,秋季就会出现疟疾;秋季中了湿邪,冬季就会咳嗽;同理,冬季感受了寒邪,春天就会产生温病。节气间的传变是密不可分的,下面主要讲述一下"冬伤于寒,春必温病"的理解吧!

"冬伤于寒,春必温病"这句话来自《黄帝内经》中的《素问·阴阳应象大论》和《素问·生气通天论》,其含义历来备受争议。如张仲景认为"冬伤于寒,春必温病者,盖以冬时不藏精",即冬伤于寒,春必温病之人不是由于触犯了寒邪伏寒化温,而是冬不能藏精引起的。而王叔和认为冬天感受了寒邪,而不是即时发病者,寒邪藏于肌肤,等到冬天过后,春季发为温病。显然。各医家都各执己见,我们不能评判谁对谁错,但可取长补短。下面我来浅谈一下对这一句话的认识。

"冬伤于寒,春必温病"大意为人由于各种因素在冬天感受到了寒邪,寒邪入侵人体,但是此时并不引起相应的病证,反而到了春季才发生反应,产生温病。那么,为何冬天感受的邪气,春天才发呢?理由很简单:冬天天气较寒冷,人容易感受外邪入侵,特别是寒邪,寒邪入侵人体后,直中肌肤,深入骨髓,至脉内,此时腠理闭塞后不发,当春季来临,气温逐渐升高,人体腠理开,此时才有反应,产生温病,我们可称其为"伏气温病",立春后不见反常的寒冷气候,却见有"壮热为病者,此为春时阳气发于冬时伏寒,变为温病",要想得到有效治疗,我们可以在春季较温暖的时候发泄腠理,用力出汗,使其寒气从内与汗俱出,这样用发汗之力,可把寒气从内除之也。当然也可用小柴胡加减等方。"冬伤于寒,春必温病"这种传变规律对中医治疗起到了至关重要的作用,冬季感邪,春季发病,同理纵观中医史引发出来的"冬病夏治""夏病冬治"的治法也多不胜数,在临床实践中也起到了很完美的效果。简单举个例子吧,很多人一到冬天就很怕冷,不管穿多少手脚都是冰冷的,此症状一般在冬天症状较明显,冬季气温较低,如个别体质较弱者或老年人多四肢冰冷,很多人就会在冬天治疗,其实用"冬病夏治"的方法更佳,冬天易手脚冰冷者,可在夏季时多泡脚,活络筋骨,锻炼等等,这样全身气血通畅,筋脉畅通无阻就不会导致手脚冰冷,提前调节身体气机,等到了冬天,自然不会出现手脚冰冷的症状。为何冬天不能呢?不是不能,而是夏季这么做效果会更好,由于冬天腠理闭塞,很难打通筋脉,而夏季刚好相反,这样的例子还有很多很多,如关节风湿痛等等。我们不仅这样,还可以通过食补来加强人体免疫力,达到强健身骨、强化锻炼等目的。

综上所述,"冬伤于寒,春必温病"不止是反映节气相互传变规律,也侧面导出"冬病夏治""夏病冬治"的治则治法等。它的影响不仅于中医的发展有着重要的影响,更重要的是这种思想给予我们的启迪。

17 张仲景治疗虚证为什么以补脾、肾为主?

张仲景,东汉末年著名医学家,被后人尊称为医圣。他广泛收集医方,写出了传世巨著《伤寒杂病论》。他确立的辨证论治原则,是中医临床的基本原则,是中医的灵魂所在。在方剂学方面,《伤寒杂病论》也作出了巨大贡献,创造了很多剂型,记载了大量有效的方剂。其所确立的六经辨证的治疗原则,受到历代医学家的推崇。他所著《伤寒杂病论》中有很多治疗虚证的条文。

虚证是人体正气不足所表现的一类证候,人体正气虚弱明显,而邪气并不亢盛,临床表现以不足、松弛、衰退为基本特点,多见于慢性疾病或疾病的后期,病程较长。虚证形成的原因,有先天不足和后天失调两个方面。先天不足,阴阳失调,易导致心肾不交、神志失控,出现神不宁、魂不安、意不固、志不坚的症状;后天失调,七情劳倦,房事过度,耗伤元气,或久病失治,损伤正气,均可致虚。

肾的主要生理功能是藏精,主生长、发育与生殖,为人体阴阳之根。肾内系先天真气,寄元阴元阳,为脏腑阴阳之根本,故称肾为"先天之本"。先天不足,先天之本匮乏,则肾气不足、肾虚,治宜充养先天。

肾阳为一身阳气之本,能推动和激发脏腑经络的功能,能温煦全身脏腑,进而促进机体的气血津液输布。若肾阳虚衰,温煦、推动等功能减退,则脏腑功能减退,机体的新陈代谢减缓,产热不足,精神不振,发为虚寒性病证。《伤寒论》四逆汤证中有云:"少阴病,脉沉者,急温之,宜四逆汤。"此病肾阳虚衰,阴寒内盛,治宜温肾回阳,方用四逆汤。

肾阴为一身阴气之源,能抑制和调控脏腑的功能,凉润全身脏腑形体官窍,进而抑制机体的新陈代谢,调控机体气化过程。若肾阴不足,抑制、宁静、凉润功能减退,则脏腑功能虚性亢盛,新陈代谢相对加快,产热相对增多,发为虚热性疾病。黄连阿胶汤证中有云:"少阴病,得之二三日以上,心中烦,不得卧,黄连阿胶汤主之。"此病阴虚火旺,心肾不交,治应滋阴清火,交通心肾,方用黄连阿胶汤。

脾的主要生理功能是主运化,统摄血液。人的生命活动的继续和精气血津液化生与充实,均赖于脾胃运化的水谷精微,故称脾胃为"后天之本"。后天不足,后天营养匮乏,则脾气不足、脾虚,治应健脾为主。

脾主运化,把饮食水谷转化为水谷精微和津液,并将其吸收、转输到全身各脏腑。若脾气的运化功能减退,称为脾失健运,也必然影响食物和水液的吸收而导致腹胀、便溏、食欲不振、倦怠、消瘦等。《伤寒论》太阴病篇中有云:"自利不渴者,属太阴,以其脏有寒故也,当温之,宜四逆辈。"轻者用理中汤温中祛寒,重者用四逆汤补火生土。

肾为"先天之本",脾胃为"后天之本",所以肾与脾胃是相互资助、相互依存的。如果肾阳不足,不能温煦脾阳,则会出现腹部冷痛、下利清谷或五更泄泻及水肿等脾阳虚的证候;如果脾阳虚,日久则会导致肾阳虚,脾肾阳虚则导致肠道传送无力,使大便艰涩、排出困难,伴有腹中冷痛、四肢不温、腰膝酸冷等症。

所以张仲景治疗虚证以补脾、肾为主。

18 《黄帝内经》为什么是中医必读经典?

中国古代有三大以"经"命名的奇书,第一部是《易经》,第二部是《道德经》,第三部就是《黄帝内经》。《黄帝内经》是中国传统医学四大经典著作之一(《黄帝内经》《难经》《伤寒杂病论》《神农本草经》),也是第一部冠以中华民族先祖"黄帝"之名的传世巨著,是我国医学宝库中现存成书最早的一部医学典籍。

关于《黄帝内经》,不少人认为是讲内在人体规律的,有的人认为是讲内科的,但相关专家认为《黄帝内经》是一部讲"内求"的书,要使生命健康长寿,不要外求,要往里求、往内求,所以叫"内经"。也就是说你要使生命健康,比如有了病怎么治病,不一定非要去吃什么药。试想,大约700年前,欧洲鼠疫暴发,有1/4的欧洲人失去了宝贵的生命,而中国近两千年的历史中虽也有瘟疫流行,但从未有过像欧洲一样惨痛的记录,中医药及《黄帝内经》的作用由此可以充分展示。《黄帝内经》在中医历史上有4个第一:

(1)《黄帝内经》是第一部现存中医理论经典。人类出现以后,就有疾病,有了疾病必然就要寻求各种医治的方法,所以医疗技术的形成的确远远早于《黄帝内经》。但中医学作为一个学术体系的形成,却是从《黄帝内经》开始的,所以《黄帝内经》被公认为中医学的奠基之作。这部著作第一次系统讲述了人的生理、病理、疾病、治疗的原则和方法,为人类健康作出了巨大的贡献。中医学形成以后,就庇佑着中华民族,使中华民族生生不息,使中华儿女能够战胜疾患、灾难,绵延至今。没有中医、没有《黄帝内经》的中华民族,是难以想象的。

(2)《黄帝内经》是第一部养生宝典。《黄帝内经》中讲到了怎样治病,但更重要的讲的是怎样不得病,怎样使我们在不吃药的情况下就能够健康、能够长寿、能够活到100岁。

(3)《黄帝内经》非常重要的思想——"治未病"。《黄帝内经》说:"不治已病治未病,不治已乱治未乱。""不治已病治未病"的意思是说,假如一个人的肝脏出了问题,不要只治疗肝脏,还要从其他未生病的脏器着手。肝属木,肾属水,水生木,心属火,木生火。所以也要从肾脏和心脏上着手治疗。而"不治已乱治未乱"的意思是说,假设一个公司的管理模式上出了问题,造成了混乱,不要只解决当前的混乱,而要从造成混乱的原因和混乱将会导致的后果着手。简单地说,就是把前头和后面两端解决,中间的那段麻烦也就不存在了。

(4)《黄帝内经》是第一部关于生命的百科全书。《黄帝内经》以生命为中心，讲了医学、天文学、地理学、心理学、社会学，还有哲学、历史等，是一部围绕生命问题而展开的百科全书。

19 桂枝汤为什么号称"经方之冠"？

桂枝汤的组方：桂枝三两，芍药三两，甘草二两，生姜三两，大枣十二枚。功用为解肌发表、调和营卫。在方中桂枝辛温，为君药，助卫阳，通经络，解肌发表而祛在表之风寒，还能辛温运脾。芍药酸甘而凉，益阴敛营，敛固外泄之营阴。桂枝与芍药等量配伍，体现了营卫同治，邪正兼顾，相辅相成，同时又体现了散中有收，汗中寓补，相反相成。生姜一方面可以助桂枝散表邪，另一方面又能和胃止呕。大枣协芍药补营阴，健脾益气。同时，生姜、大枣相配能够补脾和胃，化气生津，益营助卫。而炙甘草既能够调和诸药，又能合桂枝辛甘化阴以实卫，合芍药酸甘化阴以益营。总的来说，桂枝汤配伍严谨，发中有补，散中有收，营卫同治，邪正兼顾，阴阳并调。

桂枝汤在外可以调和营卫，在内可以调和阴阳。在《伤寒论》中，中风表虚证、阳明经表证、太阳经表证及妇人妊娠呕吐均使用桂枝汤，且张仲景根据病情的变化，在桂枝汤的基础上做不同的加减，疗效显著。

不仅古代医家对桂枝汤推崇备至，现代医家对桂枝汤的应用也很广泛。桂枝汤虽仅五味药，但在临床上治疗许多慢性疾病、疑难危重病证，获得卓著疗效。桂枝汤通过调和营卫，畅通血脉，调理脾胃，复建中气等途径治疗疾病。现代的研究发现，桂枝汤具有解热、抗炎、抗病毒及抑菌、改善胃肠功能、解痉、镇痛、镇静、改善心血管系统功能、增强血液循环及扩张血管、抗过敏等作用，对体温、汗腺分泌、肠蠕动、免疫、心率、血压具有双向调节作用。故现代常用于感冒、呼吸道炎症、胃炎、消化性溃疡、慢性肠炎、心律不齐、痛经、冻疮、慢性疲劳综合征、过敏性鼻炎属卫强营弱、营卫失调或阴阳脾胃不和者。

总的来说，桂枝汤具有滋阴和阳、调和营卫、解肌发汗的作用，能营卫同治，阴阳并调，在临床上广泛运用，且疗效显著，故桂枝汤被称为"经方之冠"。如柯琴云："仲景群芳之冠，乃滋阴和阳，调和营卫，解肌发汗之总方也。"

20 "百病生于气"怎么理解？

"百病生于气也"始见于《素问·举痛论》，旨在说明各种疾病的发生与气的运动变化之间的密切关系。《素问·举痛论》提出："百病生于气也。怒则气上，喜则气缓，悲则气消，恐则气下，寒则气收，炅则气泄，惊则气乱，劳则气耗，思则气结。"共有因气而病者九条，称九气为病。气的运动正常，则人体呈现平人常态；气之活动失常，则一变而为异常的生命活动过程，即疾病状态。

气是人体内活力很强运行不息的极精微物质，是构成人体和维持人体生命活动的基本物质之一。气运行不息，推动和调控着人体内的新陈代谢，维系着人体的生命进程。气的运动停止，则意味着生命的终止。

人体之气的生成，源于先天之精所化生的先天之气，水谷精微所化生的后天之气，水谷精微化生的血和精液，也可作为化气之源。精、血、津液必须通过气的运动才能在体内不断地运行流动，以濡养全身，所以气血津液相互关系密切。气的运行不畅则涉及精血津液。

人体之气是不断运行着的，它流行于全身，内至五脏六腑，外达筋骨皮毛，发挥其生理功能，推动和激发人体的各种生理活动。人体的脏腑、经络、形体、官窍的相互联系和协调，也必须依靠气的运动才得以完成。如若气运行不畅，则五脏六腑经络均可发生异常。

因此，如外感六淫、内伤情志、劳倦过度等致气之活动异常，继而引起脏腑功能紊乱，变生种种病证，出现气之升降出入异常，表现气上（气逆）、气下（气陷）、气收（气闭）、气结（气滞）、气耗、气泄（气脱）等病理变化。"百病生于气"即强调气机失调，气机逆乱是百病产生之根源。《素问·调经论》提出："人之所有者，血与气耳。"《丹溪心法·六郁》说："气血冲和，万病不生。"因升降出入"总不外乎一气"。所以病之发生，气血首当其冲，故"百病生于气也"。

如当你很郁闷时，会觉得胸口或喉部像是堵了一个东西，吃到嘴里的饭菜要么根本没法下咽,要么根本没有食欲,其实那个时候我们的食管里什么都没有,那是什么堵了呢? 是——气。同样当你思虑过度时,负责思虑的脏器的气的运行就会缓慢,从而导致高速公路堵车,气不畅发生。气不畅的人容易胀痛,郁闷,不思饮食。平常注意情感上的疏导,消除其不良情绪,多参加运动,用汗水让自己的身体和心态平衡起来。

因此,气在人体的病机中占有非常重要的地位,气机调畅则人即安和,气机失调则百病丛生。"百病生于气"是古代医家临床经验的总结,牢牢掌握"气"这一病理机制的核心,可使我们在生活中有的放矢地调整自己。

中医养生的理论和方法

1 养生为什么要"天人相应"？

"天人相应"按照现代的解释就是：自然界（大宇宙，宏观整体）和人（小宇宙，微观个体）是互相感应、互为反应、互为映照的。在我国传统医学中，"天人相应"指人体与大自然有相似的方面或相似的变化。《灵枢·邪客》有言："此人与天地相应者也。"其主要的精神实质是揭示在预防疾病及诊治疾病的过程中，应特别注意自然环境及阴阳、四时、气候等诸因素对健康与疾病的影响。例如在辨证论治时，必须注意因时、因地、因人制宜等。

顺天守时是中医养生的最高准则，养生的本质就是顺应自然，顺应人体规律，做到天人合一。而选择养生方法时，也一定要从顺应自然与适合自己这两个方面考虑，做到"天人相应"的境界。

人生活于自然环境中，外在的环境时刻都给人以影响。人必须根据自然界的阴阳消长、寒暑往来等变化，主动地与之相适应，避免和消除它对人体的不良刺激，才能不生疾病，保持健康，延年益寿。人体与自然的这种同步变化，古人称为"天人相应"。要根据一年四时之气的不同特性来适时调整人的活动和意志，其核心内容是强调一个"从"字，即强调人的生活起居和精神意志活动要顺应四时之气，使人体之气与自然四时之气保持一致和协调，使生命活动在自然界的轨道和程序中运行，从而达到保护精气、养护生命的目的。"春夏养阳，秋冬养阴"是中医顺时养生的主要原则，而顺应自然、"天人相应"具体

164

的养生方法表现在：

(1) **起居**：春季要晚睡早起，散开头发，松缓衣带，从容不迫地散步，使气机舒畅，与春天生发之气相应。夏季宜晚睡早起，不要贪图凉爽而厌恶日光，使体内的阳气温煦荡漾，以适应"夏长之气"。秋天宜早卧早起，"与鸡俱兴"，因秋气萧杀，应避之以免伤害人体生气，以适应"秋收之气"。冬天要早卧晚起，必待日光。因冬季严寒，应保持体温，以免影响体内阳气闭藏，以应"冬藏之气"。

(2) **饮食**：一年四季，五味各有所宜。春三月勿过食酸味，否则易伤脾胃，应减酸增甘以养脾气，宜常食新韭。夏三月勿过食苦味，过则易伤肺气，应减苦增辛以养肺气。秋三月勿多食辛味，过辛则易伤肝气，应减辛增酸以养肝气。冬三月勿多食咸味，过则易伤心气，应减咸增苦以养心气。

(3) **精神意志**：春夏季要"生而勿杀""予而勿夺""赏而勿罚""若所爱在外"，即春夏之季宜多思、多动、精神外向，意气舒展，对周围的事物兴趣浓厚。秋冬二季宜"收敛神气""无外其志""使志若伏若匿，若有私意"，即此二季应神志安宁，多静少动，对周围的事物兴趣淡漠，特忌妄思乱动。也就是一年四季精神意志要如少年、青年、中年、暮年状。

2 为什么要"春夏养阳，秋冬养阴"？

现代医家，以《黄帝内经素问析义》为代表，认为春夏养阳、秋冬养阴可以概括为3种含义：一是适应四时的养生方法，生长属阳，收藏属阴，所以春夏养生长之气即为养阳，秋冬养收藏之气即为养阴；二是养阳指养心、肝二阳脏，养阴指养肺、肾二阴脏；三是养阳要顺从阳气生长的特点，使阳气发泄，而养阴要顺从阴气收藏的特点，不要使阴气发泄。以上含义都旨在说明一点，季节不同，养生的原则和方法就不一样。人们只有弄清了为什么要"春夏养阳，秋冬养阴"，才能更好地"顺四时而适寒暑"。具体到春、夏、秋、冬四季，人们又该怎样理解养阳、养阴呢？《素问·四气调神大论》中有较详细的阐述，现摘录于下：

"春三月，此谓发陈，天地俱生，万物以荣，夜卧早起，广步于庭，被发缓形，以使志生,生而勿杀,予而勿夺,赏而勿罚,此春气之应,养生之道也。逆之则伤肝,夏为寒变,奉长者少。"

从原文来看,春天养阳主要体现在:"晚睡早起",因为春天阳多而阴少;"广步于庭",因为"动则生阳";"以使志生",使志意充满生发之气,以适应天地间的生发之气;"夏为寒变",夏季的寒病是由于春天没有养好阳气的结果。

那么夏季为何也要养阳呢?

"夏三月,此谓蕃秀,天地气交,万物华实,夜卧早起,无厌于日,使志无怒,使华英成秀,使气得泄,若所爱在外,此夏气之应,养长之道也。逆之则伤心,秋为痎疟,奉收者少。"

从原文来看,夏天养阳主要体现在:"夜卧早起",晚些入睡,以顺应自然界阴气的不足,早些起床,以顺应阳气的充盛;"无厌于日",不要厌恶日长而使阳气怠惰;"使华英成秀",夏天要调养自己的意志,使神气充实;"秋为痎疟",秋天所发疟疾,是由于违逆了夏长之气,夏季伤害了心气的结果。

秋天养生的重点是什么呢?

"秋三月,此谓容平,天气以急,地气以明,早卧早起,与鸡俱兴,使志安宁,以缓秋刑,收敛神气,使秋气平,无外其志,使肺气清,此秋气之应,养收之道也。逆之则伤肺,冬为飧泄,奉藏者少。"

从原文来看,秋天养阴主要体现在:"早卧早起",早卧是避秋夜露寒,以适应阴长;早起,比春夏的早起要晚,亦因阴长之意;"使志安宁",即使精神内守,而"神者,血气也",亦能养阴;"无外其志",指不要让自己的意志外驰,以顺秋收之意。

冬天该怎样养阴呢?

"冬三月,此谓闭藏,水冰地坼,无扰乎阳,早卧晚起,必待日光,使志若伏若匿,若有私意,若已有得,去寒就温,无泄皮肤,使气亟夺,此冬气之应,养藏之道也。逆之则伤肾,春为痿厥,奉生者少。"

从原文来看,冬天养阴主要体现在:"早卧晚起",早些睡,晚些起,是为了使自己的生机潜藏,以适应自然界之闭藏,亦即养阴之意;"使志若伏若匿",是指神气内藏,亦是养阴之意;"无泄皮肤",不要开泄皮肤出汗,是保护阳气、津液不耗伤。

总之,春天、夏天必须养阳,秋天、冬天一定要养阴,这就是中医养生学所说的"顺时养生",即四季养生的要诀。

3 养形和养神哪个更重要?

养形和养神同样重要。

中国传统养生文化在发展过程中产生了各种不同的学术流派,但就其主要模式则可以分为"清静养生"和"运动养生"两种。动与静,截然相反,欲求长生之道,到底应以静为主,抑或以动为主? 历代养生家众说纷纭。我们认为,动与静是对立统一的两种养生方法,古人早有"动以养形,静以养神"之说,方法虽然各异,但目的相同,均为促进和恢复机体气血流畅和平衡。那么,应该如何养形、养神呢?

(1) **运动养生**:运动养生始于庄子《刻意》,即"吹呴呼吸,吐故纳新,熊经鸟伸,为寿而已矣"。至西汉有《导引图》问世,东汉华佗倡五禽戏。《吕氏春秋》则提出精辟箴言:"流水不腐,户枢不蠹,动也,形气亦然,形不动则精不流,精不流则气郁。"在这种主动养生思想影响下,历代养生家在实践中不断丰富这方面内容。如唐代孙思邈谓:"养性之道,常欲小劳,但莫大劳及强所不能堪耳。"宋代欧阳修曰:"劳其形者长年。"清代颜元则称:"养身莫善于习动,夙兴夜寐,振起精神,寻事去做,行之有常,并不困疲,日益精壮。"他们认为,人的内部气血及各种器官组织都处于恒动状态,采用运动方法和手段促进这种内在运动状态发展和加强,就能求得养生健身的效果。可见运动养生是中国古代养生文化中重要内容之一,它对当前盛行的体操、跑步等体育健身运动提供了理论依据。动包括走动、活动、运动、劳动等,以动而不疲,持之以恒为原则,不仅青年人要动,老年人更要动。俗言一身动,气血通,运动不但使肢体矫健,主要能保持气血的流畅,有助于脏器功能的健全,机体平衡,以达到健康长寿目的。

(2) **清静养神**:清静养生的思想在一定程度上占据着中国传统养生文化的主流地位,这是由于中国传统养生文化在历史上长期受到道教的影响。先秦道家以"清静"学说立论,不仅蕴含人生论,也包含其养生论。如老子所说"致虚极,守静笃","无欲以静,无下将自定",这种思想对中医清静养生学说的发展有着很大影响。《素问·上古天真论》谓:"恬惔虚无,真气从之;精神内守,病安从来。"嵇康《养生论》谓:"善养生者……清虚静泰,少私寡欲。"他们的主要理论依据为神是生命的主宰,人身各脏腑器官都由神统御,神的属性好静,但人的社会活动和生产活动又使神时时处于躁动状态,使神易于耗损,伤及精气,乃至形体衰弱,患病夭折。其实,所谓"静"有两层含义:一是指机体不可过劳;二是指心不可妄动。清静养神就是要求人体保持生理和心理的平衡,即《黄帝内经》所谓"和喜怒""养心神"。只有做到"内无思想之患,以恬愉为务",才能排除七情对机体气血的干扰,使气血始终保持流畅和平衡。近代研究发现,当人的身心都入静之后,人的腑腑、肌肤、心血管、神经等系统都处于松弛状态,这时机体的气血调和,经脉流通,脏腑功能活动有序,证实了清静养神的目的也在于调畅气血。

总之,动以养形,静以养神,方法虽异,但目的均在于促进机体气血流畅,消除瘀血,使机体阴阳气血从不平衡转入新的平衡,从而维持生命健康和长寿。

4 为什么"上医治未病"?

生了病才吃药,起了动乱才镇压,就像口渴才掘井,打仗才造兵器,太迟了!

一位很有资历的西医说:"治未病?既然没病,有什么好治的?"这里不说这位医生的论点是否正确,我们先咬文嚼字一番。什么叫"未病"?为什么不说健康之人(平人)、强壮之人(盛壮),而说"未病"呢?中国语言的妙处就在这里。"未病"只有两个字,却表达了"将病而未病"的意思,用现在的话来说,就是快要生病的人,更简练一点,就是亚健康。

为什么说上医治未病?古代有个寓言叫做《魏文王问扁鹊》。魏文王当然知道扁鹊的医术天下有名,但他偏偏问扁鹊,兄弟三人谁的医术最好?扁鹊说:"长兄最善,中兄次之,扁鹊最为下。"这样一答,魏文王就要听听理由。扁鹊说:"长兄于病视神,未有形而除之,故名不出于家。中兄治病,其在毫毛,故名不出于闾。若扁鹊者,镵血脉,投毒药,副肌肤,闲而名出闻于诸侯。"意思是:大哥善于"察言观色",还没发病他就先下手为强,所以,除了家里人,几乎没人知道他能治"病";二哥治病于起病之初,看起来都是鸡毛蒜皮的病,所以名气仅限于乡里;像我这样,为了治大病,针法灸法、内服药、外用药,什么手段都用上了,各位王公大臣看在眼里,都以为我很厉害。

我们当然不能说扁鹊医术不好,但中医的传统观念是,能防患于未然的医生才是最好的。很多西医认为,让正常人(即医学检查未发现异常的人)吃中药调理的中医师,是在招摇撞骗。但反过来想,西医也有非常严格的预防理念,那就是"三级预防"。恰好,中医"治未病"也有3个内涵:未病先防、既病防变、愈后防复。它们与三级预防有某些相通之处。

一级预防也是未病先防,但范围要窄一些,讲究"病因"和"易感"。比如甲型H1N1流感病毒存在,全人类易感,有条件的情况下,则建议人们接种甲流疫苗;你家的小猫小狗不易感,就不用打甲流预防针了。未病先防的前提条件没有这么精细,只要你还没病,但体质有偏颇,比如阴虚质、阳虚质,就可以进行药物和饮食的调理。一般来说,中医更提倡饮食调理,所谓药食同源。没有哪个医生愿意多吃药,他们比患者更懂得"是药三分毒"的道理。

二级预防可以简单概括为早发现、早诊断、早治疗。二级预防强调"检查",比如有性生活的女性易得宫颈疾病,那就建议她们一两年做一次宫颈涂片检查。二级预防属于临床前期措施,中医的"治未病"并没有与之对应的做法。

简单来说,三级预防也就是既病防变。对西医来说,无可奈何终于病了,那就积极治疗,防止病情恶化、预防并发症、防止残疾发生;对中医来说,既病防变的内涵更深入,因为中医的整体观念更容易操作这个"防"字。《金匮要略》说:"见肝之病,知肝传脾,当先实脾。"肝脏有病,太容易伤及脾脏,就算现在脾脏是好的,治肝的同时也要健脾、运脾、补脾,所谓"先安未受邪之地"。

愈后防复在三级预防涵盖的范围之外。目前很多疾病不能根治,比如感冒,治好了,下次还是会犯。有些人感冒频率很高,但在间歇期,他们看(检查)起来也很正常。如何让人减少感冒的频率,也在中医考虑范围之内。

能治好重病的医生当然是好医生,然而,让疾病在轻浅之时,甚至未发之时止步,对老百姓来说,更是一件美事。

5 为什么说"恬惔虚无,病安从来"?

《素问·上古天真论》中说:"恬惔虚无,真气从之;精神内守,病安从来。"

"恬淡"是静的意思,指思想上宁静,没有过多的思虑和忧虑。"虚无"本义指空虚,这里指无欲无求,私心杂念少。"真气"也叫元气、真元,在《灵枢》中是"所受于天,与谷气并而充身者",是人体先天形成并靠后天滋养的生命力和抗病能力。一个人只有心理简单、宁静,才会元气充足,身体健康。"精神内守"指思想上关注内心,时刻清虚自省,不为外界过多的私欲和物欲困扰,这样才不会生病。中医强调养生先养神,就是认识到精神因素对人体本身具有主宰作用。思虑少,元气旺盛,人体就生机勃勃,抗病能力强。现实生活中,一般人总有各种各样的烦恼,思虑无穷,欲望无边,于是精神的不平静影响身体的健康,导致各种疾病,即所谓病由心生。中医养神的主要方法是养静藏神,这与心的生理特性有关。心以宁静、收敛、和调为贵,心火太盛就会烦躁发狂。心静则神安,神安则脏腑气血调和,病邪难犯,因而能延年益寿。

精神的恬淡对于养生至关重要,因此唐代著名医家孙思邈提出了"十二少"的养生方法,即"少思、少念、少欲、少事、少语、少笑、少愁、少乐、少喜、少怒、少好、少恶",思虑和情绪都要淡泊平和。若情绪不加节制,大喜大怒,就会通过干扰气机来影响健康。多怒者易伤肝,多愁者伤肺,思虑过度损伤心脾。心脏病和高血压患者往往由于情绪波动导致病情恶化,胃病多与紧张情绪相关。因此,古人强调修身养性,学会情绪管理是长寿的前提之一。

6 养生只是老年人的事吗?

有很多人认为,一些严重的疾病都是突然发生的,而养生保健是老年人的事情。年轻人的精力充沛,正是干事业的好时光,怎么能把时间浪费在养生这种"小事情"上呢? 这样一来,就形成了年轻时用命换钱,年老了用钱换命的社会现象。

然而事实上,大多的疾病都是渐渐形成的,都是偶然中的必然。不合理的饮食习惯、抽烟、酗酒、熬夜等不健康的生活方式,会加快这些疾病的产生,特定的条件或环境下,就会产生突变的结果。

健康是身体、精神、交际上的完好状态,不只是身体没有疾病。如果你时常感觉精神抑郁、记忆力下降、工作没效率、胃口不佳、睡眠质量不好、经常容易疲倦、容易感冒、性欲能力下降,那你就是处于健康与疾病之间的亚健康状态了。

其实健康就是一条单行线,它也没有快车道,谁也别指望着能登上健康的快车,再高的科技也不会让你的身体恢复的和原来的状态一样。所以要想生活得开心,必须要有健康的身体,要想健康就必需从现在做起,按照健康的生活方式生活,保持合理的饮食习惯,树立良好的健康意识,让未老先衰的事情远离你。要记住,养生,不只是老年人的事。

众所周知,健康的生活方式呵护我们的身体,不良的生活习惯损害我们的身体。预防性医疗效益远高于补救性医疗效益。英国哲学家培根说:"养生是一种智慧,非医学知识所能囊括。"因此,我们认为治未病是最大的养生智慧。年轻时养成健康好习惯,能让自己及家人受惠一辈子,而不要等到"君之病在骨髓"时才"老大徒伤悲"。

养生不是一件容易的事。其难在于,坏习惯是难于改变的,对有些朋友来说,明明知道抽烟、嗜盐、熬夜等不良的生活习惯伤害身体,但就是下不了决心改变。也有的下了决心,可吃喝拉撒又完全按照专家、书本说的做,尤其是容易受到一些伪养生科学的负面影响,颇有邯郸学步的味道,结果自己反倒成了"养生控"。"养生控们"一样无益于身心,还可能演化成心理顽疾,甚至固执地要求家人遵从他们那些自认为正确的"养生方法",弄得一家人不得安宁。

养生又是一件容易的事。如春天来了多爬爬山,多晒晒太阳;吃饭时慢嚼细咽,能走路时不坐车,心有烦事涂涂鸦;多跟亲人耳鬓厮磨,能在家吃饭就不在外吃,给孩子、老人一个拥抱……这些都是很重要的基本不花钱的养生好习惯,是不是比较容易做到呢?

7 亚健康需要治疗吗?

亚健康又叫病前状态、潜病状态、灰色状态、诱病状态等,由于人们习惯上把健康称作是第一种状态,患病称为第二种状态,因此把这种非患病、非健康的中间状态又称为"第三状态",因其自觉症状多种多样,也被称为不定陈述综合征。亚健康在临床上常被诊断为疲劳综合征、内分泌失调、神经衰弱、围绝经期综合征等。亚健康和疾病一样,是需要系统治疗与调理的。

传统中医学并无亚健康之名,但在《黄帝内经》中早已有治未病的思想体系、诊断方法和治疗手段,并在内伤杂病范畴中描述了类亚健康证候表现,提出"圣人不治已病治未病,不治已乱治未乱",认为健康的生活是提高生命质量、预防亚健康和根治疾病的根本,主张饮食有节,起居有常,情志调畅,劳逸适度,重视适时运动和心理养生。

(1) 病因学认识:中医认为引起亚健康状态的原因主要有以下几个方面:①思虑过度:指思虑、脑力劳动太过。可见心悸,健忘失眠,多梦及纳呆,腹胀,便溏等症;②情志失常:正常的情志活动,能够条达脏气,助正抗邪,而异常的情志活动,直接影响内脏,使脏腑气血失调,导致各种疾病的发生。③饮食失调:过饥则摄食不足,化源缺乏,气血得不到足够的补充而衰少;过饱则超过了人体脾胃的受纳运化能力,则可导致饮食停滞,脾胃损伤;饮食偏嗜则会造成人体内某些营养成分的过剩或不足,导致阴阳失调而发病;饮酒过度则伤脾胃,湿热内生引发多种疾病。④年老体虚:本病多发于中老年人,年过半百,肾气自半,精血渐衰,精血不能正常濡养机体,致使五脏功能低下,表现出体力不足、精力不支、神会适应能力降低等诸多亚健康状态的症状。⑤劳逸无度:劳力过度,则损耗机体之气,而积劳成疾;过度安逸,则气滞血瘀而变生他病。⑥气候异常:异常的气候变化则会引起人体阴阳、气血、脏腑、津液盛衰的变化而出现亚健康状态的症状。

（2）**证候特征**：中医认为亚健康状态有其特定证候。常见有如下证候：肝气郁结；脾虚肝郁；瘀血内阻；痰湿内生；湿热内蕴；心脾两虚；脾虚肺弱；阴虚火旺；气血亏虚；脾肾阳虚以及营卫不和，阴阳不调，经络受阻，三焦不畅等有证无病状态。其中以虚证、郁证和痰湿三大类证候为主。

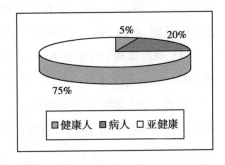

（3）**防治思想**：无病先防，已病速治，既病防变，全面康复；防重于治，防治结合，整体防治；防变原则，已病防变，未盛防盛，愈后防复；三早原则，即早预防，早诊断，早治疗。

8 体质可以调养改变吗？

体质是可以调养改变的。中医治病讲究辨证施药，每个人的体质不同，因而需要用不同的方法进行调养。目前，中国人的体质主要分9种，即平和体质、气虚体质、湿热体质、阴虚体质、气郁体质、阳虚体质、痰湿体质、血瘀体质和过敏体质（特禀体质）。其中比较健康的平和体质占32.75%，其余占67.25%。因此，养生也应看体质。

（1）**平和体质**：身体健康，吃饭香，再加上睡眠好、性格开朗，社会和自然适应能力强，是典型的平和体质。因此，平和体质的人很少生病。

调养方法：进食应饱饥有度，多吃五谷杂粮、蔬菜瓜果，少吃过于油腻及辛辣之物。运动上，年轻人可选择跑步、打球，老年人则应适当散步、打太极拳等。

（2）**气虚体质**：说话少气无力，经常出虚汗，容易呼吸短促，经常疲乏无力。这类人容易感冒，生病后抗病能力弱且难以痊愈，还易患内脏下垂如胃下垂等。

调养方法：多吃益气健脾的食物，如黄豆、白扁豆、香菇、大枣、桂圆、蜂蜜等。以柔缓运动，散步、打太极拳等为主，平时可按摩足三里穴。

（3）**湿热体质**：脸部和鼻尖总是油光发亮，还容易生粉刺、疮疖，一开口就能闻到异味(口臭)。这种人还容易大便黏滞不爽,小便发黄。

调养方法:饮食宜清淡,多吃甘寒、甘平的食物如绿豆、空心菜、苋菜、芹菜、黄瓜、莲藕、西瓜等。少食辛温助热的食物。戒烟酒,不熬夜,注意休息。适合中长跑、游泳、爬山、各种球类、武术等运动。

(4)阴虚体质:如果怕热,经常感到手脚心发热,面颊潮红或偏红,皮肤干燥,容易失眠,经常大便干燥,那就是阴虚体质。

调养方法:多吃甘凉滋润的食物,比如绿豆、冬瓜、芝麻、百合等。少食性温燥烈的食物。中午保持一定的午休时间。避免熬夜、剧烈运动,锻炼时要控制出汗量,及时补充水分。

(5)气郁体质:多愁善感、忧郁脆弱的气郁体质,一般比较消瘦,经常闷闷不乐,无缘无故地叹气,容易心慌失眠。

调养方法:多吃小麦、葱、蒜、海带、海藻、萝卜、金橘、山楂等具有行气、解郁、消食、醒神的食物。睡前避免饮茶、咖啡等提神醒脑的饮料。

(6)阳虚体质:总是手脚发凉,不敢吃凉的食物。性格多沉静、内向。

调养方法:可多吃甘温益气的食物,如大葱、姜、蒜、花椒、韭菜、辣椒、胡椒等。少吃生冷寒凉食物如西瓜、黄瓜、莲藕、梨等。可自行按摩气海、足三里、涌泉等穴位,或经常艾灸足三里、关元穴。

(7)痰湿体质:心宽体胖是最大特点,腹部松软肥胖,皮肤出油,汗多,眼睛浮肿,容易困倦。

调养方法:饮食清淡,多食葱、蒜、海藻、海带、冬瓜、萝卜、金橘、芥末等食物,少吃肥肉及甜、黏、油腻食物。

(8)血瘀体质:刷牙时牙龈易出血,眼睛常有红丝,皮肤干燥、粗糙,常常出现疼痛,容易烦躁,健忘,性情急躁。

调养方法:可多吃黑豆、海带、紫菜、萝卜、胡萝卜、山楂、食醋、绿茶等具有活血、散结、行气、舒肝解郁的食物,少食肥猪肉等,并保持足够的睡眠。

(9)过敏体质:对花粉或某种食物过敏等,在中医上这就称为特禀体质。

调养方法:饮食清淡、均衡,粗细搭配适当,荤素配伍合理。少食荞麦、蚕豆、白扁豆、牛肉、鹅肉、茄子、浓茶等辛辣之品、腥膻发物及含致敏物质的食物。

9 中医养生只能用药吗？

中医养生方法丰富多样，除了药物养生外，还有以下几种常见的养生方法：

(1) 调神养生法：心神安适是人类健康长寿的前提条件之一。通过适当地调摄，使人神志安宁，心情恬愉，保持心身健康，从而达到延年益寿，推迟衰老进程的方法，谓之调神养生法。而调神养生包含内容较多，常见的有清静养神、愉悦调神、节欲守神、适度用神等。

清静养神法源于老庄之"清静无为，见素抱朴"，要做到恬惔虚无。王冰指出："恬惔虚无，静也。法道清净，精气内持，故其气从，邪不能为害。"清静养神要注意做到"凝神敛思，省思少虑"和"少思寡欲，抑目静耳"。这就要求首先应处理好个人与国家、集体的关系，大凡个人之私事，不当过思多虑，应不思曲直，不思得失，而于工作之成败，国家或集体之利益，则又当深思而熟虑之。

愉悦调神法，又称怡情畅神，是由管子首先提出来的。《管子·内业》指出："凡人之生也，必以其欢，忧则失纪，怒则失端，忧悲喜怒，道乃无处。"一般可从保持乐观、节制息怒、消除烦恼忧愁等方面进行。这就要求在人生的旅途之中，要力求保持欢快、融融喜悦之情。

节欲守神，即指节制名利贪欲以守神。人的需求涉及精神与物质生活两个方面，贪欲无度，神不得安，难以自守，必损健康，显然为养生之大敌。

适度用神，是指神不可不用，亦不可妄用，用神贵在适度，勿太过，勿不及，劳而有度，适可而止，方为尽善。

总之，"精神内守"是中医调神养生的基本原则。

(2) 调气养生法：调气养生法就是通过对人体呼吸的调整与锻炼，使人的真气积蓄和运行，从而起到调和气血、按摩内脏，达到祛病延年之目的的养生方法。调气养生的方法，不外乎调身、调息、调心三个方面。调身就是根据一定目的和要求，放松身体，摆成一定的姿势。调息亦称吐纳，是调气养生过程中对呼吸的调整锻炼，是促使人体内真气积蓄和运行的主要方法。调心即调神,是对意识的锻炼与调整。这也是现代气功的三大要素。任何一种具体的功法都是上述三者的有机结合和运用。

(3) 导引养生法: 导引又称"道引",是以肢体运动、呼吸吐纳和自我按摩相结合,且以肢体运动为主的运动养生方法。古之导引包括了今之气功中的某些运动,以及一些传统体育运动等。现代养生家将其归之于养生气功之范畴,常用易练的有诸如五禽戏、八段锦、老人导引术,以及简化太极拳等习练方法。

(4) 按摩养生法: 通过一定的按摩手法作用于机体的特定部位,使脏腑协调,气血畅通,从而达到祛病延年之目的的方法,谓之按摩养生法。按摩养生法是在古代导引、按跷等方法的基础上发展而成。保健按摩手法颇多,常用的有按法、摩法、推法、拿法、揉法、抖动法、叩击法以及某些复合手法,如提捏法、捏挤法等。按摩养生手法虽多,但都要求均匀、有力、持久、柔和。

(5) 饮食养生法: 食物是人类赖以生存的物质基础,同时亦是治疗疾病、恢复健康的重要条件。我国历来有"药食同源"之说。饮食养生法是结合人体脏腑盛衰及阴阳偏颇,通过膳食的合理调配,使人体的营养得以平衡,从而达到防老抗衰目的的养生方法。食物养生首先注意调理脾胃("脾胃乃后天之本,气血生化之源"),其次,因地、因时、因人制宜也是一个非常重要的原则,切忌千篇一律。而食物养生的重要方法在于食补。食补的目的则在保持机体的阴阳平衡。

10 什么是"虚不受补"?

"虚不受补"即患者体虚,而不能接受补药之谓也。"虚不受补"这句俗话包含着以下几层意思:

(1) 一个身体十分虚弱的人,要想一下子变得十分强壮,一口吃成一个胖子,往往是事与愿违的。药力太猛的补剂,对这类人并不合适。这类人需要一步一步地来,补品服用后要经消化吸收才能起作用。

(2) 一些肠胃功能不佳,消化吸收状况很差,甚至湿热很重,舌苔厚腻,平时吃饭都觉得不太消化的人，再服用滋补品，症状必然加重。对这些人，医生往往要给开路药，使其肠胃中的湿热得以清除，肠胃功能恢复，舌苔干净，吃东西不觉得胀满，方能进食补品。

(3) 对一些新近患病的人，首先要将疾病彻底治愈。如患者患有感冒、咳嗽、咯痰，则应先将感冒、咳嗽治愈，所谓"祛邪务尽"，方能进补。否则，就像"关门留寇"般，不但补药吃进去令人难受，感冒、咳嗽还会迁延难愈。

导致"虚不受补"的原因很多，脾胃虚弱是主要原因。由于胃的消化与脾的运化功能差，而补品又多为滋腻之品，所以在服用后，不但不能被很好地消化吸收，反而增加了胃肠负担，出现消化不良等症状。那么，脾胃虚弱的人，应该如何进补呢？

脾虚之人，脾胃功能薄弱，不论吃什么，都要注意限量，不可吃得过多，以免进一步损伤脾胃，服用补品更要量少。补品多为壅滞之品，脾胃以疏通为"补"，以疏通为"用"，故一定要避免服用过多补品，以免起到相反作用。可以服用一些醒脾、健胃、和胃的药物及食品。脾虚实际就是消化吸收能力薄弱，服用助消化药也可以认为是针对消化能力弱的补品。一些健胃消食类的中成药或保健品也可以适当服用。云苓、白术、陈皮、鸡内金等可以健脾消食。帮助消化的药物、食物还有山楂、槟榔、荷叶、白萝卜等。另外，炖肉时常用的佐料如桂皮、八角、小茴香等都有健胃助消化的功能。但还是那句话，不要过多地应用。由于脾胃功能薄弱，量一多就更容易出现一些不必要的作用，如因佐料偏热而出现上火症状等。

除了脾胃虚弱外，阴虚之人、肝郁之人、痰湿及瘀血阻滞之人也属于虚不受补的范畴。阴虚之人，在补的时候，一定要应用补阴的药物或食物，如百合、山药、莲藕、银耳、黑木耳等，避免应用相反的药物或食物，如鹿茸、海马、海龙、雪莲花、狗肉、牛羊肉等温燥之品；肝气郁结者，应适当用一些疏肝、凉肝的药物，如玫瑰花、野菊花、桑叶等，以轻清疏解为好，千万不要应用厚浊重滞之品，以加重肝郁、肝火，致使出现上火症状。饮食上，注意春天少食鸡肉、狗肉、牛羊肉、虾及某些海鲜等。否则，也会引发或加重肝热、肝火现象，以致出现性情急躁、心烦易怒等表现；痰湿及瘀血阻滞之人，多见于肥胖体质者及老年人，如果要服补药应注意用一些同时具有清化痰浊、活血化瘀作用的中药，才比较安全，才会起到好的效果。

11 药膳人人都可以吃吗?

药膳是中医食疗养生的一大奇葩,但是,很少有人知道,制作药膳需要遵从很多原则,其中因人施膳就是最重要的一点。何谓因人施膳,简单来说,男女不同、老少不同、所患疾病不同,则所施药膳也不同。

人体是一个有机的整体,受自然气候、环境变化的影响,过度劳累、精神刺激、生活和饮食不节等均可使机体失衡,产生各种疾病。而不同年龄对外界影响的反应也各不一样,因此,因人施膳就显得更为重要。

(1) **儿童**:宜补脾、清肝、养阴为主,少温补。小儿脏腑娇嫩,形气未充,生理上有"脾不足,肝有余""阴不足,阳有余"的特点,病理上容易出现热证、阳证,且小儿脾胃不足,过食生冷、油腻之品极易损伤脾胃,引起消化不良。因此,对小儿施用药膳须根据这些病理、生理特点,以补脾、清肝、养阴来培补后天之本,应少温补,并且药膳用药应选择药性平缓者为好。

(2) **中年人**:以补气补血,调理脏腑功能为主,宜选用补肾、健脾、疏肝理气的药膳。青年时期人体脏腑功能旺盛,各器官组织都处于鼎盛时期。中年期是一个由盛而衰的转折点,脏腑功能逐渐由强而弱,而这个时期的许多人又肩负工作、生活两副重担,往往抓紧时间拼命工作,自恃身体好而忽视必要的保养。中医认为,过度劳体则伤气损肺,长此以往则少气力衰,脏腑功能衰败,加速衰老;而过度劳心则阴血内耗,出现记忆力下降、性功能减退、气血不足,久而久之出现脏腑功能失调,产生疾病,所以中医很注重中年人的保健调养。《景岳全书》指出:"人于中年左右,当大为修理一番,则有创根基,尚于强半。"中年时注重补养不但使中年时期身体强壮,也可防治早衰。通过药膳选用补肾、健脾、舒肝等功效的食物,可达到健肤美容、抗疲劳、增智、抗早衰、活血养血、补肾强身的作用。

(3) **老年人**:宜以补养药膳为主,且应长期坚持。老年人由于大半辈子的忙碌奔波,过度劳心劳体,多半出现脏腑功能不足、气血津液损耗,加之青壮年时期所遗留的一些病根,往往虚实夹杂,以虚为主,表现出体力下降、记忆力减退、头晕、失眠、性功能减退、腰酸腿软、腹胀、纳差、便秘等。又常夹有实证,血脉不通畅,痰湿内阻,出现骨质增生、动脉硬化、组织增生等。此时的饮食治疗应以补养为主。但老年人的补养与年轻人不同,不追求一时能达到疗效,应长期坚持,以清淡、熟软,易于消化、吸收为佳,可适当多服用具有健脾开胃、补肾填精、益气养血、活血通脉、通便及延年益寿作用的药粥、药汤等药膳。

12 为什么说"药补不如食补"?

俗话说:"药补不如食补。"金元时代名医张从正指出:"养生当论食补,治疗当考药攻。"唐代名医孙思邈在《千金翼方》中也说:"凡欲治疗,先以食疗,食疗不愈,后乃用药尔。"这些都说明在当时饮食调养的重要性。

中国人从古至今都重视食疗,国外亦然。生于2500多年前的希腊医生希波克拉底,认为饮食在治疗中有相当重要的作用。他经常食用蜂蜜,并指出"蜂蜜与食物并用具有滋补和促进健康"的功效。

但是有些人认为,要使身体强健,非服用补药不可,说补药是"有病治病,无病强身";更有些人迷信补药,本来身体正常,总以为吃些补药更可以增强体质,祛病延年。其实,这些认识都是片面的。假如一位身体健康的人,本来气血不虚,营血旺盛,再服补药,不但失去了"补"的意义,而且这些药物还会破坏人体的正常生理平衡,导致疾病的产生。

如果因疾病而妨碍健康的,可以药物治疗为主,饮食营养为辅。无病因营养不良而体弱的,则应该以"食补"加强营养为主,适当的体育锻炼为辅。在一般情况下,只要饮食正常,营养充足,是根本用不着服补药的。《黄帝内经》就很重视饮食对人体健康的作用,指出:"五谷为养,五果为助,五畜为益,五菜为充。"人体生命的维持,除每天吃饭(五谷)外,还需要蔬菜、水果和肉食的供应。现代科学认为,所谓食补,是指全面的营养摄入,而并不是高蛋白、高脂肪、高热量的食物越多越好。粗茶淡饭,只要吃好吃饱,又注意身体锻炼,即可健康长寿。

"药补不如食补"是很有道理的。我国自古即有"医食同源"之说,历代名医均认为"药物多用于攻病,食物多重于调补"。所以从古至今,食补调养,不论用于治病,还是为了保持身体健康,都是不可缺少的。因为各种食物不但含有各种营养素,为人体所必需,而且每一种食物对于防病和治病,都有各自的功能。从中医的角度来说,许多食物本身就是药材,食物和中药并没有绝对的分界,不论五谷杂粮、蔬菜水果,还是鸡鱼肉蛋,都能作药用。从这个意义上说,食物同时也是药物。而专用的药物则反而具有某些轻重不等的毒性和弊害,而食物则是无毒的。因此,对于需要"补"的人,应以食补为好。可以根据自身的实际情况,按照缺什么补什么的原则,选择适当的食物,就可以发挥其"补养"的有益作用,从而有利于身体健康。

13 "吃什么,补什么"对吗?

可以毫无疑问地说,民间盛行的"吃什么,补什么",不仅有道理,而且还是中医养生学中一条重要的养生原则。

中医学早就认识到动物的脏器与人体的脏器在形态、组织、功能上十分相似。在人体内脏功能发生病变时,用相应的动物脏器来治疗,或单独使用,或配伍使用,或作为治病,或作为补益,往往能收到一定的疗效。著名医学家李时珍说:"以胃治胃,以心归心,以血导血,以骨入骨,以髓补髓,以皮治皮。"这里就非常清楚地说明了中医学中的"以脏治脏""以脏补脏"及"以类补类"养生原则是被广泛认同的。

中医同时也认为,动物脏器是"血肉有情之品",因此能产生"同气相求"的药效。这里所指的意义不仅只是动物的脏器可以补益人体的同名脏器,而且通过调整、控制其有关的生理功能,可以广泛地用于疾病的治疗。在现代制药工业的产品中,已经有数百种生化用品是以动物脏器为原料制成的,如用动物的肝、肺、胃、脑、胰腺、软骨、胎盘等制成的肝精、肝宁、息喘平、胃膜素、胃蛋白酶、催产素、促皮质素、胰岛素、软骨素、胎盘球蛋白等等,以及多种酶类、激素类药物,可以肯定"以脏补脏""以脏治脏"是科学的。

中医养生学认为,"吃啥补啥"的原理也要讲究辨证选服。如猪心含有丰富的蛋白质和钙、磷、铁、维生素等,能加强心肌营养,增加心肌收缩力,有补心安神的作用,民间药膳"朱砂炖猪心",就多用于治疗惊悸、心跳、心慌等症。补血选"肝"当以羊、猪、兔肝补血最佳,可用来治疗肝血不足引起的眩晕、夜盲症、目痛等症。补肺气可选用猪、羊、牛的肺脏:猪肺可清补肺经,适用于虚烦咳嗽、吐血、咯血,最好与青萝卜同煮服用;羊肺适合肺虚、小便不利,可与杏仁、柿霜、白蜜等同煮食用;牛肺适合肺虚气逆等症。此外,因猪脑有补骨髓、益虚劳、滋肾、补脑的作用,可主治眩晕、偏头痛、神经衰弱等,与枸杞、天麻同用,效果显著。羊脑不仅可以补脑益髓,而且还适合头痛长久不愈者食用。

中医营养学认为,还可"以髓补髓"。因"髓中之髓"是指人体的骨髓、脑髓、脊髓三髓。一旦三髓的功能减弱或发生紊乱,则数病可发,诸如贫血、小儿智力发育迟缓、中老年人骨质疏松、月经不调、失眠、头痛等,所以日常人们不妨多吃髓类食品,以补脑益智,防止贫血、眩晕、头痛、失眠等症。

总之,当您在身体不佳,出现了心、肝、脾、肺、肾或脑不良症状时,不妨选用相应的脏器进行食补。但需要提醒的是:"以脏补脏"的选服绝对不能包括野生动物的脏器在内。

14 雾霾天要吃"清肺食物"吗?

最近一段时间,多家生鲜食品网站推出抗霾栏目,为消费者提供了莲藕、荸荠、枇杷等生鲜食品。凭借着"专家推荐"的标签和自己的生活经验,许多市民对这些食品"防雾霾"的说法表示"宁可信其有,不可信其无"。那么,这些"清肺食物"是否能有效抗霾呢? 答案是否定的。PM2.5 是一种由多种化学物质组成的细颗粒物,并没有专门针对防治 PM2.5 的食品,各种食疗对防护PM2.5 的真正作用不大。某种食品可以防 PM2.5 的说法没有科学依据。

为什么这些常识中的"清肺食物"并不能抗雾霾呢? 首先需要了解雾霾是怎样对肺部产生损害的。雾霾对身体的危害主要是大气颗粒物直接进入肺部,然后通过一系列的复杂机制对身体产生损伤,引起肺部和心血管疾病。但是食物是进入消化道,通过消化系统进行消化吸收,两者的路径不同,因此更无以食物"抵抗"或"带走"雾霾污染物一说。目前,也没有科学证据表明各种食材在消化吸收进入血液后,还能清除体内的 PM2.5。目前,任何食物都无法完全清除或减轻 PM2.5 对肺的不良影响。

从中医的角度看,百合、梨等食物的确有"润肺"的作用,但是中医所说的"润肺""清肺",实际是清除肺热、肺火的意思,与现代医学的清除肺部污染物不是一个概念。"清肺"不代表能帮助人体抵御污染。

目前,网上推荐得最多的清肺食物是猪血、木耳、白萝卜、山药、莲藕等。然而,希望通过饮食来调理、清除污染物,几乎不可能;尤其是像空气污染较重的时候,仅仅靠吃这些食物来"清肺排毒",作用实在是微乎其微。以猪血为例,它能补充蛋白质以及铁元素,也确实能与污染物、重金属等结合,但这样的结合只能在消化道进行,吸附的是肠道的垃圾,而不可能直接与雾霾"对抗"。之所以流传各种动物血制品能"清肺",是因为吃这些血制品容易导致黑便,因为缺乏医学知识,就以为是把肺里的毒素排出来了。其实,吃动物血过多容易排黑便,是因为动物血中富含铁,铁元素摄入多了,氧化成了黑色硫化铁,因此大便呈黑色,这跟"清肺"毫无关系。此外,这些所谓的"清肺食物"也需要"因人制宜"。以木耳为例,吃黑木耳对身体有益,但过敏体质者不可多吃,尤其是慢性阻塞性肺疾病、哮喘患者更不能吃。此外,木耳中往往铅、镉等重金属容易超标,所以那种认为木耳能"清肺"和降血脂,就每天大量食用木耳的做法是不推荐的,木耳应该作为配菜,每天少量吃点即可。

饮食方面虽然不能直接"清肺",但也绝非全无作为。事实上,雾霾的形成主要是空气中悬浮的大量微粒和气象条件共同作用的结果,对这类污染诱发的疾患,食疗难有明显的作用。但从保健的角度来说,食疗是值得提倡的辅助预防措施,食物多样化的均衡饮食对提高身体对抗各种环境不利因素的能力有益。

总之,没有哪一种食物能真正预防雾霾。然而,均衡膳食,让身体处于健康状态,对于抵御外来 PM2.5 侵袭仍是切实有效的方法。

15 冬天手脚冰凉是病吗?

手脚冰凉不是病,合理调养可预防。

一到冬天,天气骤然变冷,就有不少朋友手脚冰凉。手脚冰冷者总是感觉冬天日子难熬，尤其是夜晚，手脚怎么捂都捂不暖，常常冰冷到天明。据相关资料统计，冬天约有 54% 的女性出现手脚冰冷的"寒冰掌"现象。其实，碰到这种问题不用太过紧张。为什么会出现这种状况呢？患者该如何防治呢？

原因：体寒阳虚容易发冷。

冬季天气寒冷，血流不畅，导致阳气瘀滞在体内，不能到达四肢末端，寒性体质和阳虚者就会出现手脚冰凉。如果身体其他部位没有感到不舒服，而只是觉得手脚冰凉，不必过于紧张。人体基础代谢率较低、血液储备能力降低、神经末梢循环不好、体温调节不佳等都可能让人感到手脚冰凉，这些情况在老年人及中青年女性身上表现尤为突出。这可能是由于女性支配末梢血管的神经比男性更为敏感所致。当环境温度下降时，手脚血管便会迅速收缩，于是身体局部温度随之下降，自然感觉手脚冰冷。另外，女性血压通常低于男性，遭遇寒冷或压力时，血液会更多地流向心脏等主要脏器，手脚等远处则可能被冷落，以致会觉得很冷。

建议：及时预防，留住温暖。

长期手脚冰凉会导致手脚被冻伤，还会引发风湿病，引起诸多身体不适。如不及时加以预防，会导致精神不佳、身体畏寒。

寒性体质的人群，日常应多摄取含维生素 E、铁质、蛋白质丰富的食物以及一些性属温热的食品，来提高机体耐寒力，如牛肉、羊肉、狗肉、鸡肉，以及大蒜、辣椒、生姜、圆葱、山药、桂圆等。另外，在天冷时，可以适当喝一点酒，但切忌多喝。应注意的是，此类人群一年四季都要避免吃生冷食物、冰品或冷饮。

一般情况下，手脚冰凉可通过平日调养来缓解，只要做好保暖，适当运动，注意饮食调养，就会有很大改善。只有情况比较严重时，才需要请医生有针对性地进行药物治疗。

16 晚上吃夜宵好吗？

很多人都喜欢吃夜宵，以为这样可以在夜间补充营养。其实，这是一种错

误的做法。经常吃夜宵会给身体带来极大危害,这些危害主要表现在以下几个方面:

(1) 长期吃夜宵容易形成痰湿体质: 吃夜宵容易使人营养过剩。中医认为,一个人长期食量过多,营养过剩,最明显的结果就是会形成痰湿体质。这些痰湿在皮下容易导致肥胖,在血液里则容易导致血脂高,在肝脏会导致脂肪肝。此外,阳气在夜晚是潜藏的,如果长期吃夜宵,会损伤阳气,促生痰湿体质。

痰湿体质的人多形体肥胖,身体容易疲倦,易患糖尿病、心脑血管疾病。这类体质者日常饮食应以清淡为主,多吃具有健脾利湿、宣肺祛痰功效的食物,更应远离夜宵。

(2) 长期吃夜宵会引起胃部疾病: 晚上,人的各个器官都处于休息状态,如果此时吃东西,会使已经休息的胃重新分泌出大量的胃液来消化食物。而此时的大脑已经处于"休息"状态,这会使胃液的分泌处于失控状态,从而造成胃液分泌过多,而过多的胃液会腐蚀胃黏膜,使胃黏膜发生糜烂、溃疡。

(3) 长期吃夜宵易导致尿道结石的形成: 人体的排钙高峰期通常出现在进餐后的 4~5 个小时前后,而吃夜宵的人其排钙的高峰期则会出现在其入睡以后,这就会使大量的钙不能及时通过尿液排出体外,而在膀胱中沉积下来,久而久之,就会形成尿道结石。

(4) 长期吃夜宵可诱发肠癌: 临床研究发现,人若在吃夜宵时进食大量的肉、蛋等高蛋白食品,会使大量无法被吸收的蛋白质滞留于肠道中,产生出氨、硫化氢等有毒物质;这些有毒物质会刺激肠壁,诱发肠癌。

(5) 长期吃夜宵可诱发心血管疾病: 人经常在夜里进食高脂肪、高蛋白的食物,会引起血脂的升高,易导致动脉粥样硬化和冠心病等疾病的发生。另外,长期吃夜宵过饱的人还易患糖尿病和性功能减退等疾病。

(6) 长期吃夜宵会使人缺钙: 经常吃夜宵会降低人体内钙的贮存量,从而可使儿童易患佝偻病,使青少年易患近视,使中、老年人易患骨质疏松等疾病。

(7) 吃夜宵可诱发失眠: 人吃过夜宵后,鼓胀的胃部会对周围的器官造成压迫,被压迫的器官会将此信息传递给大脑,从而引起大脑组织细胞的活跃,最终可导致失眠。

综上所述,人们应尽量不吃夜宵或少吃夜宵。那些因工作或其他需要必须吃夜宵的人,则应选择富含碳水化合物(淀粉和糖类)的食品作为夜宵,如一片面包、一杯牛奶或一碗清淡的稀粥等,因为这些食品不但易于消化吸收,还有镇静、安神和防治失眠的作用。

17 怎样睡觉才能养生?

想要达到养生的目的,在睡觉方面,应该借鉴佛家睡眠养生之道,遵循以下4条原则:

第一条:子时之前一定要睡觉。

在少林寺的养生概念中,睡觉是人生第一件大事。如果每天子时(相当于晚上11点至次日凌晨1点)前不睡觉,看病时很多老僧医就会说:"不给你治了。"其实不是不给治,而是治不好了。长年熬夜的人,无论男女,直接伤肝,日久伤肾,逐步造成身体气血双亏,每天照镜子时会觉得脸色灰土一片。这时候就是天天服用营养品,天天锻炼身体,也不能挽回睡眠不足或睡眠不好带来的伤害。

因此,早起没关系,但晚睡绝对不行。许多精神不振的人,多有晚睡的习惯,这往往容易伤肝伤精伤胆。这样的人,眼睛往往也不好使,心情多抑郁,快乐的时候不多(肺气也受影响,长期得不到有效宣发的原因)。还有的人认为晚上睡得晚了,白天可以补回来。其实根本补不回来,要么睡不着,要么睡不够,即使感觉补过来了,实际身体气血已经损伤大半了。

第二条:睡时宜一切不思。

"视此身如无物,或如糖入于水,先融化大脚趾,然后是其他脚趾,接着脚、小腿、大腿逐渐融化,最后化为乌有,自然睡着。"这是禅医入睡时的理想精神状态。很多时候,失眠源于入睡时有挥之不去的杂念。此时,不要在床上辗转反侧,以免耗神,更难入睡,最好的办法是起坐一会儿后再睡。实际上,对于现代人来说,要想在晚上11点前入眠,早早地上床酝酿情绪也很关键,以便给心神一段慢慢沉静下来的时间。"先睡心,后睡眼",说的就是这个道理。

如果还是不行,可以尝试在睡觉前简单地压腿,然后在床上自然盘坐或跏趺坐,两手重叠放于腿上,自然呼吸,感觉全身毛孔随呼吸一张一合,若能流泪打哈欠效果最佳,到了想睡觉时倒下便睡。

第三条:午时宜小睡或静坐养神。

午时(相当于上午11点至中午1点),此时,如条件有限,不能睡觉,可静坐一刻钟,闭目养神。在禅堂打坐修行的禅师都习惯于在午时打个盹儿。其实,正午只要闭眼真正睡着3分钟,等于睡2个钟头,不过要对好正午的时间。夜晚则要在正子时睡着,5分钟等于6个钟头。

第四条:睡眠一定要早起。

僧人过的是晨钟暮鼓的生活,即使在冬天,也不会超过早上6点起床,春夏秋季尽量在5点之前起床。对人体养生而言,早起有利于人体的新陈代谢。

早起的好处在于,一方面,早起可以把代谢的浊物排出体外,如果起床太晚,大肠得不到充分活动,无法很好地完成排泄功能。另一方面,人体的消化吸收功能在早晨7—9点最为活跃,是营养吸收的"黄金时段"。所以,千万不要赖床,头昏、疲惫不堪很多都是由于贪睡引起的。

18 中医如何看待减肥?

如今,不少人士相信中医减肥,认为它"绿色安全,无副作用"。

搜索一下,发现中医采用自然疗法减肥的方式有很多种:针灸减肥、穴位推拿、中药调理减肥等。那么,什么样的瘦身方式才是最健康最安全的呢?中医对减肥有什么样的对策吗?中医减肥是不是最安全的?对哪些人更加有效?

(1) 针灸减肥:针灸减肥是中医减肥里最被广泛认同的一种减肥方式,如今不少医院都设有针灸减肥门诊,很多人也都听说过针灸减肥,但却不知为什么针灸可以减肥。针灸减肥是医生以针刺人体某些穴位,配合电针减肥的一种方式。针灸能起到减肥的效果主要是3个原因:一是控制食欲。针灸时取胃经、脾经上的穴位,降低或抑制肥胖者亢进的食欲,避免过量进食。二是提高脂肪代谢率。针灸治疗可以促进新陈代谢,从而达到减肥效果。三是促进胃肠的蠕动。一些肥胖者的致胖原因是由于习惯性便秘,针灸可达到通便的效果,从而减少体内能量的储存。当然,针灸减肥也不是对什么人都有效的。针灸减肥对胃热型的肥胖者减肥效果更明显。这类人饥饿感强,饥饿频率快,食量大,而且多半都是年轻人,比较容易见效。另外,对于腹围大,四肢不太肥胖的"苹果型"肥胖者效果也很好。对产后体重的恢复亦有较好疗效。针灸减肥有其疗效,但是千万别把针灸减肥神奇化,也不要幻想几针扎下去就能"立竿见影",在短期内拥有窈窕身材。扎过针以后,没有针眼,会有一些青紫现象,但马上就会消失。另外,女性要避开经期、孕期或哺育期,高血压、冠心病患者也要慎用。

(2) **埋线减肥**:知道针灸减肥的人不少,但听过穴位埋线减肥的人可能就不多了。穴位埋线是以线代针,将可被人体吸收的手术羊肠线埋入穴位。穴位埋线的原理和针灸的原理是一样的,但针灸治疗每周要进行2~3次,穴位埋线半个月1次,3次为1个疗程。非常适合当今忙碌的上班族。

(3) **按摩减肥**:点穴按摩减肥法同样是时下较为热门的减肥方法之一,许多美容院都开设有点穴按摩的项目,它能让原本阻塞的血脉畅通,帮助血液微循环,促进脂肪分解。

(4) **中药减肥**:随着信息知识的普及,很多人都知道市面上各种各样的减肥瘦身产品或多或少含有对人体有害的化学物质,如西布曲明等。所以不少爱美人士把目标转向了中成药,但需要提醒的是,即使是中成药类减肥产品,如果不加辨证就长期服用,也会埋下健康隐患。这类产品往往含有大黄、芦荟、番泻叶等具有泻下作用的中药,长期服用对大肠有损伤,增加患腺瘤性息肉和癌变风险。此外,有临床观察发现,因长期服用这类产品导致便秘的年轻女性并不少见,有些人甚至到了不吃药1周无法排便的地步。

中医专家的建议是,可以适当食用一些比较温和的中药,如麻子仁、杏仁、决明子等。中药入口难,而成效往往要3个月以上才能显现,一般人很难坚持。另外,不同体质的人有着不同的瘦身方法,只有选对适合自己体质的方法,才能瘦下来。

19 中医如何看待节欲?

中医学认为,人的生命和生殖与肾精的物质功能有密切关系。

肾为先天之本,生命之根,阴阳元气之宅,受五脏六腑之精而藏之。精是生命的基本物质,既能充养脏腑,化生气血,又能聚贮于肾而化生为生殖之精。《素问·金匮真言论》说:"夫精者,身之本也。"《素问·上古天真论》说:"肾者主水,受五脏六腑之精而藏之,故五脏盛,乃能泻""肾气盛,天癸至,精气溢泻,阴阳和,故能有子"。从这些论述可以看到,精是生命的基础,无论先天后天之精、五脏六腑之精以及生殖之精都匿藏于肾,同源而相通。若肾精充盈,内则五脏敷华,阴阳匀协,气血冲和;外则体态强健,肌肤润泽,容颜焕发,耳目聪明。

但是,生殖之精的溢泻有一定的限度。若长期房事不节,必然导致肾精耗泄太甚,斫伤肾元,损害肾阴肾阳,进而可劫夺五脏六腑之精,严重影响整体的生理功能。中医历来对"纵欲耗精"和"节欲养生"予以高度重视,探讨中医的这个科学的保健思想,对防病治病、健康长寿有着重要的意义。

中医认为,纵欲会促使衰老。纵欲催人衰老、缩短寿命的思想在《黄帝内经》中早有明显体现。《素问·上古天真论》说:"醉以入房,以欲竭其精,以耗散其真,不知持满,不时御神,务快其心,逆于生乐,起居无节,故半百而衰也。"这里的"竭其精""散其真"是促使人体衰老的主要机理。东汉王充在著名的《论衡》中也说:"惟湛乐是从,时亦罔有克寿。"指出"好色"可以短寿。唐代名医孙思邈更在《备急千金要方》中强调纵欲之害,如"恣其情欲,则命同朝露","凡精少则病,精尽则死"。及至元代朱丹溪的《格致余论·饮食色欲箴序》开卷便说:"传曰饮食男女,人之大欲存焉。予每思之,男女之欲,所关甚大……世之沦胥陷溺于其中者盖不少矣。"丹溪认为男女之欲是"人之大欲",应有节制,不可放纵。所谓"沦胥陷溺"即放纵其中之意,可导致夭折。众所周知,丹溪关于声色情欲对人体的危害论述最细,忌讳较深,诚如明代孙一奎《医旨绪余》中说:"丹溪生当承平,见人多酗酒纵欲,精竭火炽,复用刚剂以至于毙,因为此救时之说。"可见丹溪对纵欲折寿的立论是有他的时代背景和客观的生活实践基础的。

房室不节,也是中医认为重要的发病原因之一。张仲景在《金匮要略》中早就提出"房室伤""房室勿令竭乏"的观点,后世遂将"房室不节"列为致病的不内外门。张景岳在《景岳全书·传忠录·中兴论》中说:"人生之常度有限而情欲无穷,精气之生息有限而耗损无穷,因致戕此先天……残损有因,惟人自作。"同书《天年论》还指出:"有因色而病者,则或成劳损,或染秽恶……"晚清谢利恒在《中国医学大辞典·房劳》中说:"若色欲不节,纵情逞意,真精日耗,肾脏空虚;或意淫于外,欲火内煽,虽不交会,暗流疏泄。初由君火不宁,久则相火擅权,精元不固,或因梦寐而遗,或随小便而出,或见女色而流。于是精涸而不能复,气馁而不能充,神涣而不能聚,渐至尪然羸瘦,成疥成瘵而不可救。"他还列出房劳证治十四条,外加房劳胁痛、房劳呕血、房劳蓄血三条,共计十七条,叙述甚为详备。

另外,历代医家还特别强调在病期和孕期禁欲,并把病期禁欲作为治疗某些疾病的重要注意事项。

20 为什么"食宜谷食多而肉食少"?

现在,越来越多的人开始以健康的名义少吃肉甚至拒绝吃肉。还有这样一种调侃,说的是农村人不理解城市人:"我们跟着城里人吃肉了,城里人却都开始吃素了。"

科学研究发现,早期的人类只吃蔬果而不吃肉类。直到后冰河时期,人类所需的水果、坚果与蔬菜不敷所需,为了活命,才开始吃死亡动物身上的肉作为补充。但过了冰河时期后,素食品充足了,吃肉的习惯却延续了下来。据 2002 年全国营养调查数据显示,我国城市和农村居民每天动物性食物消费量分别为 248 克和 126 克,而中国营养学会给出的标准仅为每天50~75 克。

其实,中国古代对食肉就颇有争议,古人认为这类食品吃多了会使脾胃消化功能呆滞,还会影响气血功能的畅达。现在越来越多的实验证明,吃肉过多对人体非常有害，而且吃肉多和高血脂、肥胖等代谢病息息相关，甚至连关节炎、胆结石、老年性痴呆、骨质疏松这些看似不相干的病，也与吃肉多脱不了干系。

不过，完全拒绝吃肉也是不对的。每天摄入 75 克肉最恰当。肉中的蛋白质可以用牛奶、豆类来替代，但是 B 族维生素、必需脂肪酸以及锌、铁等矿物质，是无法用蔬菜水果来替代的。因此，我们不是不需要吃肉，而是不需要过多地吃肉。"膳食平衡宝塔"中明确指出，一个人每天应该摄入瘦肉 75 克，即一副扑克牌大小的一块，而每天最好摄入 500 克左右蔬菜。可惜的是，现在很多人将这两样吃反了。肉类有红肉、白肉之分。红肉指的是在烹饪前呈现出红色的肉，猪肉、牛肉、羊肉、兔肉等所有哺乳动物的肉都属于此类。白肉则是指肌肉纤维细腻、脂肪含量较低、脂肪中不饱和脂肪酸含量较高的肉类，包括禽类(鸡、鸭、鹅、火鸡等)、鱼、爬行动物、两栖动物、甲壳类动物(虾蟹等)或双壳类动物(牡蛎、蛤蜊等)。体力劳动者适合吃红肉，脑力劳动者则多吃些白肉；男性对红肉需求大，女性对红肉需求小、可多吃些白肉；老人身体功能退化，多吃红肉易导致心血管疾病和老年性痴呆；儿童为了满足身体发育的需要，两种肉都要吃。如果患有肥胖、心脏病、高血压等慢性病，最好少吃肉，多吃豆类食品，如豆浆、豆腐等，若特别想吃一定要只吃瘦肉，以保证营养供给，还不会加重慢性病。肉类的烹调方法，应遵循低脂的原则，如涮肉、蒸肉、烤肉(温度不过高)3 种吃法，不会增加额外的脂肪，还能去除部分肉类中本身含有的脂肪，最为健康。

健康饮食，除了应该少吃肉，还应该多吃谷物。中国人以谷物为主体的饮食习惯已经沿袭了数千年。中国营养学会制定的膳食指南明确提出，均衡膳食要食物多样化，以谷类为主，即强调膳食中谷类食物是人体能量的主要来源，应达到一半以上。成年人一般每天应摄入 200~300 克谷物(指生的米面原料)。其实谷类的营养成分非常丰富，其中碳水化合物含量为 75%~80%，蛋白质 8%~10%，脂肪 1% 左右，也是人体所需维生素 B_1、膳食纤维的重要来源。

民俗谚语中的中医道理

1 为什么南方"三月三,地菜煮鸡蛋"?

"三月三,地菜煮鸡蛋"是我们家喻户晓的一个民间风俗。一到三月初三这一天,人们就从田野里采来一把地菜,洗净后放入锅内,加适量水,和鸡蛋一起,同时配上桂皮、八角茴、五香粉、酱油等佐料煎煮。煮熟以后,将鸡蛋取出,分而食之,这既是美味食品,又可以健身治病。

关于"三月三,地菜煮鸡蛋"这一俗语的来历,民间有着这样一种说法:妙手回春的华佗到了沔城采集药物,突然碰到大雨,在一位老人家中避雨,见老人患头痛头晕症,痛苦不已。华佗随即替老者诊断,并在老人家庭园内采了一把地菜,嘱咐老人取汁煮鸡蛋吃。老者照办,吃了3枚鸡蛋,病就痊愈了。这件事情流传开了,人们都纷纷用地菜煮鸡蛋吃。因为华佗给老人治病的日期是三月初三,因此,"三月三,地菜煮鸡蛋"就在沔阳形成了风俗。以后逐渐传开,在江汉平原一带也盛行起来了,再往后,这一风俗逐渐影响南方地区。

地菜,一名荠菜,又名地花子,属十字花科,一二年生草本植物。春天开花,总状花序,花小,白色。短角果,内含多数种子。性喜温和,耐寒力强。东晋药物学专家陶弘景在《本草经集注》中说它"主利肝气,和中"。李时珍《本草纲目》说荠菜"明目,益胃"。地菜野生于田野,嫩株作蔬菜,带花果的全草入药,性凉,味甘淡。

在众多的医学典籍中,对于地菜的药用价值《本草纲目》记载最为详细:

"佛家常以荠菜作挑灯杖,据说夏日可驱除蚊虫,故荠菜又名护生草。"有药理分析资料表明,地菜营养丰富,500克地菜含蛋白质21.2克、糖24克、脂肪1.6克、粗纤维5.6克、钙1.68克、磷0.2999克,以及维生素B_1、维生素B_2、维生素B_6、维生素C等;它还富含精氨酸、天冬氨酸、甘氨酸、蛋氨酸、谷氨酸等10余种人体所需的氨基酸。正是因为如此之高的药用价值,南方尤其是在湿热的江南丘陵地区的人们每逢三月三,必须食用的一道菜便是地菜煮鸡蛋。

另外,科学研究表明荠菜中含荠菜酸,有止血作用。荠菜提取物(含草酸)静脉注射或肌内注射于各种出血患者,有着特别明显的止血效果。

除了可以煮鸡蛋以外,在医药典籍当中,有很多行之有效的方子用到地菜。譬如,《湖南药物志》记载"荠菜一两,蜜枣一两,水煎服",可治疗内伤吐血;《广西中草药》记载"荠菜一两,龙芽草一两,水煎服",可治崩漏及月经过多。

所以荠菜是民间的食疗植物。吃荠菜的风俗反映了中医药文化对民俗文化的影响。

2 "男不离韭,女不离藕"有道理吗?

我国民间流传着一句话——"男不离韭,女不离藕"。这句话的内涵是说,男子应多吃韭菜,女子应多吃莲藕。这句话有一定的养生道理。

韭菜味甘、辛,性温,无毒。中医认为,韭菜可以温中,下气,补虚,调和脏腑,令人能食,益阳,止泄排脓。自古以来,中医认为韭菜还具备补肾温阳、益肝健胃、行气理血、润肠通便等功效。韭菜含有挥发性精油及硫化物质,会散发出独特的辛香气味,这种辛香气味有利于疏调肝气,增进食欲,增强消化能力,同时这种气味还可以散瘀活血,行气导滞,适用于跌打损伤、反胃、肠炎、吐血、胸痛等症。在平常生活中多吃韭菜,则可以祛寒散瘀,对男子遗尿、阳痿、遗精、早泄等症有辅助疗效。但我们也应当知道,虽说能"益阳""温阳",韭菜并非如同民间所说的,是"廉价的壮阳药"。而且古代温阳多用的是韭菜子,而不是韭菜的嫩叶。

据《本草纲目》记载,韭菜生吃、熟食功效不同:"生汁主上气,喘息欲绝,解肉脯毒。煮汁饮，能止消咳盗汗。"正因生熟皆可食用，功能不同，当下韭菜有很多菜品做法。南方通常流行煸炒韭菜。韭菜、精盐、花生油各适量。韭菜去掉老叶、基衣，洗净沥水切成段。炒锅放旺火上烧热，倒入花生油烧热，立即将韭菜段倒入，并迅速煸炒，加盐和少量水，再煸炒到热即迅速起锅装盘。

何时的韭菜最好呢？通常人们认为，春天的韭菜是最好的。因为春天吃韭菜可以祛阴散寒。春季人体肝气偏旺，脾胃的功能容易相对削弱，多吃韭菜可增强脾胃之气，有益肝功能。无论男女都可以食用。

藕，属于睡莲科植物的根茎，甜脆可口，是中国人常吃的菜肴之一。藕原产自印度，后引入中国，目前中国南北方皆产。藕因为地下茎呈白色，故又名白茎。

中医认为藕性寒，味甘。若生吃，有凉血散瘀之功用，熟用能够益血、止泻，还能健脾开胃。因为莲藕中含有黏液蛋白和膳食纤维，这些物质都可以与胆酸盐、胆固醇、甘油三酯结合，减少脂类的吸收。同时，莲藕含有鞣质，具备一定健脾止泻的作用，对于食欲不振的情况能有所改善。女子一般容易脾虚瘦弱，所以健脾开胃的藕是一道很好的食疗菜肴。其实无论男女，藕对人都能起到补益作用。

藕是药用价值相当高的植物。藕中含有单宁酸，可以收缩血管，因此能用来止血。藕还能凉血、散血，中医认为其止血不留瘀，是热病血证的食疗佳品。同时，藕当中富含铁、钙等微量元素，以及植物蛋白质、维生素等，有明显的补益气血，增强人体免疫力的作用。

通过以上介绍，应当说，韭菜不只是适合男子食用，藕也不只是适合女子食用，这两种食物是男女老少皆宜的。

3 为什么说"桃养人，杏伤人，李子树下埋死人"？

桃、杏、李三种水果深受民间百姓喜爱。它们不仅是食物，也是药物，即药食同源。作为食物而言，桃、李、杏三种水果都美味可口。然而，从药物的角度而言，桃、李、杏三者却对身体的作用是不尽相同的。

桃,别名又叫"仙桃",有"天下第一果"的美誉。桃肉含蛋白质、脂肪、碳水化合物、粗纤维、钙、磷、铁、胡萝卜素、维生素 B_1,以及有机酸(主要是苹果酸和柠檬酸)、糖分(主要是葡萄糖、果糖、蔗糖、木糖)和挥发油。中医认为,桃肉味甘酸,性温,归胃、大肠经,常吃能养阴、生津、润燥活血,尤其是气血两亏、面黄肌瘦、心悸气短、便秘、闭经、瘀血肿痛等症状的人应该多食。通过以上介绍,我们发现适量食用桃对身体的补益大,故云"桃养人"。

"杏伤人"是为什么呢?《本草纲目》评价杏道:"酸,热,有小毒。生食多,伤筋骨。"杏不宜多吃,对于杏过度食用所产生的危害,古人多有描述。宗奭说:"凡杏性皆热。小儿多食(杏),致疮痈膈热。"扁鹊则说:"多食(杏)动宿疾,令人目盲、须眉落。"

根据研究,由于鲜杏酸性较强,过食不仅容易激增胃里的酸液伤胃引起胃病,还易腐蚀牙齿诱发龋齿。此外,杏还有苦、甜之分,而苦杏仁中因含有一种有毒物质"氢氰酸",生吃过量便会中毒,甚至会引起死亡。

中医认为,李子苦、酸,微温。作为药物,李子是有一定价值的。李子可以去骨节间劳热,肝有病的人宜于食用。其果肉晒干后吃,去痼热,调中。对于治疗糖尿病和尿崩症引起的消渴以及腹气上冲引起的头昏目眩都有一定疗效。

适量食用李子没有危害,但是一旦大量食用,对于身体的危害是极大的。李时珍在《本草纲目》中就明确说道:"李味甘酸,其苦涩者不可食。不沉水者有毒,不可食。"孙思邈也说:"不可多食,令人虚。"《滇南本草》也说:"不可多食,损伤脾胃"。《随息居饮食谱》也有"多食生痰,助湿发疟疾,脾虚者尤忌之"的告诫。生活中证实,多食李子确实能使人表现出虚热、脑胀等不适之感。

对于李子,我们除了知道不能大量食用以外,还应当知道李子同蜜及雀肉、鸡肉、鸡蛋、鸭肉、鸭蛋同食,对五脏百害而无一益。

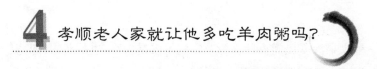

4 孝顺老人家就让他多吃羊肉粥吗?

我们生活中经常会劝老人多喝羊肉粥,之所以我们会这么做,是跟羊肉对身体的帮助分不开的。

羊肉粥毫无疑问以羊肉为主料。羊肉肉味较浓,较之猪肉的肉质要细嫩,比猪肉和牛肉的脂肪、胆固醇含量更少。李时珍曾这样评价羊肉:"能暖中补虚,补中益气,开胃健身,益肾气,养胆明目,治虚劳寒冷,五劳七伤。"中医认为,羊肉主治肾虚腰疼,阳痿精衰,形瘦怕冷,病后虚寒,产妇产后大虚、腹痛、无乳或带下。平常的时候食用羊肉可以御寒,正是因为这样,北方很多地区都特别在寒冷的冬天喝羊肉汤。

对于羊肉的烹饪方法极多,蒸、煮、炒、涮等无一不可。对于身体走下坡路的老人来说,将羊肉做成羊肉粥,无疑是最佳选择。羊肉粥在煮的过程中羊肉既变得更加松软,便于老人咀嚼,又保留了羊肉的鲜美。同时,羊肉粥煮的过程中常常会添加一些药物、佐料,使得羊肉粥兼具了美味和食补功效。

以下为一些常见羊肉粥的烹饪方法和功效:

羊肉粥:羊肉 100~150 克,粳米 100 克,生姜 3~5 片,共煮粥,加适量油盐调味食用。有补虚损、益气血、暖脾胃、祛寒壮阳的作用。适用于体弱羸瘦,腰膝酸软,腰背怕冷,男子阳气不足、肾亏阳痿、遗精早泄,女子月经不调、血虚痛经等。

山药羊肉粥:羊肉 500 克切片,先用水煮至熟烂,再与山药 500 克(切片)、粳米 250 克同煮粥,亦可加入适量猪肉同煮,加适量食盐调味食用。有健脾补肾的作用,适用于身体怕冷、食欲不振、大便溏薄、腰酸尿多等。

肉苁蓉羊肉粥:肉苁蓉 50 克切片,先放入锅内煮 1 小时,捞去药渣,水中放入羊肉 150~200 克,粳米 100 克,生姜 3~5 片,同煮粥,加入适量油盐调味食用。有益肾壮阳、补精养血、润肠强身的作用。适用于肾虚阳痿,腰膝酸软,性欲减退,大便干燥,肾虚面色灰暗等。

注意:热性病及性欲亢进者忌食。

羊肉萝卜汤:羊肉 500 克切块,萝卜 500 克切块,草果 2 个(去皮),甘草 3 克,生姜 5 片,同放锅内煮汤,加少量食盐调味食用。有补中健胃、益肾壮阳的作用。适用于病后体虚,腰疼怕冷,食欲不振等。

羊肉小麦生姜粥:羊肉 500 克切块,小麦 60 克,生姜 10 克,同煮粥食用,早晚各 1 次,连续服食 1 个月。有助元阳、益精血、补虚劳的作用,是病后体弱调养身体的补益佳品,最适宜于冬季滋补之用。

参芪归姜羊肉羹：羊肉 500 克切小块，生姜片 25 克，黄芪、党参各 30 克，当归 20 克，装入纱布内包好，同放锅内加水煮至熟烂，随量经常食用，有补气养血、强身壮体的作用。适用于病后或产后气血虚弱，营养不良，贫血，低热多汗，手足冷等。

5 民间什么时候喝雄黄酒？

民间通常在五月五日端午节这一天喝雄黄酒。喝雄黄酒的来历据说与屈原相关。传说屈原投江之后，屈原家乡的人们为了不让蛟龙吃掉屈原的遗体，纷纷把粽子、咸蛋抛入江中。一位老医生拿来一坛雄黄酒倒入江中，说是可以药晕蛟龙，保护屈原。一会儿，水面果真浮起一条蛟龙。人们把这条蛟龙扯上岸，抽其筋，剥其皮，之后又把龙筋缠在孩子们的手腕和脖子上，再用雄黄酒抹七窍，以为这样便可以使孩子们免受虫蛇伤害。

传说中的雄黄酒用以制服蛟龙，生活中的雄黄酒有什么作用呢？

雄黄酒的药效无疑主要与雄黄有关。雄黄是砷的结晶，主要成分为二硫化二砷，又叫做石黄、黄金石、鸡冠石，通常为橘黄色粒状固体或橙黄色粉末。雄黄出产地遍布大江南北，湖南、贵州、湖北、甘肃等省份为主要产地。其多长成于山地，陶弘景云："雄黄，生武都山谷，煌山之阳，采无时。"作为药物，雄黄味辛苦，性温，有大毒；归肝、胃、大肠经，有抗肿瘤作用。雄黄被身体吸收后，对神经有镇痉、止痛作用。溶于水后，雄黄对于金黄色葡萄球菌等有着不同程度的抑制作用。但是，肠道过多吸收雄黄中的相关成分后也能引起吐、泻、眩晕甚至惊厥，慢性中毒能损害肝、肾的生理功能。根据雄黄的作用，很容易判断，雄黄酒适量饮用是可以对身体有好处的，尤其是在端午前后。因为在端午前后，天气开始炎热，蝇虫逐渐增多，毒气上升，疫病容易发作。人吃五谷杂粮，病从口入，邪气从口鼻而入。人们发现饮用溶于酒水的雄黄可以使经脉通常，祛邪扶正；同时雄黄有毒，可做杀虫剂；故某些地方的人服用雄黄酒，用以驱虫。

另一方面，我们也应当了解，雄黄有毒，雄黄酒不能过量饮用，尤其是身体柔弱者更是忌饮雄黄酒。传说建宁地区古代几乎家家酿雄黄酒，但多为男人饮，有些会喝酒的女人也饮些。小孩不能喝雄黄酒，只能外用，大人用手蘸酒在小孩面庞耳鼻手心足心涂沫一番。

此外，雄黄的主要成分是二硫化二砷，其稳定性不高，一旦加热，二硫化二砷会被氧气氧化成剧毒的三氧化二砷。如果是药用的雄黄，三硫化二砷更多，药用雄黄本身就含有 1% 左右的三氧化二砷。因此，我们饮用雄黄酒也有一个禁忌，就是最好不要加热饮用。

6 为什么"清明插柳，端午插艾"？

据说"清明插柳"的习俗与宋代词人柳永相关。当初，柳永常往来于花街柳巷之中。歌妓们皆倾慕柳永才华，并以受柳永青睐为荣。柳永一生为仕途所不容，虽中过进士最后却于襄阳贫困而亡。他的墓葬费用都是仰慕他的歌女集资的。每年清明节，歌女们都到他坟前插柳枝以示纪念，久而久之就成了清明插柳的习俗。

其实，插柳这一习俗并非从宋代而来，而是从唐代而来。唐人三月三在河边祭祀时，据说戴柳枝可以摆脱毒虫的伤害。宋元以后，清明节插柳的习俗非常盛行，人们踏青游玩回来，在家门口插柳以避免虫疫。

柳枝不仅插在门上以驱虫，还可以入药。《本草纲目》说："煎服，治黄疸、白浊；酒煮，熨诸痛肿，去风，止痛消肿。"《得配本草》则说："去风热，除湿痹。"例如，牙龈肿痛，可用柳枝、槐白皮、白杨皮各 30 克水煎去渣，热含冷吐。

清明过后，端午便至。到端午这一天，大家通常将艾条和菖蒲插于门上。艾，又名家艾、艾蒿。它的茎、叶都含有挥发性芳香油。它所产生的奇特芳香，可驱蚊蝇、虫蚁，净化空气。依照传统习俗，五月的夏季正适合各类病毒虫害滋生，而此时，气候也处于阴阳际会之时，人类的免疫力相对降低。古人以为此时邪毒最盛。五月的艾叶正是生长繁茂、气味浓烈的时候，于是成为这个季节的克制植物。

端午时节艾叶除了插在门上，人们也将之佩戴身上。孟元老的《东京梦华录》卷八就记载端午时艾叶的用途:艾叶与紫苏、菖蒲、木瓜等一并切碎,以香药相和,用梅红匣子盛裹。又钉艾人于门上,士庶递相宴赏。

人们之所以端午用艾叶,主要是因为艾叶的药用价值。艾叶的香味能驱虫,其叶本身亦能入药。艾叶味苦,微温,无毒。中医认为艾叶理气血,逐寒湿;温经,止血,安胎。治心腹冷痛,泄泻转筋,久痢,吐衄,下血,月经不调,崩漏,带下,胎动不安,痈疡,疥癣。产后感寒腹痛或老人脐痛腹冷痛者,可用熟艾入布袋兜于脐部。冲任虚寒,月经不调,小腹冷若冰霜痛,日久不孕者,可与香附、吴茱萸、当归、肉桂等配伍,以散寒止痛,养血调经。若痢下赤白、血多、痛不可忍者,则须与黄连、木香、肉豆蔻等同用,以清热行气止痛。寒湿泻痢不止者,可与干姜同煎。

7 为什么民间常用"五木汤"沐浴?

何为"五木汤"?顾名思义,五木意指五种树枝,即柳树枝、桃树枝、榆树枝、桑树枝、女贞树枝。五木汤的具体制作方法是:截一寸长,各取十二节,共六十节。煮水 45 分钟左右(先煮开,再文火),水温不超过 40 摄氏度。

春天的树木充满生发之气,其营养是向枝条的末梢输送,树木的枝条充满生机和活力。人和自然是统一的、是协调的,春季用"五木汤"泡脚,能调气活血,事半功倍。

另外,之所以用"五木",是因为这五种树木有着自己独特的药用价值。

柳枝:柳枝是中医传统的接骨妙药。水煎服,可治疗冠心病、慢性支气管炎、尿路感染、烧烫伤等。水煎熏洗,对风湿性关节炎、类风湿关节炎有明显疗效。治痰热淋疾,黄疸白浊,反花恶疮。柳叶与嫩芽味苦,性寒,无毒。主治天行热病,阴虚发热,下水气,解丹毒,治腹内血,止痛。

桃枝:传统中医认为,桃木属温性,味苦。有镇静祛邪,活血化瘀,促脑安神,促进人体代谢之作用。窜气行血,煎水洗风湿、皮肤病、汗泡湿疹。根、干切片称桃根或桃头,治黄疸、腹痛、胃热,具活血止痛之功效。桃叶入药时,具清热解毒、杀虫止痒作用。

榆枝：皮、叶味甘，性平，滑利，无毒。可以安神、利水、通淋、消肿。主治大小便不通，利尿道，除邪气。治烫火伤，小儿白秃疮。用于神经衰弱，失眠，体虚浮肿。内皮外用治骨折、外伤出血。采制方法是春季割下嫩枝。

桑枝：桑树的嫩枝，春末夏初采收。其性味苦、平，偏入肝经，树枝甘寒，性轻清疏散，有润肺、平肝、明目等功效，功擅祛风湿，通经络，利关节，行水气。治风寒湿痹，四肢拘挛，脚气浮肿，肌体风痒。多用于治疗风湿痹痛、水肿、身痒、紫白癜风等证，尤擅疗上肢痹痛，遍体风痒干燥，水气、脚气、风气，上气眼眩，肺气上逆而咳嗽，消食利小便。可煎汤或熬膏内服，亦可煎水外洗。此外，把桑树的枝条烧灼后，可沥出汁液，名桑沥，《本草纲目》等书载其能治疗"大风疮疥"、破伤风、小儿身面烂疮等症。与柳枝、衫枝、槐枝等配伍外洗，可治风毒攻手足疼痛、或有赤肿、皮肤不仁。

女贞枝：味甘、苦，性凉。能补养肝肾，明目。木皮甘苦，凉，无毒。能祛风湿，补益肌肤。女贞树枝切成小段，煎煮至药液呈黑色，先熏后洗痔疮处，具有良好的效果。

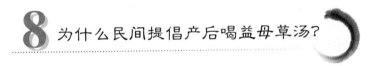

8 为什么民间提倡产后喝益母草汤？

益母草汤配方：益母草一钱五分，当归一钱，杜仲一钱(盐水炒)，牛膝一钱，川芎五分，丹皮一钱，香附一钱(醋炒)，茯苓一钱，山楂一钱半，广皮一钱，炒熟砂仁末一钱。此方用于治疗产后恶露不尽，腹疼痛。

益母草汤中最重要的药物便是益母草。益母草，从字面意思便不难看出它对女性身体十分有益。益母草，味辛、苦，性微温，入心、肝、膀胱经。益母草是历代医家用来治疗妇科病的要药。

历代医药典籍中对益母草的记载多与妇科相关。《本草求原》说道："清热，凉血，解毒。"《本草衍义》云："治产前产后诸疾，行血养血；难产作膏服。"《本草蒙筌》则说："去死胎，安生胎，行瘀血，生新血。治小儿疳痢。"因为益母草为妇科上药，很多商家都看准了益母草市场。现在市场上的益母草制剂名目繁多，包括益母草颗粒、益母草膏、益母草含片等。女性产后，子宫还没有完全复原,易患子宫炎症,而益母草能够促进子宫收缩,有利于排出瘀血,哺乳期间也不会对婴儿健康有不良影响。女性流产后的情况也类似,此时服用益母草可以促进子宫收缩,排出胚胎组织,减少阴道出血量,缩短出血时间。另外,如果女性经期常常小腹痛得厉害,月经量少,颜色较深并伴有血块,也可在月经前服用含益母草的中成药,在医生指导下化瘀调经。有人认为益母草膏对女性身体非常有好处,又是纯中药制剂,无副作用,所以可以长期作为保健品服用。实际上,这是一个错误的观点。药物服用一定要遵医嘱。我们应当知道"是药三分毒"。如果没有病症不建议用药,而且益母草易伤脾胃,不宜长期服用。

9 端午时节为什么熏苍术?

苍术这种药物在南方常见,模样与老姜有几分相似。《本草纲目》载:"苍术,山蓟也,处处山中有之。苗高二三尺,其叶抱茎而生,梢间叶似棠梨叶,其脚下有三五叉,皆有锯齿小刺。根如老姜之状,苍黑色,肉白有油膏。"

苍术以根状茎入药,为运脾药,性味苦温辛烈,有燥湿、化浊、止痛之效。苍术虽然是常见的药物,但不是所有人都适宜。《本草经疏》云:"凡病属阴虚血少、精不足,内热骨蒸,口干唇燥,咳嗽吐痰、吐血,鼻衄,咽塞,便秘滞下者,法咸忌之。肝肾有动气者勿服。"

苍术不仅可以服用,还可以用以焚烧,这种做法民间流传已久。到了端午,南方的人们总喜欢将苍术放置于房间里焚烧。据说端午这一天焚烧苍术能够驱五虫。《本草正义》如是说:"苍术,气味雄厚,较白术愈猛,能彻上彻下,燥湿而宣化痰饮,芳香辟秽,胜四时不正之气,故时疫之病多用之。最能驱除秽浊恶气,阴霾之域,久旷之屋,宜焚此物而后居人,亦此意也。"

据现代研究表明,苍术化学成分含挥发油,油中主含苍术素、β-桉油醇、茅术醇、羟基苍术酮等。苍术提取物具有消除耐药福氏痢疾杆菌 R 质粒的作用,能降低细菌耐药性的产生。

有时苍术甚至用于一些地处乡间的卫生门诊室的空气消毒。用 95% 乙醇溶液浸泡苍术 10 小时,取出苍术,放在准备消毒的手术室地面上,点燃,直到苍术化为灰为止,消毒后比消毒前空气中菌落数明显减少。苍术、艾叶烟熏消毒(6立方米实验室各用4两,烟熏2小时)对结核杆菌、金黄色葡萄球菌、大肠杆菌、枯草杆菌及铜绿假单胞菌有显著的灭菌效果,甚至其消毒效果优于紫外线及乳酸的消毒。

苍术挥发油成分无毒无刺激性气味,不具有腐蚀性,完全适合在有人的情况下使用,可以用于持续动态的空气消毒,适用于诸如病房、公交车、地铁等场合,比目前其他的空气消毒方法,如紫外线消毒、臭氧以及一些化学消毒剂都要安全。从实际使用的经验来看,直接燃烧苍术的消毒方式比较简便,但我们也发现,焚烧苍术会有明火,有一定的危险,必须做好防范措施。

10 为什么说"饭后百步走,活到九十九"?

"饭后百步走"是千百年来被广泛接受的养生观。《史记》记载廉颇晚年身体不适,就饭后疾走,祛病强身。孙思邈是唐代著名医学家兼养生家,他以自身实践活到一百多岁。他在《千金翼方》中就指出:"平日点心饭后,出门庭行五六十步,中食后,行一二百步,缓缓行,勿令气急。"紧接着又说:"食毕行步,踟蹰则长生。"《摄养枕中方》还有介绍:"食止行数百步,大益人。"清代著名养生家曹庭栋也十分注重"以动助脾"的养护后天法。他在《老老恒言》中是这样说的:"饭后食物停胃,必缓行数百步,散其气以输于脾,则磨胃而易腐化,步所以动之。《琅环记》曰:古之老人,饭后必散步,欲动摇其身以消食也。"进食后,立即卧床休息睡觉,于消化不利。古代即有"饱食勿便卧",食后便卧会使饮食停滞,食后急行又会使血流于四肢,影响消化吸收功能。而食后缓缓活动,则有利于胃肠蠕动,促进消化,这就是"食止行数百步,大益人"的道理。但是,我们需注意,饭后不能匆忙走动。饭后匆忙走动所消耗的能量实际上是透支了进餐前的体能,人体内的血液就会更多地分布于躯干、四肢等活动部位,使胃肠道血液供应量相应减少,消化酶的分泌也随之减少。此时要是紧跟着再做一些对灵敏性和准确度要求较高的活动,比如驾驶,很容易导致不良后果。

是不是所有的人都适合饭后百步走呢? 答案是否定的。有些人的"吃饱",不过是胃感觉到了胀满,而营养却没有吸收体内,身体仍然处于"饥饿"状态。这个时候匆忙起身而走,势必会有一部分血液集中到运动系统去,这样就延缓了消化液的分泌,破坏了胃的正常消化,容易诱发功能性消化不良。因此,"饭后百步走"并不适合所有的人,它只适合于平时活动较少,尤其是长时间伏案工作的人,也适合于形体较胖或胃酸过多的人。这些人如果饭后散步 20 分钟,有助于促进胃肠蠕动、胃肠消化液的分泌和食物的消化吸收,是有利于身体健康的。但至少应在饭后 20 分钟后再开始百步走。另外,冬季气温低,就餐环境室内外温差较大,进餐的时候吃得红光满面、大汗淋漓,要是匆忙离开餐厅,在瑟瑟的冷风刺激下行走,汗腺及皮下组织中的毛细血管骤然收缩,容易引起风寒头痛,还加大了心脏的供血负担。因此,饭后适当静坐,闭目养神 30 分钟,然后再活动比较合适。

11 古代为什么喝屠苏酒?

屠苏,也作酴酥。什么叫"屠苏酒"呢? 历来说法不一。《通雅·植物》中说:"屠苏,阔草也。"那么,屠苏酒就是用屠苏草浸的酒了。这一说法应者寥寥,因为也有"屠苏,屋也"之说。杜诗注:"屠苏酒盖昔人居屠苏酿酒,因名。"也有说药王孙思邈在居住的屋里,曾经创造出辟瘟疫的药方,所以说,屠苏有"屠绝鬼气,苏醒文章,来源华夏,酒报人魂"的含义。陈延之说:"此华佗方也。元旦饮之,辟疫疠一切不正之气。"因此,在春节饮屠苏酒,是饮食保健的良好措施。它能调理脾胃,解毒辟秽,"合家饮之,不病瘟疫"。苏东坡十分赞赏它的长命健身功效,在其《除夕野宿常州城外》诗中就有"但把穷愁博长健,不辞最后饮屠苏"之句。

屠苏酒的组成和配制方法,古代中医典籍即有记载,但是处方大同小异。《本草纲目》载:"用赤木桂心七钱五分,防风一两,菝葜五钱,蜀椒、桔梗、大黄五钱七分,乌头二钱五分,赤小豆十四枚,以三角绛囊盛之,除夜悬井底,元旦取出置酒中,煎数沸,举家东问,从少至长,次第饮之,药渣还投井中,岁饮此水,一世无病。"说饮此水可"一世无病",当然是夸大其辞,但作为一种防疫药酒,在当时还是起了一定作用的。

屠苏酒已由《中华人民共和国药典》收载,方名"屠苏液",由赤木、肉桂、防风、粉草薢、花椒、桔梗、大黄、制川乌、赤小豆等组成。口服,每次 20~40 毫升,每日 2 次。如有微量沉淀,服前振摇。有温经、疏风、散寒、解毒之功,适用于预防感冒、风寒。冬春交替之季饮用更有益处。

除了《本草纲目》和《中华人民共和国药典》的记载以外,屠苏酒还有很多不同的制作方法。《小品方》记载屠苏酒的处方如下:白术 54 克,大黄、桔梗、川椒、肉桂各 45 克,虎杖根 36 克,川乌 18 克。以上各种药物碾碎成末,装入绢袋中,元旦前一日,将盛有药物的绢袋沉入井底,第 2 天正月初一早晨取药,浸入一瓶清酒中,煮数沸后饮用。

明代《景岳全书》则记载屠苏酒由厚朴、桔梗、防风、桂枝、茅术、贡术、制川乌、白芷各 8 克,川军、广皮各 10 克,檀香、紫豆蔻、川椒、藿香各 6 克,威灵仙、甘草各 5 克,冰糖 520 克,白酒 5200 克制成。张景岳将药物浸入白酒中,加入冰糖,加热数沸后静置,过滤,装入瓷坛内贮存。这种酒主治风寒邪气侵犯胃肠,肠胃之气不能顺降,积滞内停所致腹痛而胀,进食不化,恶心呕吐等症。

屠苏酒有一定的预防传染病的作用,但也有一定的毒性。现在预防传染病有了更好的办法,就很少用它了,但"爆竹声中一岁除,春风送暖入屠苏"的佳句却深深印在人们的记忆中。

12 三月三南方地区为何爱吃青团?

青团,汉族传统节日食品。吃青团主要是流行于江南一带的清明节、寒食节等节日。在中国古代,每逢寒食节,人们便不生火做饭,只吃冷食。冷食是事先做好无需加热的食品。青团是江南一带的小吃,因其色调而得名。

青团的做法一般有两种:第一种做法是把艾草洗干净用水焯一下,在焯的时候,可以加一点点石灰水,这样能去掉苦涩味,如果不加,就多洗几遍,问题也不大。然后加点水,用家用的搅拌机打碎就可以得到艾草汁了。把糯米粉和黏米粉按 3:1 的量调好,加入艾草汁和成面团,然后加入豆沙馅,包成小孩拳头大小的团子。最后一道工序就是上火蒸。蒸熟后把青团放凉了,就可以吃了。第二种做法是艾草摘取嫩茎和叶,洗净后放入和有碱水(碱水有保持青绿颜色的作用)的沸水中,煮沸待艾草发软后捞出,滤出汁水待用,做青团之前再用清水洗去碱水,再把这些漂洗干净的艾草用纱布包着挤干水分后用刀斩碎,再用手掰成小段待用。糯米粉与籼米粉以 1:1 的比例对和后加水和至半潮,把粉放入大蒸笼,粉顶上放艾草,开蒸。待香味四溢时蒸熟了,端起蒸笼倒入石臼中,男人握大石杵先用小气拄,把艾草和粉拄在一起,拄完了,男人捣、女人在一边翻着粉。每捣一下就要翻一下盖住捣出来的窟窿。最后粉变成了黏滑的没有颗粒感了,就可以拎到盆里放在桌子上了。这时要赶紧趁热"捉",把这个半成品拉出来再从拇指与食指间挤出一个小团,拍扁了裹上金黄色的松花粉,一个又香又滑又糯的青团出炉了。

青团虽美味,但我们也应当注意:①最好先加热后食用。因为青团中的糯米冷却后极不利于消化,对于脾胃虚弱及寒性体质者尤为重要。②最好适量而止,不可贪食过饱。因为青团以糯米和豆沙、芝麻作馅为多,此类食物含支链淀粉与油脂成分,过多食用容易造成脾胃负担太大,对于平日消化功能欠佳者尤当注意。③最好不要和肥肉混吃。因为青团若与动物油脂混杂在一起,会加重肠胃负担,极容易引起消化不良。④最好同时食用一些有助于消化的食品,如山楂等。因为这些食品可以减轻胃肠道的负担,有利于青团在体内的吸收。

此外,青团并不是各类人群都适宜。以下四类人群应少吃或不吃青团:

(1)老年人、小孩和消化功能不好的人宜少吃青团。因为制作青团的主要材料——糯米是一种极难消化的食品,吃青团对他们来说,无疑是让消化系统"雪上加霜"。

(2)胰腺炎和胃炎患者禁止食用青团。因为青团中的糯米会导致这些炎症的复发或病情恶化。

(3)糖尿病患者禁食青团。青团中含有大量糖分,糖尿病患者食用青团无疑会使病情恶化。

(4)有胆囊炎、胆结石的患者不宜食用青团。因可导致消化不良而加重病情。

13 为什么说"欲得长生,肠中常清"?

古人重养生,尤其是身体肠道的清洁十分重视。汉代王充在《论衡》中就指出:"欲得长生,肠中常清;欲得不死,肠中无滓。"道学文化也有一门保健功法,称之为"倒仓法",就是讲究每日通大便,或多通大便,以求长寿。大便是人体中可以看得见的垃圾。汉代大医学家张仲景在其医著中将长时间留在人体内的大便称为"宿食",并指出便秘会对身体造成巨大的损伤。金元四大家之一朱丹溪也说:"五味入口,即入胃,流毒不散,积聚既久,致伤充和,诸病生焉。"所以说,肠道内的废物毒素若不能及时排出,人体就会出现不适,甚至诸病生焉。

在新陈代谢正常的情况下,人们所吃的食物经过食管、胃、十二指肠、小肠、大肠,最后从肛门排出体外,整个过程一般可在 12~24 小时内完成,这样就可确保废物不在肠中过久停留。尽管人体有这样的防毒功能,可疲劳、紧张或其他生理原因,都会导致人体出现代谢功能失调、内分泌紊乱,致使人体的废物长期停留在体内。这些残余的废物在肠内开始腐败,肠内细菌将蛋白质和脂肪分解,形成胺、氨、吲哚、硫化氢、亚硝胺等多达 22 种的腐败物质,俗称肠内毒素。这些毒素被人体吸收后,随血液循环进入体内各个器官,就成为面色晦暗、皮肤粗糙、有色斑、痤疮、口臭、体臭、小腹突出、便秘、腹泻、癌症、高血压等各种疾病的原因,加速身体老化。

现代研究发现,人的衰老与"自身中毒"有关,大肠中腐败食物和细菌产生的毒素,如果不能及时排出,被机体吸收后可使人慢性中毒,内脏功能也会因毒素作用而发生障碍。正因如此,我们必须要重视排出身体内的毒素。要排出肠内的垃圾毒素可不是光吃点泻药就行的。排毒,是对人体整个排毒系统的调整,包括对人体脏腑功能的调理,血管、淋巴管、气管、泌尿道、消化管道等排毒管道的疏通,对气血运行的调节等。如果人体正气不足,就无法推动食物在小肠、大肠里正常运动,所以治疗便秘首先要恢复人体的正气,调畅人体的气机和代谢功能,这样才能把肠内滞留的垃圾"运走"。科学的排毒要"排""补"结合,不仅要排出废物毒素,还要调补人体正气。排毒、解毒、调畅气机、调补正气有机结合在一起才行。科学的排毒是最安全、有效的排毒方式。譬如，便秘的人应选用多木质纤维性质的食物，以促进胃肠蠕动，进而促进排便，以保持身体健康。

14 "筋长一寸，寿延十年"有道理吗？

中国历来重视养生，古代流传至今的很多俗语都说明了养生的道理，而"筋长一寸，寿延十年"便是其中之一。筋缩是人体衰老的原因，也是人体衰老的结果。人老了，眼花，耳聋，腰驼，背弓，腿僵，浑身没劲。相反，你看见一个高龄老人，眼不花，耳不聋，腰不驼，背不弓，腿脚灵活，浑身轻松，你一定会相信他还能活很长时间。从中医角度看，筋属肝、属木。肝的生理功能主疏泄，主藏血，在体合筋，开窍于目，其华在爪。筋附于骨节，由于筋的扩张和收缩，全身关节才能活动自如。同时，衰老与精气虚衰、气血失常有关。而十二经筋，不仅连缀百骸，还分布于眼、耳、口、鼻、舌、阴器等部位，对这些器官功能活动起着维系作用。所谓"骨正筋柔，气血自流"，自然会让人的五官等减缓衰老。

筋的作用如此重要，所以有很多学者建议通过拉筋来保养身体。

拉筋的好处大抵有以下几点，这几点又主要是着眼于治未病。

首先，十二筋经的走向与十二经络相同，故筋缩处经络也不通，不通则痛。拉筋使筋变柔，令脊椎上的错位得以复位，于是"骨正筋柔，气血自流"，腰膝、四肢及全身各处的痛、麻、胀等病症因此消除、减缓。

其次，拉筋可打通背部的督脉和膀胱经，这对健康具有重大意义。因为督脉是诸阳之会，元气的通道，此脉通则肾功能加强，而肾乃先天之本，精气源泉，人的精力都仰赖于肾功能的强大。督脉就在脊椎上，而脊髓直通脑髓，故脊椎与脑部疾病有千丝万缕的联系。膀胱经是人体最大的排毒系统，也是抵御风寒的重要屏障，膀胱经通畅，则风寒难以入侵，内毒随时排出，肥胖、便秘、粉刺、色斑等症状自然消除、减缓。膀胱经又是脏腑的俞穴所在，即脊椎两旁膀胱经上每一个与脏腑同名的穴位，疏通膀胱经自然有利于所有的脏腑。

第三，拉筋拉软并改善了大腿内侧的肝脾肾三条经。许多医书都介绍，此三条经通畅则人的肾功能强悍。

总而言之，拉筋可以一定激活体内的气血，让我们可以防御疾病，"不治已病治未病"。

15 为什么说"要得小儿安，需得三分饥和寒"？

"要得小儿安，需得三分饥和寒"这句俗语出自明代《万密斋医书》，是小儿日常保健的常识，意思是说要确保小儿平安健康，就不能给孩子吃得太饱、穿得太暖。中医所讲的人体五脏中，小儿天生三脏不足、两脏有余是指：脾常不足、肾常虚、肺常不足，心、肝两脏有余。小儿脾胃运化功能不好，虽然需要水谷之气，却不能多吃，吃多后容易出现消化不良。小儿肺很娇嫩，容易发生呼吸道感染，引起诸如咳嗽、哮喘、发热等肺部炎症，故小儿不能受凉感冒。穿得过暖，孩子容易出汗，出汗后反而容易受凉。

西医也有近似的主张，吃得太饱容易加重小儿胃肠道的负荷，无论是胃肠道的蠕动还是分泌的消化液，都不能满足过多食物的消化和吸收，从而出现腹胀、腹痛、腹泻等问题。况且，吃得过饱会刺激胃肠道血运加强，从而会增加心脏的负担。孩子穿得太暖，出汗后就容易受凉感冒，感冒还会引起诸如肺炎、心肌炎等多种并发症。

不少家长认为，小儿要多穿，要穿得出汗才行。殊不知，孩子穿得太多或经常出汗，毛孔处于扩张状态，很容易受凉生病。所以说："要想小儿安，须带三分饥与寒。"孩子的衣服应根据季节变化来增减，因为他是纯阳之体，天生就具有火力，不需要捂着。尤其秋天本应锻炼孩子的耐寒能力，一捂反而容易上火生病。在同样的环境里，孩子穿的衣服比大人略厚一些就可，用手摸摸孩子的后背，如果暖暖的且光滑无汗就表示穿得厚薄合适。

在冬季，上身可以选择棉质内衣、毛衣。如果不是太冷，就穿一件比较厚的开衫外套；如果冷，就加一件棉质或羽绒背心；更冷，可穿羽绒外套。下身除内衣之外，可穿厚一点的外裤，并根据天气情况增减毛裤。

至于饮食，则要注意酸碱平衡，鱼肉禽蛋米面为酸性，蔬菜、水果、豆类及其制品为碱性。人体内存在自动调节酸碱平衡的系统,只要饮食多样化,吃五谷杂粮,就能保持酸碱平衡;小儿饭前喝少量的汤,好比运动前做活动,使消化器官活动起来,使消化腺分泌足量的消化液,能使小儿很好地进食,饭后也会感到舒服;吃好早餐,一日之计在于晨,早餐的好坏关系到小儿生长发育。如不注意,小儿在上学时就会出现迟钝、精力不足等保护性抑制,发生低血糖。

16 为什么说"男子以保精为主,女子以调经为主"?

古人认为:"男子以保精为主,女子以调经为主。"这种说法明显是从男女生殖功能的特征推论而来的。泄精是男子所特有的生理现象,而月经则为女子所独有,只有男女媾精之后才能繁殖后代。其次是从临床观察而来的,凡男子数失于精及女子数脱于血者常可导致体质羸瘦,百病丛生,故中医常规劝世人,男子以惜精为要,女子以养血为上。

从体质而论,人类最基本的体质类型分成男性体质与女性体质两大类。《黄帝内经》认为女子生长发育以七年为分阶段的基数,男子则以八年为基数,并认为控制生长、发育和衰老过程的是肾气,要研究性就必须研究"肾",要研究"肾"就必须研究"精"。对于"精"的重视,历代医家的著作当中多有体现。金元名医朱丹溪在《格致余论》里就强调说:"心动则相火亦动,动则精自走,所以圣贤只是教人收心养心,其旨深矣。""善养生者,亦宜暂远帷幕,各自珍重,保全天和。"这话的意思是,如果人的淫心欲念妄动,则肾中相火因而扇动,相火动则精可自泄。所以,圣贤教人收敛淫心、善养心神,这一主旨其含义是很深远的。所以养生之道,在于节制,要珍重护精,此可保健长寿。毕竟肾为先天之本,肾精充足,五脏六腑皆旺,抗病能力强,身体强壮,则健康长寿。反之,肾精匮乏,则五脏衰虚,多病早夭。

说到女子的生理特征,主要为经带胎产,其中经又为个中关键。女子的身体状况在中医看来远较男子复杂,中医在为女子治病时,必问"经"。《妇人大全良方》卷一就开宗明义说道:"凡医妇人,先须调经,故以为初。"中医认为,女子之"经"与血直接相关。女子为阴,以血为主。而女子"血"的代表性特征——月经,与宇宙之阴气是相通的,它上应天空之阴——月亮,下应大地之阴——海潮。由于月有盈亏,潮有潮汐,表现在女性,一般在 14 岁前后开始一月一行,其周期恰与月球环绕地球 1 个月之数相符,所以称为月经,古人也叫"月水""月信"。关于月经的周期,古人观察到,绝大多数人一般每月 1 次。如果提前或者延后,就是月经失调。然而也有两个月一行的月经,叫做"并月";有三个月一行的月经,叫做"居经",俗称四季经;也有一年一行的月经,叫做"避年";更有一些奇特的女性,一生不来月经依然能怀孕生子,则称之为"暗经"。《医宗金鉴》认为这几种属于特殊情况,因先天禀赋不同导致。所以有些女性月经如果不是按月而来,只要时间比较规律,不影响生育,就不算病态,不需要治疗。不单月经周期,具体到月经在 1 个月里的变化,古人的观察也是细致入微的,大致可以分为阴长期、的候期、阳长期、月经期 4 个阶段。女性如果根据这个阴阳消长的规律来调经补血,就可以像太阴、月亮一样保持长久旺盛的生命力。

17 为什么"三分治病,七分养"?

人们常说"三分治病,七分养",这句话意在强调养病的重要,但当下有的人走向了一个极端,过度强调"养",而忘却了"治"。笔者认为战胜疾病,我们不能一味偏重"治"或者"养",而应当二者兼而有之,相辅相成。

治病用的是药,这一环节的关键在于医生。医生治愈了疾病,患者自己还必须懂得养护身体。养病先要养心。历史上很多养生专家都认为"养心重于养身"。唐代药王孙思邈就以独特的见解,实践了注重养心的保健养生法,身体力行,在平均年龄二三十岁的时代,实现了寿高百余岁。孙思邈认为"安心是药更无方",强调了养心的重要性,他还提出了"十二少"的养心真谛与"十二多"的丧生之本。"十二少"即"少思、少念、少事、少语、少笑、少愁、少乐、少喜、少好、少恶、少欲、少怒"。"十二多"即"多思则神殆,多念则志散,多欲则志昏,多事则形劳,多语则气亏,多笑则脏伤,多愁则心摄,多乐则意溢,多喜则忘错混乱,多怒则百脉不定,多好则专迷不理,多恶则憔悴无欢"。只有将两者紧密地结合起来,有所倡又有所忌,才能达到真正的养生境界。有人花了 38 年的时间做了一项心理与健康关系的调查,结果显示,心情舒畅的人,死亡率很低,而且极少得慢性病;而精神压力大的人,竟然有 1/3 因重病去世。我们生活中很多常见的疾病,如高血压、心脏病、胃溃疡、肺结核、哮喘甚至感冒等都与情绪有着密切的关系。

对于已经生病的人来说,心理因素同样起着十分重要的作用。如果患者自身有良好的心理状态,与医生密切配合,乐观地面对生活,可使重病减轻,绝症得到缓解。如果患者总是心事重重、郁郁寡欢,即使微不足道的小病也会演变为无法救治的重症。只有做到心胸宽广、豁达开朗,我们才能远离疾病,拥有健康的身体。所以说"百病皆可从心医,养病定要先养心"的养生之道,不在求仙丹灵药,而在养心。

心性安定,身体便有了养好的前提基础,在此之后,我们再辅以食物进行食补,用药物进行药补,对症下药,方可收获事半功倍的效果。

18 "肥人多湿,瘦人多火"吗?

人们常说"肥人多湿,瘦人多火"。体态是不是有时候真的也反映了一个人的体质呢?

中医所指的肥人一般为肥胖之人或容易发胖的人。通常,他们体内的津液代谢不够畅通,容易产生痰湿,泛溢肌肤或停滞体内,从而形成肥胖。痰湿停阻在人体内无异于废物,会进一步影响脏腑经络功能,所以,肥胖会引起各种疾病。

中医认为,人体内脾主运化水湿,是津液代谢的枢纽,一旦脾虚不运化,就会产生痰湿,因此,有"脾为生痰之源"的说法。同时,脾虚还会使人气血不足,所以,肥人常见怠惰乏力,皮肤白却缺乏光泽等虚象。

瘦人多火的意思是指那些怎么吃也不胖的瘦人,往往阳气偏盛,容易产生内热而上火。这类人通常属于肝肾阴虚水少,因而就会相对地阳气过盛,内热不断而引起上火。阴虚水少的人通常显得缺乏滋润,形体不充而瘦削,筋骨关节不柔软。内热上行、虚火上炎就会经常出现咽喉疼痛、小便发黄、失眠烦躁等症。

对于肥人来说,最重要的是健脾去湿。口味过重、暴饮暴食、食速过快,经常吃甜点、生冷食品,喝饮料都易伤脾生湿,应尽量避免。在养生方法上,应多注意在平时调整自己的生活,改变一些不良习惯,加强运动。痰湿体质者不宜居住在潮湿的环境里,在阴雨季节要注意避免湿邪的侵袭。这类体质的人平时还应定期检查血糖、血脂、血压;嗜睡者应逐渐减少睡眠时间,多进行户外活动,享受日光浴;洗澡应洗热水澡,程度以全身皮肤微微发红、通身汗出为宜;穿衣尽量保持宽松,面料以棉、麻、丝等透气散湿的天然纤维为主,这样有利于汗液蒸发,祛除体内湿气。

所谓“瘦人多火”,多的往往是虚火。瘦人多见肾阴虚但精气足,易生阴虚火旺的现象,因此瘦人多行动敏捷好动,有时容易亢奋冲动,常手足心热、口咽干燥,畏热喜凉,易患失眠,口腔溃疡等。另外,形体偏瘦的人往往性子比较急,容易动怒,易导致肝火旺盛,使得身体阴阳失衡而“上火”。瘦人应该补中益气、滋阴养肾。生活紧张、压力过大、失眠、房事不节、过度劳动而劳伤筋骨关节腰背,都不利于保养肝肾、养护阴气。“静能生水”,安静下来,修身养性,保证充足的睡眠,内热上火也会逐渐平息。饮食方面,宜清淡,少吃肥腻厚味、燥烈之品,尤其要忌辣椒、葱、蒜等,宜多食甘润生津之品,如牛奶、蜂蜜、鸡蛋、海参、银耳等。而阴虚往往生内热,体瘦者多见烦躁易怒、口干咽痛、性欲亢进等虚热内生现象,故在滋养的同时,还要注意清虚火。

19 为什么“笑一笑,十年少;愁一愁,白了头”?

“笑一笑,十年少;愁一愁,白了头”这句话充分说明了中医的一个道理,一个人的情志对人身体的影响是巨大的。

中医认为,情志变化不是一种单独存在的意识活动,而是人体内在物质在精神意识上的外在表达。情志活动这种看不见、摸不着的精神意识领域的变化可以通过体内五脏精气这个具体物质来具象化和物质化。我们既可以通过情志的变化来推测体内五脏精气的充足程度和活动状态,也可以通过调节五脏精气的方法来实现对情志的改变。

五脏精气的运动变化产生了喜、怒、忧、思、恐等情志变化,那么情志变化必然要消耗五脏的精气。在正常的情志活动中,对五脏精气的消耗,机体可以通过自身的调节和补养加以恢复,所以对人体不会造成特别的伤害。但如果情志活动过于激烈或过于持久,对五脏精气的消耗就超过了人体自身调节的能力和范围,这就会导致五脏功能的失调而产生各种各样的疾病。根据上面五志和五脏的对应关系,我们很容易就可以知道,过喜就会损耗心脏精气,导致心脏功能失调;过怒就会损耗肝脏精气,导致肝脏功能失调;过思就会损耗脾脏精气,导致脾脏功能失调;过忧(悲)就会损耗肺脏精气,导致肺脏功能失调;过恐就会损耗肾脏精气,导致肾脏功能失调。因为过激或过久的情志活动所损伤的是五脏的精气,所以在导致五脏功能失调的同时,也会导致体内精气的运动状态受到影响和破坏,出现各种病理现象。具体而言:

怒则气上。我们都会有这样的经历,在大怒或极度生气时,人会有头晕脑胀、头重脚轻的感觉,甚至有很多因发怒导致脑出血而死亡的实例,这就是怒则气上的含义。

喜则气缓(涣)。正常情况下,喜是对身体有益的一种情志活动,也可以称其为"良性情志",它能起到缓解精神紧张、舒畅情绪的作用;但是喜乐过度或是暴喜则会导致心气涣散、神不守舍、精神不集中、失神狂乱,甚至神气消亡而死亡。

悲则气消。悲哀可以使人的精气耗散,所以在悲哀情绪过后,人往往会觉得软弱乏力、精神疲惫。

思则气结。思为脾中精气的运动变化所生,过度思虑会损伤脾中精气。而脾中精气最主要的功能则是对饮食的运化,所以过思常会导致人体的消化吸收功能下降,出现胃脘胀闷、纳食不香、嗳腐吞酸等胃肠动力迟滞的症状,中医称这种迟滞为"气结"。

惊则气乱。在受到惊吓时,我们会出现心悸心慌、心神不定、惊惶失措等反应,这就是"惊"这种情志刺激导致体内气机紊乱的结果。

恐则气下。我们常会见到一个人因极度恐惧而出现大小便失禁的场景,这就是因为恐导致气机下陷。

上述这些情志变化对人体脏腑以及精气运动状态造成的影响,中医也称为"七情内伤"。

情志虽然可能损害身体,但我们不能因此拒绝情绪。况且我们的生活中是不可能完全没有情绪的。我们要做的是将情绪控制在正常的范围里,不要过度爆发情绪,伤害身体。

20 为什么中国人喜欢酿"桂花酒"?

桂花因有异香,古代文人雅士多赞赏。其实,桂花不仅可以观赏,作为一种药物,其价值也很高,古人就常用桂花酿制"桂花酒"。

桂花酒是选用秋季盛开之金桂为原料,配以优质米酒陈酿而成,具有色泽金黄、芬芳馥郁、甜酸适口的特点。它是宴会及制作鸡尾酒的上乘美酒,也是您自享或馈赠亲友的佳品。

中医认为,桂花性温味辛,煎汤、泡茶或浸酒内服,可以化痰散瘀,对食欲不振、痰饮咳喘、肠风血痢、经闭腹痛有一定疗效。桂枝、桂籽、桂根皆可入药。由桂枝、芍药、生姜、大枣、甘草配制的桂枝汤,专治外感风邪、发热头痛等症。桂根味甘微涩。

桂花归肺、大肠经,对"瘕疝""奔豚"等病证有利。"瘕疝"是指腹部内生肿块疼痛或是感受寒邪腹痛,"奔豚"是指腹中有气上冲症,多是由于肾脏寒气上冲或肝脏气火上逆所致,临床表现是下腹气上冲于胸,腹部绞痛,胸闷气急、头晕目眩、心悸烦躁不安。桂花因为辛温可以起到通经理气的作用。另外,常食用桂花也对养颜美容、护肤有明显的帮助。

古人认为,桂为百药之长,所以用桂花酿制的酒能达到"饮之寿千岁"的功效。如汉代时,桂花酒就是人们用来敬神祭祖的佳品,祭祀完毕,晚辈向长辈敬用桂花酒,长辈们喝下之后则象征了会延年益寿。桂花茶可养颜美容,舒缓喉咙,改善多痰、咳嗽症状,治十二指肠溃疡,荨麻疹、胃寒胃疼、口臭、视觉不明。

桂花酒好喝,制作方法也极其简单。首先将新鲜桂花筛去杂质,摘掉桂花梗,把桂花的梗从筛眼里筛出来。接着把厨房纸打湿,轻轻地擦去桂花上的尘土。之后将桂花装入容器中,加少许糖腌渍几小时。将准备好的冰糖和枸杞子通过干净的白纸做成锥形小漏斗,连同桂花装入酒瓶内,再放入冰糖。最后,封好瓶口,等待发酵。

桂花酒容易制作,桂花稠酒的制作同样很简单。它的步骤如下:

(1) **泡米**:清水入缸,淹没江米,木瓢搅拌使脏物上浮撇而弃之。四时为宜。

(2) **蒸米**:上笼,烧大火,熟烂达八成,离火,浇水,先米中间后笼周围,温度降至三度以下即可。

(3) **拌曲**:平散摊开在案,撒曲面,拌,需均匀。

(4) **装缸**:先置木棒一个,于缸中心,将米从四周装入轻轻拍压,后木心转动抽出,口成喇叭状。白布盖之,再加软圆草垫,保持三十度温,三天后酒醅即熟。

(5) **过酒**:将缸口横置两个木棍,铜丝萝架其上,萝中倒多少酒醅,用多少生水几次淋下,手入酒醅中转、搅、搓、压,反复不已,酒尽醅干。

一般酒澄清,但桂花酒黏稠;一般酒辣辛,但桂花酒绵甜。乡民能喝,市民能喝,老人能喝,儿童能喝,男人能喝,女人能喝,健胃、活血、止渴、润肺,是民间的食疗佳品。

明辨民间流传的小单方和疗法

1 刮痧有什么作用？

刮痧是传统的自然疗法之一，它以中医皮部理论为基础，用器具(牛角、玉石、火罐等)在皮肤相关部位刮拭，以达到疏通经络、活血化瘀的目的。刮痧是根据中医十二经脉及奇经八脉，遵循"急则治其标"的原则，运用手法强刺激经络，使局部皮肤发红充血，从而起到醒神救厥、解毒祛邪、清热解表、行气止痛、健脾和胃的效用。

刮痧施术于皮部，对机体的作用大致可分为两大类，一是预防保健作用，二是治疗作用。

(1) 预防保健作用：包括健康保健预防与疾病防变两类。刮痧疗法作用部位是体表皮肤，而皮肤是机体暴露于外的最表浅部分，直接接触外界，且对外界气候等变化起适应与防卫作用。皮肤之所以具有这些功能，主要依靠机体内卫气的作用。卫气出于上焦，由肺气推送，先循行于皮肤之中，卫气调和则"皮肤调柔，腠理致密"(《灵枢·本脏》)。健康人常做刮痧(如取背俞穴、足三里穴等)可增强卫气，卫气强则护表能力强，外邪不易侵表，机体自可安康。若外邪侵表，出现恶寒、发热、鼻塞、流涕等表证，及时刮痧(如取肺俞、中府等)可将表邪及时祛除，以免表邪不祛，蔓延进入五脏六腑而生大病。

(2) 治疗作用

1) 活血祛瘀：刮痧可调节肌肉的收缩和舒张，使组织间压力得到调节，以促进刮拭组织周围的血液循环，增加组织流量，从而起到"活血化瘀""祛瘀生

215

新"的作用。

2）调整阴阳：刮痧对内脏功能有明显的调整阴阳平衡的作用,如肠蠕动亢进者,在腹部和背部等处使用刮痧手法可使亢进者受到抑制而恢复正常。反之,肠蠕动功能减退者,则可促进其蠕动恢复正常。这说明刮痧可以改善和调整脏腑功能,使脏腑阴阳得到平衡。

3）舒筋通络：刮痧是消除疼痛和肌肉紧张、痉挛的有效方法。凡有疼痛,则肌肉必紧张;凡有肌肉紧张,又势必疼痛。通过刮痧消除了疼痛病灶,肌肉紧张也就消除;刮痧使紧张的肌肉得以松弛,则疼痛和压迫症状也可以明显减轻或消失,有利于病灶修复。

4）排除毒素：刮痧过程(用刮法使皮肤出痧)可使局部组织形成高度充血,血管神经受到刺激使血管扩张,血流及淋巴液流增快,吞噬作用及搬运力量加强,使体内废物、毒素加速排除,组织细胞得到营养,从而使血液得到净化,增加了全身抵抗力,可以减轻病势,促进康复。

5）行气活血：气血(通过经络系统)的传输对人体起着濡养、温煦等作用。刮痧作用于肌表,使经络通畅,气血通达,则瘀血化散,凝滞固塞得以崩解消除,全身气血通达无碍,局部疼痛得以减轻或消失。

2 拔罐疗法适合什么病症?

拔罐疗法又名"火罐气""吸筒疗法",古称"角法"。拔罐疗法是中医学遗产之一,在我国民间使用的历史非常悠久,其显著疗效早已深入人心。这是一种以杯罐作工具,借热力排去其中的空气,产生负压,使吸着于皮肤,造成瘀血现象的一种特殊疗法。古代医家在治疗疮疡脓肿时用它来吸血排脓,后来又扩大应用于肺痨、风湿病等内科疾病。新中国成立以后,由于不断改进方法,使拔罐疗法有了新的发展,进一步扩大了治疗范围,成为针灸治疗中的一种常用疗法。

拔罐疗法主要适合以下病症:

(1) 呼吸系统适应证：急性及慢性支气管炎、哮喘、肺水肿、肺炎、胸膜炎。主穴取大杼、风门、肺俞、膏肓。

（2）**消化系统适应证**：①急性及慢性胃炎、胃神经痛、消化不良症、胃酸过多症。主穴取肝俞、脾俞、胃俞、膈俞、章门。②急性及慢性肠炎。主穴取脾俞、胃俞、大肠俞、天枢。

（3）**循环系统适应证**：①高血压。主穴取肝俞、胆俞、脾俞、肾俞、委中、承山、足三里。重点多取背部及下肢部穴。②心脏供血不足。主穴取心俞、膈俞、膏肓俞、章门。

（4）**运动系统适应证**：①颈椎关节痛、肩关节及肩胛痛、肘关节痛。取压痛点及其关节周围拔罐。②背痛、腰椎痛、骶椎痛，髋痛。根据疼痛部位及其关节周围拔罐。③膝痛、踝部痛、足跟痛。在疼痛部位及其关节周围，用小型玻璃火罐进行拔罐。

（5）**神经系统适应证**：①神经性头痛、枕神经痛。主穴取大椎、大杼、天柱（加面垫）、至阳。②肋间神经痛。主穴取章门、期门，以及肋间痛区拔罐。③坐骨神经痛。主穴取秩边、环跳、委中。④因风湿劳损引起的四肢神经麻痹症。主穴取大椎、膏肓俞、肾俞、风市，以及其麻痹部位。⑤颈肌痉挛。主穴取肩井、大椎、肩中俞、身柱。⑥腓肠肌痉挛。主穴取委中、承山及患侧腓肠肌部位。⑦面神经痉挛。主穴取下关、印堂、颊车，用小型罐，只能留罐6秒，起罐，再连续拔10~20次。⑧膈肌痉挛。主穴取膈俞、京门。

（6）**妇科方面的适应证**：①痛经。主穴取关元、血海、阿是穴。②闭经。主穴取关元、肾俞。③月经过多。主穴取关元、子宫。④白带。主穴取关元、子宫、三阴交。⑤盆腔炎。主穴取秩边、腰俞、关元俞。

（7）**外科疮疡方面的适应证**：①疖肿。取身柱及疖肿部位，小型罐面垫拔。②多发性毛囊炎。主穴取至阳，局部小型罐加面垫拔。③下肢溃疡。局部小型罐加面垫拔。④急性乳腺炎。局部温开水新毛巾热敷后，用中型或大型火罐拔，可连续拔5~6次。

3 捏脊疗法能防治小儿疾患吗？

捏脊疗法是连续捏拿脊柱部肌肤，以防治疾病的一种治疗方法，常用于治疗小儿"疳积"之类的病症,所以又称"捏积疗法",属于小儿推拿术的一种。它具有疏通经络、调整阴阳、促进气血运行、改善脏腑功能以及增强机体抗病能力等作用。

捏脊疗法简单易行,操作步骤如下:

第一步:捏脊的部位为脊背的正中线,从尾骨部起至第 7 颈椎,即沿着督脉的循行路线,从长强穴直至大椎穴。也可延至风府穴。

第二步:施术时患者的体位以俯卧位或半俯卧位为宜,务使卧平、卧正,以背部平坦松弛为目的。

第三步:于后背施术部位涂抹适量滑石粉或爽身粉。

第四步:捏脊的具体操作方式有两种:一种是用拇指指腹与食指、中指指腹对合,挟持肌肤,拇指在后,食指、中指在前。然后食指、中指向后捻动,拇指向前推动,边捏边向项枕部推移。另一种是手握空拳,拇指指腹与屈曲的食指桡侧部对合,挟持肌肤,拇指在前,食指在后。然后拇指向后捻动,食指向前推动,边捏边向项枕部推移。上述两种方法可根据术者的习惯和使用方便而选用。

第五步:在捏脊的过程中,用力拎起肌肤,称为"提法"。每捏 3 次提一下,称"捏三提一法";每捏 5 次提一下,称"捏五提一法";也可以单捏不提。其中,单捏不提法刺激量较轻,"捏三提一法"最强。

第六步:施术时可根据脏腑辨证,在相应的背俞穴部位上用力挟提,以加强针对性治疗作用。如厌食提大肠俞、胃俞、脾俞;呕吐提胃俞、肝俞、膈俞;腹泻提大肠俞、脾俞、三焦俞;便秘提大肠俞、胃俞、肝俞;多汗提肾俞、肺俞;尿频提膀胱俞、肾俞、肺俞;烦躁提肝俞、厥阴俞、心俞;夜啼提胃俞、肝俞、厥阴俞;失眠提肾俞、脾俞、肝俞;呼吸系统病证提肾俞、肺俞、风门等。

第七步:重复 5~7 遍后,再按揉肾俞穴 2~3 次。一般隔天捏脊 1 次或 1 周2 次,8 次为 1 个疗程。慢性疾病在 1 个疗程后可休息 1 周,再进行第 2 个疗程。

在临床上,常用捏脊疗法治疗小儿疳积、消化不良、厌食、腹泻、呕吐、便秘、咳喘、夜啼等症。此外,也可作为保健按摩的方法使用,如缓解疲劳、防治感冒、减轻后背不适等。

值得注意的是,本疗法一般在空腹时进行,饭后不宜立即捏拿,需休息 2小时后再进行。施术时室内温度要适中,手法宜轻柔。体质较差的小儿每日次数不宜过多,每次时间也不宜太长,以 3~5 分钟为宜。应用此法时,还可配合刺四缝、开四关、药物、针刺、敷脐等疗法,以提高疗效。

此外,不是所有小儿都适宜运用捏脊疗法防病治病。脊柱部皮肤破损,或患有疖肿、皮肤病者,不可使用本疗法;伴有高热、严重心脏病或有出血倾向者,亦需慎用。

4 热敷法能治很多常见病痛吗?

相信很多人在生活中都用到过热敷疗法,比如女性朋友有妇科炎症,可以拿热水袋敷于疼痛处,可以起到消炎的作用,在痛经时都会用热水敷腹部,可以减轻疼痛等。热敷法是中医保健养生的一种方法,能治很多常见病痛。

热敷对应的主要是"寒"证。感冒、心脏病等很多疾病都与寒有关。在中医理论中,寒是人类健康的大敌,抗击它最好的方法无疑就是热。

热敷可以加快人体新陈代谢、血液循环速度,使毛孔增大,增强抵抗力,起到治病、防病的作用。热敷对以下 3 种疾病作用尤其明显:一是损伤发生 2~3 天,不出血无肿胀之后;二是疼痛类疾病,如颈椎、腰椎、胸椎、臀部疼痛等;三是妇科炎症、痛经、前列腺炎、寒性腹痛、皮肤瘙痒、股骨头炎等。

热敷又可分为干、湿两种。湿敷主要包括热水擦洗、热水泡、热水冲淋、泡温泉等,而干敷多指用容器如暖水袋等,装好水后敷于患处。两者的区别在于干敷的热量是从容器里面散发出来的,蒸发的却是人体的水分,而湿敷的热量来自热水,人体是在"热气"中吸收水分,效果好过干敷。

湿敷可治病也可养生,该如何操作呢? 如果是全身性的热水泡、热水冲淋、泡温泉,有两点必须要注意:

第一,温度不能太高,只需略高于体温即可,以 40~43 摄氏度为宜;第二,时间应控制在 20 分钟以内,结束后千万别急于起身,应该慢慢起来后坐一会儿再活动,否则容易出现脑部供血不足甚至昏迷等严重问题。

对于疼痛类疾病,有针对性的热水擦洗效果也很不错。具体的方法是,将多条毛巾浸泡于温度在 40~43 摄氏度的大水桶中,不断换毛巾敷在患处(如颈椎、腰椎等),或像洗脸一样擦洗,感觉到毛巾温度不那么热了就更换一条,每天1~2次,每次半小时左右。值得特别注意的是,如果患处出现皮肤破损,不能进行热敷,否则可能导致感染的发生。扭伤急性期仍有出血、肿胀时更不宜热敷,否则会加速血液循环,导致出血更多更快,应等到已止血、消肿至少48小时后再进行热敷。

热敷法是一种非常简单易行的养生保健方法,关注健康的你不妨尝试着利用热敷法来预防、治疗疾病。

5 掐人中能治晕厥吗?

人中,亦称寿堂,位于上唇中线的垂直沟,是督脉穴位之一。历代医家认为,人中穴是一个重要的急救穴位,手指掐或针刺该穴位是一种简单有效的急救方法,可以用于治疗中暑、昏迷、晕厥、全身麻醉过程中出现的呼吸停止、低血压、休克、一氧化碳中毒等。为什么刺激人中能起到一定的急救作用呢?

人中是人体阴阳二气交汇之处。人在母体中还未出生时,一窍通而九窍闭。当人出生后,是九窍通而一窍闭。一窍即肚脐,九窍即我们后天的双眼、双耳、双鼻孔、口、下阴、肛门。

人中之上双眼、双耳、双鼻孔,为双、为偶、为阴、为坤卦;人中之下口、下阴、肛门为单、为奇、为阳、为乾卦。清轻者上升为天,重浊者下沉为地,这就是我们说的《周易》中的泰卦。泰卦的释文是:阴气凝重而下沉,阳气清明而上升。阴阳相交,上下互通,万物纷纭。天地交泰,国泰民安。人体阴阳和谐、平衡才能身体健康,精神抖擞。反之则是否卦。否卦释文是:闭塞黑暗,阳气上升,阴气下沉,天地不交,万物不通。人体阴阳失衡则至病。人突然昏厥多数是阴阳二气忽然失去平衡导致的。人中是人体阴阳二气的交汇点,所以掐人中可以使阴阳二气相交、平衡。

掐人中虽然简单易行,也有一定的技巧。首先是掐人中的人,一般选择男性,一是因为男性的指甲一般不太长,二是因为男性比较有力。掐的时候要注意手法,一般情况下用大拇指指端按在人中穴上即可。具体的操作是这样的:

把大拇指指端放到人中穴上,其他四指放在下颌处(下巴颏下面),这样就比较容易使劲。把大拇指放好之后,先从中间往上顶推,增强刺激,此步要注意不断活动大拇指,不能一直放在穴位上不动。时间控制在 20~40 次 / 分为宜,当然如果一刺激就苏醒,也不要再掐了。

掐人中还要注意以下几点:首先要注意不能一味地掐,也就是说不能用长长的指甲去掐昏迷者,而是要用拇指的力量按压穴位使人苏醒。所以掐人中一般不用女性,最主要原因是女性的指甲一般比较长而且没有劲。如果掐人中患者还是没有苏醒,那么还可以用针灸针刺激人中穴,当然,这需要患者的家属懂一点针灸知识。

6 久咳不愈怎么食疗?

感冒了,往往在退热后,很多人还要被咳嗽困扰较长时间。对于咳嗽,民间有很多食疗"偏方",我们为您收集了被中医临床实践证明了的,最为有效的13 个咳嗽食疗方,在您或家人久咳不愈时,不妨试一试。需要提醒您注意的是,食疗只能是辅助治疗,如果病情严重,您还需在医生的指导下进行正规治疗。

(1) 萝卜葱白治风寒咳嗽

做法:萝卜 1 根,葱白 6 根,生姜 15 克。用水 3 碗先将萝卜煮熟,再放葱白、姜,煮成一碗汤,连渣一起服。

适用:宣肺解表,化痰止咳。治风寒咳嗽、痰多泡沫、伴畏寒、身倦酸痛等。

(2) 红糖姜枣汤治伤风咳嗽

做法:红糖 30 克,鲜姜 15 克,红枣 30 克。以水 3 碗煎至过半,顿服,服后出微汗即愈。

适用:祛风散寒。治伤风咳嗽、胃寒刺痛、产后受寒腹泻等。

(3) 芫荽汤治伤风咳嗽

做法:芫荽(香菜)30 克,饴糖 30 克,大米 100 克。先将大米洗净,加水煮汤。取大米汤三汤匙与芫荽、饴糖搅拌后蒸 10 分钟,趁热一次服,注意避风寒。

适用:发汗透表。治伤风感冒引起的咳嗽。

（4）白萝卜蜂蜜治风寒咳嗽

做法：大白萝卜1个，蜂蜜30克，白胡椒5粒，麻黄2克。将萝卜洗净，切片，放入碗内，倒入蜂蜜及白胡椒、麻黄等共蒸半小时趁热顿服，卧床见汗即愈。

适用：发汗散寒，止咳化痰。治风寒咳嗽。

（5）蒸贝母甲鱼滋阴补肺

做法：川贝母5克，甲鱼1只（约500克），清鸡汤1升，葱、姜、花椒、料酒、盐各适量。将甲鱼宰杀，去头及内脏，切块备用。将甲鱼块放蒸盆内，加入贝母、盐、料酒、花椒、葱、姜，上笼蒸1小时，趁热服食。

适用：滋阴清热，润肺止咳，退热。治阴虚咳喘、低热、盗汗等。

（6）鲜梨贝母治咳嗽肺痈

做法：鲜梨500克，贝母末6克，白糖30克。将梨去皮剖开，去核，把贝母末及白糖填入，合起放在碗内蒸熟。早晚分食。

适用：清热化痰，散结解表。用治咳嗽或肺痈。症见胸痛、寒战、咳嗽、发热、口干、咽燥、痰黄腥臭或脓血痰等。

（7）冰糖燕窝粥治肺虚久咳

做法：燕窝10克，大米100克，冰糖50克。大米淘洗干净后放入锅内，加清水三大碗，旺火烧开，改用文火熬煮。将发好纯净的燕窝放入锅中与大米同熬约1小时，加入冰糖溶化后即成。

适用：滋阴润肺，止咳化痰。治肺虚久咳及咳喘伤阴。

（8）燕窝梨养肺阴

做法：燕窝5克（水浸泡），白梨2个，川贝母10克，冰糖5克。白梨挖去核心，将其他三味同放梨内，盖好扎紧放碗中，隔水炖熟食用。

适用：养阴润燥，止咳化痰。治多年痰咳、气短乏力。

（9）萝卜胡椒止咳祛痰

做法：萝卜1个，白胡椒5粒，生姜3片，陈皮1片。加水共煎30分钟，日饮汤2次。

适用：下气消痰，治咳嗽痰多。

（10）豆浆润肺止嗽化痰

做法：黄豆浸泡磨汁，煮沸后加冰糖饮用。每日清晨空腹饮1碗。

适用：健脾宽中，润燥补水；清肺止咳，化痰。治痔积瘦弱、肺热咳嗽等。

(11) 豆腐加糖止咳化痰平喘

做法:豆腐 500 克,红糖、白糖各 100 克。把豆腐当中挖一窝,纳入红、白糖,放入碗内隔水煮 30 分钟。一次吃完,连服 4 次。

适用:清热、生津、润燥,治咳嗽痰喘。

(12) 玉米须橘皮治咳嗽

做法:玉米须、橘皮各适量,共加水煎,日服 2 次。

适用:止咳化痰,治风寒咳嗽、痰多。

(13) 萝卜猪肺止咳汤

做法:萝卜 1 个,猪肺 1 个,杏仁 15 克。加水共煮 1 小时,吃肉饮汤。

适用:清热化痰、止咳平喘,治久咳不止、痰多气促。

7 醋蛋液能治高血压吗?

高血压已成为影响人类健康的致命杀手之一,尤其是对中老年人,更是一种健康隐患。生活中,经常会看到身边的一些老年人因患高血压而离不开药,且多数人吃药的量越来越大,有时还不知道该吃哪种药效果好、副作用小。俗话说,偏方治大病。在民间一直流行"醋蛋液"治疗高血压的说法,效果非常显著。

具体方法是:取生鸡蛋 1 个,将其用凉开水洗净后,放入大口玻璃瓶内,倒入 9°米醋 150~180 毫升(每瓶 9°米醋可浸泡 3 个鸡蛋),静置 24 小时后,蛋壳溶解,用筷子将蛋膜挑破,搅匀,再静置 24 小时即成醋蛋液;将适量的醋蛋液倒入玻璃杯内(1 个鸡蛋制成的醋蛋液可分 6~10 次喝完),加入 2 倍蜂蜜,再加入 6~10 倍温开水(40 摄氏度以下),搅拌均匀,于早饭前半小时至 1 小时空腹喝下,然后漱口。

需要注意以下几点:

(1) 醋最好是 9°米醋,用其他的醋代替可能没有效果或效果不明显。

(2) 蜂蜜要选用纯正的好蜂蜜,市场上的蜂蜜质量不一,劣质蜂蜜掺杂糖多,长期饮用会造成血糖升高等,要注意辨别。

（3）配制时，要拧紧盖子，以防醋蛋液变质。

（4）夏季气温高，可以少泡制，随泡随用。

事实上，中医食疗历史悠久，源远流长，是中医药宝库中闪耀的瑰宝之一，在我国民间广为流传的醋蛋液便是其中的一块宝石。现代研究发现，醋蛋液可以降血压、降血脂、增强机体抗自由基的作用，对预防动脉硬化有帮助，也有一定的通便、降低体重、提高免疫力和抗疲劳的作用。

不过，有两类人不适合吃醋蛋液：一是儿童不宜吃醋蛋液，因为儿童胃壁薄弱，吃醋会伤胃；二是患有胃溃疡、十二指肠溃疡的患者不适合吃醋蛋液，此类人胃酸分泌多，当忌吃。需要提醒的是，即使是没有胃病的成人，用醋蛋液作食疗，也不宜食之过多，这样会损伤胃黏膜。

8 鳝鱼血真能治病吗？

鳝鱼血为鳝科动物黄鳝的血。黄鳝，体细长，呈蛇形，向后渐侧扁，尾部尖细；头圆，吻端尖，唇颇发达，下唇尤其肥厚；上下颌及腭骨上部有细齿；眼小，为一薄腊所覆盖；两处鼻孔在腹部合而为一，呈"V"字形；体无鳞；无胸腹鳍，背、臀鳍退化仅留低皮褶，无软刺，都与尾鳍相联合；体色微黄或橙黄，全体满布黑色小点，腹部灰白。黄鳝为底层生活的鱼类，喜栖息于河道、湖泊、沟渠及稻田中，为凶猛的肉食性鱼类，捕食各种小动物。在夏、秋季节，捕捉黄鳝，捕后用针刺头部或剪去尾部即可取血。《本草纲目》记载："鳝鱼血，尾上取之。"

鳝鱼血是一种传统中药，具有祛风、活血、壮阳之功效，能治口眼歪斜、耳痛、鼻衄、癣、瘘等。《本草拾遗》记载："主癣及瘘，断取血涂之。"《本草纲目》记载："疗口眼歪斜，同麝香少许，左歪涂右，右歪涂左，正即洗去。治耳痛，滴数点入耳。治鼻衄，滴数点入鼻。治疹后生翳，点少许入目。治赤疵，同蒜汁、墨汁频涂之，又涂赤游风。"《本草汇言》记载："去风活血。治血燥筋挛。"《本经逢原》记载："助阳。"《医林纂要》记载："正经络，去壅滞，缓风软坚，渗湿去热。"

在当代，临床上主要应用鳝鱼血治疗颜面神经麻痹和慢性化脓性中耳炎。

（1）治疗颜面神经麻痹： 采用鳝鱼血局部涂敷，观察 100 余例，绝大部分均获治愈，少数亦有好转。用法：①将鳝鱼血涂于患侧（口向左歪，右为患侧；向右歪，左为患侧），30 分钟后洗去，3 天后再行第二次治疗。②先用面粉加水调搓成细长面条，做成圆圈形置于面部患侧（目的是防止鳝血流掉）；然后用消毒注射针头在消毒过的地仓穴上画一"十"字，略使渗出血液，最后取鲜鳝鱼 1 条，将头切去，滴血于面圈范围内（地仓穴滴厚些）。2 天后擦去，每隔 2~5 天 1 次。鳝鱼血涂于局部，干燥后能牵引面部肌群，刺激神经，促使瘫痪的肌群恢复正常。

（2）治疗慢性化脓性中耳炎： 用鳝鱼鲜血滴耳，观察 63 例，轻者 1 次，重者 2 次即可见效。方法：将黄鳝放在清水中养 6~8 小时。用时以镊子或止血钳将黄鳝颈部夹住，以消毒过的剪刀将其尾巴剪断，让鲜血滴进耳中，侧卧 20~40 分钟。滴药前，需先用 2% 过氧化氢溶液或生理盐水将患耳洗净、擦干。

用鳝鱼血治疗面部疾病的时候，需要注意：一般来说，早期（急性期）患者可以试用，但如果连续用此方法 1 周还未能取得明显疗效，请及时去当地专科医院就诊，以免延误病情。一般此病 3 个月内属于急性期，也就是最佳恢复期，3 个月内未取得明显恢复者，恐将留下后遗症。

9 大蒜能治腹泻吗？

大蒜是我国民间常用于治疗腹泻的偏方和验方。历代本草言大蒜气味辛温，能杀毒气。我国很早就运用大蒜治胃肠病了，如东汉名医华佗曾用蒜齑（即切碎的大蒜子）与醋来治疗腹中蛔虫；唐代医学家孙思邈又用大蒜治疗泄泻暴痢；宋代本草家用它杀毒气，健脾胃；明代李时珍则用大蒜治疗霍乱和冷痢。古人还主张将大蒜作为旅游时的必备药物，如元代王祯在《农书》中说，将大蒜"携之旅途，则炎风瘴雨不能加，食馐腊毒不能害"。实际上就是运用了大蒜消毒杀菌的作用，以便有效地预防胃肠病。

大蒜作为偏方，至今亦常用于治疗胃肠炎及痢疾之类的疾病，如用生大蒜捣碎敷贴两足心，也可贴脐中，除痢止泻有良效。又如治小儿腹泻，可取带皮大蒜两头,先加以烧烤,待皮焦黑、肉软熟时服食,此时大蒜已无辛辣味,小孩能够接受,服后即可止泻,如服一次无效或效果欠佳则可多服几次。用此法治疗成年人腹泻亦有一定效果。不过应当指出,大蒜生用比熟用效果好,成年人仍应以生吃大蒜为佳。

大蒜素有"土生土长的青霉素"之美誉,研究表明,其神奇药效的秘密在于它含有一种辛辣含硫的挥发性蒜辣素。蒜辣素是一种强力植物杀菌素,具有特别的刺激性气味,对肠道致病菌如痢疾杆菌、伤寒杆菌等均有很强的抑制作用,故用来治疗胃肠炎及腹泻很有效。但是用大蒜治疗胃肠炎及腹泻时应当注意如下两点:一是凡胃肠患有溃疡或出血性疾病者,不可使用大蒜,以防因其刺激性太大而产生副作用;二是所用大蒜必须是新鲜、优质而没有腐烂的,收藏时间过久的陈年大蒜由于所含蒜辣素挥发较多而效果较差。最好是挑选当年所产新鲜大蒜特别是独头大蒜,其功效将更为显著。

由于大蒜有很浓的刺激性气味,一些腹泻者虽知其妙处,却觉难以下咽,如能配以治疗腹泻的其他食物同服,或许更易为人接受。腹泻时,除了大蒜,还建议根据自身病因及喜好,选用以下水果:

(1) 苹果:味甘酸,性平。有健脾益胃、生津止渴之功。用于中气不足,腹泻,便秘等。

(2) 荔枝:味甘微酸,性温。有补脾益肝、养血安神之效。用于脾虚久泻,胃疼腹痛,呃逆等。

(3) 石榴:味甘、微酸、涩,性温。能生津止渴,收涩止泻。甜石榴用于胃阴不足,口渴咽干,小儿疳积;酸石榴可治久泻久痢,便血,脱肛;石榴皮杀虫、驱虫,治虫积腹痛。

10 为什么吃核桃能健脑?

众所周知,核桃有健脑的功效,是很多人乐于选择的健脑营养品,但是核桃为什么能健脑呢?

中医认为核桃性温、味甘,无毒,有健胃、养神等功效。明代李时珍著《本草纲目》记述,核桃仁还可"补气养血,润燥化痰"。

核桃自古以来就是滋补佳品,各种微量元素丰富。现代研究认为,核桃中的磷脂、不饱和脂肪酸对脑神经有良好的保健作用,而且具有预防动脉硬化的功效;人体在衰老过程中锌、铬需求量增加,核桃仁中含有锌、铬等微量元素,有促进葡萄糖利用、胆固醇代谢和保护心血管的功能;核桃仁的镇咳平喘作用也十分明显,对慢性气管炎和哮喘病疗效极佳。可见经常吃核桃既能健身,又能抗衰老。

很多人都知道核桃能健脑,常常让快要参加考试的孩子,甚至是感觉到记忆力不好的成年人,不断地猛吃核桃。其效果究竟如何呢? 可能很多人都是模棱两可的。下面我们就来看看核桃健脑,到底是什么原理。

核桃健脑的原理:

(1) 大脑对不饱和脂肪酸的需求量大: 不饱和脂肪酸是构建大脑细胞膜的成分。人体所有细胞膜都是磷脂双分子层结构,由于大脑功能比较多,大脑细胞膜中不饱和脂肪酸的比例比其他地方高很多;另外,由于不饱和脂肪酸容易被氧化,导致一些失眠等问题的出现,因此大脑对不饱和脂肪酸的依赖性很强。

(2) 核桃中不饱和脂肪酸含量高: 核桃是油脂性坚果,脂肪酸的不饱和程度很高,特别富含亚油酸及 α- 亚麻酸。较多的 α- 亚麻酸对改善膳食中的 n-3 和 n-6 脂肪酸比例有一定的贡献。其中亚麻酸的衍生物 DHA(二十二碳六烯酸)和亚油酸的衍生物 AA(花生四烯酸)是大脑中最丰富的两种长链多不饱和脂肪酸,对大脑的功能有着非常重要的作用,对于提高儿童的学习功能、增强记忆力有着重要作用。

核桃既可生食,亦可熟食,还可煎汤、做丸。

应当注意的是,核桃含有较多脂肪,多食会影响消化,所以不宜一次吃得太多,每天食用 4~5 个最适合,多食会引起腹泻。此外,核桃不能与野鸡肉、鸭肉同食。痰火喘咳、阴虚火旺、便溏腹泻的患者也不宜食用。

11 黑芝麻能乌发养颜吗?

黑芝麻中的维生素 E 非常丰富,可延缓衰老,有润五脏、强筋骨、益气力等作用;可强壮身体,益寿延年,滋补肝肾,润养脾肺,对肺阴虚的干咳、皮肤干燥及胃肠阴虚所致的便秘,产后阴血不足所致的乳少也颇有疗效。

据营养学家科学分析:每 100 克芝麻中含蛋白质 21.9 克、脂肪 61.7 克、钙564 毫克、磷 368 毫克、铁 50 毫克,还含有芝麻素、花生酸、芝麻酚、油酸、棕榈酸、硬脂酸、甾醇、卵磷脂、维生素 A、维生素 B、维生素 D、维生素 E 等营养物质。正因为芝麻含有如此丰富的营养,因而在延缓人的衰老及美容方面,才起了极大的作用。

(1) 常吃芝麻,调肠胃抗衰老:常吃芝麻,可使皮肤保持柔嫩、细致和光滑。有习惯性便秘的人,肠内存留的毒素会伤害人的肝脏,也会造成皮肤的粗糙。芝麻能滑肠治疗便秘,并具有滋润皮肤的作用。利用节食来减肥的人,由于其营养的摄取量不够,皮肤会变得干燥、粗糙,而芝麻中含有防止人体发胖的物质蛋黄素、胆碱、肌糖,因此芝麻吃多了也不会发胖。

日常洗澡中,在洗掉皮肤污垢的同时,也会洗去人体表面上的油脂。因脱去油脂而使皮肤显得较为干燥的人,可吃些芝麻,能使皮肤看起来更为鲜亮。芝麻中的维生素 E,在护肤美肤中的作用更是不可忽视,能促进人体对维生素 A 的利用,可与维生素 C 起协同作用,保护皮肤的健康,减少皮肤发生感染;对皮肤中的胶原纤维和弹力纤维有"滋润"作用,从而改善、维护皮肤的弹性;能促进皮肤内的血液循环,使皮肤得到充分的营养物质与水分,以维护皮肤的柔嫩与光泽。

(2) 吃黑芝麻使白发变黑:古代医家指出:"黑芝麻,白发令黑,九蒸晒、枣肉丸服。"是说把黑芝麻蒸过之后再晒过,反复 9 次,再连同黑枣肉混合成药丸状服用,可令白发变黑。此方沿用至今,因其疗效明显,在民间广为流传。

黑芝麻虽好,但不宜大量摄取,春夏两季每天服半小匙,秋冬两季每天服一大匙即可,否则过犹不及,还可能导致脱发。

中医认为,头发的营养来源在于血,如果头发变白或易于脱落,多半是因为肝血不足,肾气虚弱所致。因此,对于白发、脱发患者,除了建议服用黑芝麻作食疗外,中医治疗的主要方法是补肝血、补肾气,用人参养荣汤合六味地黄丸,加何首乌、淫羊藿、五加皮等来调养。

(3) 黑芝麻食疗法

1) 黑芝麻枣粥

材料:黑芝麻 500 克,粳米、红枣适量。

做法：黑芝麻炒香，碾成粉，锅内水烧热后，将粳米、黑芝麻粉、红枣同入锅，先用大火烧沸后，再改用小火熬煮成粥，食用时加糖调味即可。

功效：芳香扑鼻，甜润可口，具有补肝肾、乌发等食疗效果。

2）芝麻首乌杞子丸

做法：黑芝麻、何首乌、枸杞子各等份，共研末，炼蜜为丸，每丸 10 克重。

用法：每次服 1~2 丸，每日服 2~3 次，开水送下，空腹服。

功效：用于治疗肝肾不足所致的头发早白、头发脱落。芝麻补五脏，益气力，抗衰老。

3）黑芝麻黄面

材料：白面 500 克，黑芝麻 100 克。

做法：将黑芝麻炒熟，白面炒至焦黄，每日晨起用滚开水调冲 30 克食用。亦可加盐或糖少许。

功效：固肠，美容，乌发。适合肠胃不固，面黄肌瘦者食用。注：小麦磨成面，炒黄，其性甘而温，故具健胃肠而固泄之功。

另外，除了坚持服用黑芝麻外，平日不吃冰冷饮料，以及油腻食物，每晚 11 点前就寝，不熬夜，才能改善白发问题，达到乌发养颜的理想效果。

12 辟谷有什么作用？

辟谷即不食五谷杂粮。这一做法起源于先秦，在我国唐代时期民间比较流行，如今在我国南方地区及韩国、日本等国也受到不少人追捧。西方国家的断食疗法，也起源于辟谷。

现代医学研究表明，人体的衰老和疾病，主要原因在于大肠里的粪便堆积和发酵，产生了有害物质，使人体慢性中毒，故从人体健康而言，人体中的废物有粪、尿、汗、二氧化碳等，而以粪便危害最大。大肠是专门收纳粪便的，如果清除不尽，就会产生多种毒素，变成各种慢性疾病加工厂，为百病之源，所以要想防病、治病，须先清理肠胃，以保持体内内环境、内空间清洁，从而促进各脏腑功能，提高免疫能力。如心脏病、血液病、脂肪肝、乙肝、糖尿病、妇科病、风湿类疾病、高血压、肥胖综合征、肠胃病、鼻炎、哮喘病、硅沉着病(矽肺)、全身浮肿、口臭等,这些被医学界称为不是癌症的不治之症,通过辟谷均能收到意想不到的预防和辅助治疗效果。

中国辟谷理论认为每个人的身体都有一套阳性系统和阴性系统。阳性系统就是我们日常一直在用的,比如说整个的消化系统;而辟谷是用一套方法,关闭阳性系统(同时使胃酸停止分泌),开启阴性系统。因此,人在辟谷状态下,即使好几天不进食,也不会感到饥饿,体力和精神状态反而会加强。具体表现在肢体灵活、双目有神、头脑清晰、思维敏捷、记忆力增强、理解力增强、意志力和忍耐力也大大加强,极易启发和诱发人体种种潜能。不过,中国古代留下来的众多学说,有些近于玄说,这种阴性系统也终究未能被人证明,也没有人能够终生不进食而可以辟谷存活,很多辟谷者对此过于相信,强行辟谷,最终导致发生身体损害的例子不胜枚举。因此,辟谷虽然可以防病、治病,但应该掌握科学方法,不可盲目、过度辟谷。现代辟谷一般是不吃主食,并不是水米不进,辟谷时需要适当摄入果汁和水分,防止低血糖现象。总之,辟谷的功效还有待研究论证,应谨慎为之。

13 敷肚脐能治病吗?

外敷疗法是使用简单的药物(或其他材料)涂敷在体表或患病的局部或一定的穴位,通过药性发挥冷热刺激作用以治疗疾病的一种方法。此类疗法简便易行,对多种常见病有一定疗效,适合广大群众掌握应用。本书将着重介绍外敷肚脐法,以供参考。

(1) **帮助透疹**:小儿感染麻疹病毒,出现发热、流鼻涕、咳嗽、眼睛发红、流泪、怕光,腮颊里面黏膜充血发红有散碎的小白点之后就要出疹。如果体质虚弱,疹子应出不出或出而不透则预后不好。可用带须葱白一寸左右五段,切碎,加胡椒10余粒,红糖一小捻,一同捣烂敷在肚脐上,有助于透发疹子。如无胡椒、红糖,单用葱白亦可。

(2) **可治几种胃肠道疾病**:外敷肚脐能治由风寒或积滞引起的腹痛、腹胀、腹泻,以及急性胃肠炎等。疗效迅速可靠。

1) 寒性腹痛:常由受了寒凉,吃了生冷而引起。可以取砖或石头一块,放火上烤热后,用布包裹两三层,敷在肚脐上,凉了换热的再敷,腹痛可在十几分钟到几十分钟内缓解。再用坐式,热敷肛门片刻,排气后即愈。

2) 风寒积滞腹部胀痛:受了风寒,窝住"气",存住食,肚子又胀又痛时,可用紫苏一两、香附子一两,共捣碎,放锅里炒热后装入布袋或布包一层,敷在肚脐上,凉了再加热,有理气、散寒、行滞之功效,两三次后,可以缓解腹部胀痛。如果没有以上药物,可改用麦麸二两、生姜半两、带须葱白四段,一同炒热,用布包上一层,敷肚脐上,凉了再加热,反复几次也可收到宽胀止痛的效果。

3) 慢性腹泻:即中医所称"脾虚泄泻""寒湿泄泻""完谷不化""食少便溏"等症,时发时愈或经久不愈,可用艾绒加米醋敷肚脐,每天可敷一二次,根据病情轻重连用 4~7 天可以痊愈,如能配合针灸,效果更好。

4) 小儿饮食过饱,消化不好:肚子发胀而无显著疼痛时,要采取化滞消胀的办法,用皮硝(或芒硝)二两,装入两层纱布袋,敷于肚脐上,包扎一夜后去掉,第二晚再敷。皮硝熔化可换新的,连敷两晚可帮助化滞消胀。

(3) 可以通利大小便:对于尿潴留,中医称"癃闭""尿闭",可用葱白四五段,切碎,加白矾半两,一同捣烂如泥,敷在肚脐上,一般在一二小时内可以排尿;对于大便秘结者,可用活田螺四五只,去壳,加食盐四五粒,一同捣烂,敷肚脐上,一小时后除去,大便即通。

14 田螺肉能治病吗?

田螺又名黄螺,生活在湖泊、池塘、水田及水流缓慢的小河内,以多汁水生植物的叶及藻类为主要食物,我国大多数地区都能找到。田螺不但营养丰富,而且作为药用,也有悠久的历史。我国著名的医药学家李时珍在《本草纲目》中记载田螺能"利湿热,治黄疸,捣烂贴脐,引热下行,止噤口痢,下水气淋闭,取水搽痔疮胡臭,烧研治瘰疬癣疮"。此外,历代很多古医籍有用田螺治病的记载。综合历代医家论述和现代医学研究,田螺主要有清热凉血、利水通淋的作用,主治热结下焦小便不通、黄疸、脚气、水肿、痔疮便血、目赤肿痛、疔疮肿毒等。现将临床用之有效的以田螺治病的小验方介绍于下:

治疗黄疸性肝炎:用田螺肉 10 个、糯米 50 克,加水煮成粥,加入油盐,分 2 次服食,连服 1 个月左右即能见效。

治疗肝热目赤:用大田螺 7 个,洗净,在水中养去泥秽。换水一升,再次浸洗,取出放碗中加盐少许。从壳内吸自然汁点眼。每日 1 次,连用 3 日即可见效。

治疗酒醉不醒:用水中田螺加葱豉,煮熟取汁饮,酒即解。

治疗肾脏性水肿、小便不畅:去壳田螺 5 个,洗净后加入食盐 20 克捣烂,摊于塑料薄膜上,敷于脐眼,外用纱布覆盖,每日换药 1 次,以腹水消失、小便畅通为止。

治疗消渴饮水(日夜不止,小便频数):用田螺五升,在水中浸一夜,渴即取此水饮用。每日换水及田螺 1 次。3 日内见效。

治疗中耳炎疼痛:明矾、冰片少许放入鲜田螺内,化成水汁后,先用过氧化氢溶液冲洗耳道,并用棉球擦干,再将上述水汁滴入耳内,每天 2 次,连用 3 天即可见效。

治疗噤口痢:用大田螺 2 个,捣烂,加麝香三分作饼,烘热贴脐,间隔半日,待热气下行,即思饮食。

治疗脱肛(脱出三五寸):用大田螺二三个,在井水中养三四天,去泥,以黄连粉填入壳内。先用浓茶洗净肛门,然后用消毒棉签蘸壳内水汁,涂在脱肠上,随后以软布慢慢将肠头托入。

治疗内外痔疼痛:取田螺 1 个,将螺盖取出,加入冰片 2 克,化成水后加入黄连末,调匀后涂患处,每天 3~5 次,连涂 1 周左右即可见效。

治疗疮肿:用田螺 1 个,以冰片少许放田螺内化为水,取水频涂频擦于疔疮上。每天 3 次,连用 10 天有效。

治疗腋下狐臭:用活田螺 1 个,塞入巴豆仁 1 粒,待壳内有水汁流出,即以此汁搽患处。照此方坚持,狐臭可以断根。

应该注意的是,田螺肉不宜与中药蛤蚧、西药土霉素同服;不宜与牛肉、羊肉、蚕豆、猪肉、蛤、面、玉米、冬瓜、香瓜、木耳及糖类同食;吃螺也不可饮用冰水,否则会导致腹泻。冰制品能降低人的肠胃温度,削弱消化功能,田螺性寒,食用田螺后如饮冰水，或食用冰制品，都可能导致消化不良或腹泻。

15 莲蓬壳炭吹鼻能治鼻出血吗？

莲蓬壳为睡莲科植物莲的成熟花托。秋季果实成熟时，可以割下莲蓬，除去果实（莲子）及梗，晒干。干燥莲蓬略呈倒圆锥形，多破裂，顶面圆形而平，径7~10厘米，高3~8厘米。表面紫红色或灰褐色，有纵纹及纵皱，顶面有数个除去果实后留下的圆形孔洞，呈蜂窝状，基部有花梗残基。质松软如海绵。无气味，味涩。以个大、紫红色者为佳。取洁净、干燥的莲蓬壳置锅内，上覆一口径稍小的锅，上贴白纸，两锅交接处用黄泥封严，煅至白纸呈焦黄色，停火，待凉，取出的炭状物即为莲蓬壳炭。莲蓬壳炭性温，味苦涩，入足厥阴肝经，消瘀、止血、去湿；治血崩，月经过多，胎漏下血，瘀血腹痛，产后胎衣不下，血痢，血淋，痔疮脱肛，皮肤湿疮等。用莲蓬壳炭吹鼻，主要取其止血的功效，确实能够辅助治疗鼻出血。

莲蓬壳炭吹鼻虽然能治鼻出血，但却是治标不治本。《本草纲目》记载："莲房，消瘀散血，与荷叶同功，亦急则治标之意也。"《本经逢原》记载："莲房，功专止血，故血崩、下血、溺血，皆烧灰用之，虽能止截，不似棕灰之兜湿也。"因此，鼻出血时，可以选用莲蓬壳炭吹鼻止血，但是，止血之后，还应该尽快查出鼻出血的根本原因，以便针对病因，采取治疗措施。

中医称鼻出血为鼻衄。《灵枢·百病始生》说："阳络伤则血外溢，血外溢则衄血。"鼻出血的产生也是各种原因引起鼻部阳络损伤的结果。临床上，鼻衄与肺、胃、肝、肾、脾关系较密切，分述如下：

(1) 脾不统血：久病不愈，忧思劳倦，饮食不节，损伤脾气，脾气虚弱，统血失司，气不摄血，血不循经，脱离脉道，渗溢于鼻，而致鼻出血。

(2) 肺经热盛：外感风热或燥热之邪，首先犯肺，邪热循经，上壅鼻窍，热伤脉络，血液妄行，溢于鼻中，故为鼻衄。《外科正宗》卷四说："鼻中出血，乃肺经火旺，迫血妄行，而从鼻窍出。"

(3) 肝火上逆：情志不遂，肝气郁结，久郁化火，或暴怒伤肝，肝火上逆，血随火动,蒸迫鼻窍,脉络受损,血液外溢,发为鼻衄。《疡科心得集》说:"有因七情所伤,内动其血,随气上溢而致。"

(4)肝肾阴虚:房劳过度,耗伤肾精,或久病伤阴,肝肾不足,水不涵木,肝不藏血,虚火上炎,血液升腾,溢于清窍,而为鼻衄。《证因脉治》卷二说:"或房劳伤肾,阴精不足,水中火发,或恼怒伤肝,肝火易动,阴血随火上升,错经妄越,则内伤衄血之症作矣。"《景岳全书》卷三十也说:"衄血虽多由火,而惟于阴虚者为尤多,正以劳损伤阴,则水不制火,最能动冲任阴分之血"。

(5)胃热炽盛:胃经素有积热,或因暴饮烈酒,过食辛燥,以致胃热炽盛,火热内燔,循经上炎,损伤鼻中阳络,血随热涌,妄行于脉外,而为鼻衄。《寿世保元》卷四说:"衄血者,鼻中出血也,阳热沸郁,致动胃经,胃火上烈,则血妄行,故衄也。"《三因极一病证方论》卷九也说:"病者饮酒过多,及啖炙煿五辛热食,动于血,血随气溢,发为鼻衄,名酒食衄。"

16 小儿初生要吃黄连吗?

曾听闻有的人给刚出生的宝宝吃黄连,据说是因为宝宝身上有"毒",比如宝宝刚生下来的时候,脸上、腋窝、大腿内侧容易出现一个一个的红疙瘩,也就是民间俗称的"胎毒",坊间传说让宝宝吃黄连不但可以治"胎毒",还可以预防"胎毒"。那么,小儿初生吃黄连到底科不科学呢?

中医也确实有"胎毒"这么一说,指的是胎中禀受之毒,多为湿热内蕴所致。所以说"胎毒"主要指的是热毒。古人认为胎毒的发病与妊娠期间母体的热毒有直接关联,表现为某些婴幼儿疾病,如痈疖、痘、疹、鹅口疮、胎黄等等。而母体的热毒主要来源于孕妇不注意禁口,常常肥甘厚味,辛辣饮食,或喜坐喜卧,不好运动,导致生活失调,而引起热毒长期滞于腹中,延及胎儿,从而出现上述病症。

那么,在现代医学中,"胎毒"到底指的是什么呢?现代医学认为,"胎毒"主要是指宝宝反复出现的皮肤湿疹。这既与孩子的体质有关系,也与宝宝刚刚接触的外部环境有关联。宝宝在出生前,所有接收的一切信号都来自母体,而本身不受外界任何的干扰,所处的母体内环境非常健康和单一,不带任何杂质。一旦宝宝与母体分离,就要独自面对外界各种病菌和微生物,而有些病菌和微生物就是引起湿疹的过敏原,在宝宝离开母体、免疫力低下的时候就会致病,从而出现一系列的皮肤问题,这恰恰也是宝宝的皮肤逐渐适应环境的过程,父母不必太担心。在湿疹不严重的情况下,口服维生素 C 是很好的治疗方法。

那么,新生儿吃黄连治"胎毒"可不可取呢? 首先要提醒的是,中医的"胎毒"范围广泛,不能单以黄连治疗,特别是刚出生的宝宝;其次,黄连味苦而性寒凉,服用对新生儿脾胃损伤较大,预防更加不可取。所以现代认为,提高宝宝的抵抗力才是预防和治疗"胎毒"的最佳方法,而出生时前几个月的母乳喂养对提高婴儿的抵抗力显得尤为重要。新生儿吃黄连治皮肤湿疹并不可取,只有等宝宝自身抵抗力提高了,他的肌肤能够独自适应外部环境了,那么湿疹的患病率自然会越来越低。

17 放血真能治发热吗?

一说到"放血",很多人都会觉得很害怕,总认为这带有些恐怖色彩。其实不然,这是中医针灸治疗方法的一种,主要通过在某些特定的穴位放出极少量血液,起到加速血液循环、疏通经脉、调理气血的作用,对治疗瘀证、寒证、痹证、痿证、坐骨神经痛、头痛、眼痛、青少年痤疮、湿疹等病症效果可靠,疗效好。现在,放血疗法非常受欢迎,除了可治病外,还可以美容,甚至某一顿吃多了都可以去放血。

中医学认为,放血疗法就是根据经络学说和针刺原理,用针具刺破特定部位或穴位放血,以疏通经脉,去瘀生新,调气理血,给病一个出口。放血疗法在使用针具和手法上有点刺、挑刺和丛刺,现在最常用的是点刺法。

中医经常采用的放血疗法,主要目的在于借由排出微量血液,达到"去滞解瘀"的功效。"去滞"是放血促进循环,消除因体内循环不佳造成的水肿、酸痛感等;"解瘀"则是治疗因扭伤或撞击造成的瘀血。

放血疗法的适用范围很广,比如很多人会出现四肢发凉、头晕、颈部僵硬等,这些症状都可以通过放血方法得到缓解。还有一些疾病,比如发热、晕厥、失眠、面瘫、风湿、脱发等都可以用放血方法治疗,临床上还应用于美容行业,比如祛除黄褐斑、红血丝等。对于有食积、血瘀的患者放出来的血液可能就是颜色特别深的,甚至是黑色。也可以针刺放血后配合拔罐,这样就加速了体内血液循环。

中医退热确实可以选用放血疗法。一般多采用耳尖放血疗法治疗幼儿发热的症状。耳尖放血具有显著的祛风清热、通经止痛的功效,能够改善耳廓血液循环,从而促进人体新陈代谢。这种方法对于婴幼儿痛苦较小,容易被家长所接受。耳尖放血治疗婴幼儿发热的特点是体温下降缓慢,但下降后极少有复升者。除了治疗幼儿发热,放血疗法对风热型急性扁桃体炎、上呼吸道感染也有较好的疗效。

一般放血是用采血片、三面三棱的三棱针,或五细针一束的"梅花针",针刺主治穴位,在穴位刺出血液,达到治疗目的。针刺部位非常微小,不会留下瘢痕,有时为促进排血,会在针刺前拔罐造成瘀血,即俗称"拔血罐"。

应该注意的是,放血疗法不是次数越多越好,也不是放血量越大越好,一般在1周左右应用一次放血疗法就可以了。接受放血前必须经中医师诊断处方,身体虚弱或贫血的人都不适合放血。建议大家找专业的医生来放血,做好消毒处理,没有医学常识的人最好不要自己操作。另外,有外伤、皮肤感染、免疫系统疾病的人也不要应用这种方法。

18 汗蒸法能治病吗?

汗蒸疗法属于中医内病外治的范畴,它的运用与中医学的发展一样,源远流长。汗蒸房的汗蒸疗法是近几年来在亚洲地区特别是韩国和日本等国比较流行的一种强身健体疗法。我国最早的医书《黄帝内经》中就有记载,用现代的话说就是"汗出当根据病情衡量轻重,要平复水气,驱除体内的积水,作些轻微运动,令阳气渐次宣行"。《素问·玉机真脏论》记载:"脾风、发瘅、腹中热、烦心、出黄、当此之时,可按、可药、可浴。"这是用沐浴治病最典型的描述。蒙古人受风寒生病后,用新宰杀的牛羊皮,把患者包裹起来,架火熏蒸使人达到出汗治病的目的。我国还有藏药蒸全身的方法。欧洲流行的土耳其浴和现代的汗蒸疗法相仿,只是没有现代的汗蒸疗法这样舒适科学。

汗蒸疗法是弘扬传统修身养性的疗法,是以保健为主、治病为辅的实用方法。汗蒸疗法的益处是能够改善人体的血液循环和人体内水分平衡。汗蒸疗法最适用的人群是中老年人。汗蒸疗法主要有以下适应证:①汗蒸疗法主要用于治疗寒湿症,痛风、风湿、类风湿、关节痛、腰酸腿痛、各类颈腰椎突出、骨质增生、坐骨神经痛、股骨头坏死、中风、偏瘫等。②汗蒸疗法对女人而言,治疗痛经、经期不调、产后风、青春痘、面部黄斑、面容憔悴等都有显著疗效。通过汗蒸能排毒养颜,降低黑色素活性,褪黑去黄、清除体臭,还能使面色红润、肌肤润滑。所以,有人说,女人的美是靠汗蒸蒸出来的,而不是靠化工颜料抹出来的。③汗蒸疗法能使中老年人身体阴阳平衡,强化细胞功能,能杀菌消毒,对各类皮肤瘙痒,初得风寒外感均有一定疗效。汗蒸亦能通经活络、除湿去痛、调解睡眠、利于疲劳人群,助人神清气爽。对于各种顽固性肥胖,汗蒸也是一种非常好的减肥方式,效果显著。

汗蒸疗法可以使一些疾病的症状得到缓解,如高血压、高血脂、高胆固醇、心绞痛、中风、胸口烦闷,以及胃痉挛、消化不良、腹泻、便秘、痔疮、口臭、厌食症、脂肪肝、手足冰凉、风湿性关节炎、糖尿病,头痛、肩颈痛、腰痛、腿痛、神经痛、静脉曲张、脚气、尿失禁、前列腺炎、感冒、鼻炎、哮喘、扁桃体炎、失眠、忧郁症、慢性疲劳等。因为通过汗蒸疗法可以使人体内的有害物质排泄释放出体外,达到一定的治疗目的。中医理论认为,应该把坏死的血液看作是瘀滞,清除掉这些渣滓,人自然变得健康。万病之源在于瘀,人们常说瘀则痛,人之所以疼痛的部位不同,患的疾病不同,就是因为不同的地方被瘀血堵塞,把这些瘀血疏通,使人体供血正常,病痛就会减轻、消失。瘀滞使人感到身体疼痛,易发各类病症,特别是心脑血管疾病。人们常说流水不腐,水不流动就会变质,形成一些有害的物质,人的体内也是一样。人体中的水分在体内的流动和正常循环都很重要。当外邪入侵后,产生了不同部位的疼痛,是湿邪阻止了身体的水分和液体正常循环,使得液体不能肃降和升发,不能与腠理通达,影响汗液的排出,就会产生不同症状的疾病。汗蒸就是要维持人体正常的液体流动,使体内有害身体健康的多余废弃物排出体外,达到身体通畅、有益健康的目的。

19 民间怎么治鸡眼的?

在寒冷的冬天,大伙纷纷穿上了棉鞋、皮鞋,可是,有些人却正为穿鞋发愁,他们因为职业或穿鞋不当等因素,患上了趾疣(俗称鸡眼)。只要鞋子稍紧,鸡眼处便疼痛难忍。鸡眼看起来是小问题,但却让人很头疼。鸡眼如果不及时治疗,还可能引发其他疾病。

鸡眼是一种常见病,人民群众在治疗鸡眼的过程中积累了许多宝贵经验,很多治疗鸡眼的小偏方因其用药简单、价廉、疗效独特而广受百姓的欢迎。下面我们将为您介绍经过临床实践证明、确实行之有效的十大治疗鸡眼的民间偏方。

方一:沙参 50 克,丹参 50 克。水煎 2 次,混合后分上、下午服,每日 1 剂,连服 2~3 剂。据报道,用本方治疗鸡眼有效率为 92.6%。

方二:缝衣针 1 枚(医用三棱针更好)。用 75% 乙醇溶液消毒,或将针尖在灯火上烧一下消毒,然后对准鸡眼的中心扎进去,进针的深度以出血为度(不出血则没有效果),拔针后挤出一点血来,用碘酒消毒,外贴胶布,几天之后,鸡眼就会变软以致脱落。

方三:丁香末、肉桂末等量。温水调成稠膏敷贴患处,外盖纱布,胶布固定。据报道,用本法敷贴鸡眼 100 例,一次贴敷治愈的占 63%,2~3 次贴敷治愈的占 37%。

方四:半夏适量,研末,敷于患部。用药前先洗净患处,剪(削)去鸡眼的角化组织,呈一凹面,放入半夏末,外贴胶布。经 5~7 天,鸡眼坏死脱落,生出新肉芽组织,再过数日即可痊愈。据报道,用本法治疗鸡眼 30 余例,未见复发。

方五:冰片少许。置于鸡眼上,用火点燃,至感觉疼痛时将火吹灭。每日 1~2 次,每次约半分钟,一个疗程 5~7 天。愈后局部无瘢痕。

方六:茉莉花茶 1~2 克,放在口内嚼成糊状,敷在鸡眼处,外用胶布贴盖,每 3 日换 1 次,一般 3~5 次,鸡眼便自行脱落。

方七:乌梅 30 克,食醋 250 克,将乌梅打碎,用醋浸泡 10 日后,再用浸液揉擦患处,每日 2~3 次,连用 7~10 日,鸡眼可自然脱落。或用乌梅 30 克,食盐 9 克,食醋 15 毫升,温开水 50 毫升,先将盐在温水中溶解,再放乌梅浸泡 24 小时,去乌梅核,将肉捣烂,加醋,共捣成泥状即可。涂药前,先将患处用温开水浸泡,并用刀削去老皮。涂药后,外盖纱布,胶布固定,24 小时更换 1 次,连续用 3~4 次可治愈。

方八:紫皮大蒜 1 个,葱头 1 个。共捣如泥,调醋。割除鸡眼表面粗糙角膜层(以刚出血为度),用盐水(温开水 2000 毫升加生盐 5 克)浸 20 余分钟,使真皮软化,擦干,将葱蒜泥塞满切口,用消毒纱布、绷带和胶布包好。每日或隔日换 1 次。一般 5~7 天为 1 个疗程。坚持用药,鸡眼即可脱落。

方九:生姜片、艾叶适量,将生姜置患处,将艾叶置于生姜上,用香火烧之,隔日自行脱落即愈。

方十:新鲜香葱 1 根,剥下香葱根部的白色鳞茎上最外层的薄皮,贴在鸡眼上面(先用热水洗脚并擦干),用胶布固定。一昼夜后,鸡眼压痛即明显减轻或消失。第 2 天继用上法。如此多次重复,鸡眼周围的皮肤发白、变软,最终自行脱落。

所有的偏方验法都有一定的适当性,建议您对症选用,这样才能有效。希望这些民间治疗鸡眼的偏方对您有帮助。

20 敷海带治疖肿有用吗?

疖子,中医认为是热毒侵入皮肤而发病,属于疮疡热证,所以又称"热疖"。细小如钉而反应较重的疖子,则称为"疔疮"。疖子以头、面、颈、背、臀等处最为多见;疔疮主要见于颜面及手指、足趾。疖子虽小,但也不可忽视对它的预防和治疗。

夏秋季节,蚊虫叮咬,皮肤易发生疖肿。疖肿多因夏日感受暑热而生。因夏秋季节气候炎热,皮肤裸露,毛窍开张,容易感受暑热毒邪,或因汗泄不畅,暑湿蕴于肌肤而生痤痱,复经搔抓,皮肤破损,感染邪毒而形成疖肿。初起常不引人重视,随着炎症的扩散,局部红、肿、热、痛明显加剧,人们才会注意到它的危害。对本病的治疗一般是涂以消炎拔脓的外用药,或服用消炎药物,待疖肿成熟后切开排脓。中医强调,本病因感受毒邪,风热相搏,湿热交蒸,以及气血凝滞,致邪热阻于皮肉之间,聚而成形所致。中医治疖肿,多选用清热解毒、消肿止痛的药物。

敷海带治疖肿确实有一定的疗效。海带外敷有消肿止痛、活血化瘀、清热解毒等功效,同时可以放置热水袋使局部血液循环加快,提高疗效。而且,海带易取,价格便宜,便于操作,并且疗效好、见效快,使用中也未发现不良反应。

1 朱良春为什么喜欢用虫类药？

国医大师朱良春，原任江苏省南通市中医院主任医师，1939年1月起从事中医临床工作，为全国老中医药专家学术经验继承工作指导老师、江苏省名中医，擅用虫药。

朱良春先生潜心研究虫类药数十年，上自《神农本草经》，下逮诸家，尽力收集有关虫类药的古籍史料和现代研究，辨伪求真，大胆地加以引申发展，使一些虫类药的配伍与应用赋予了更深广的内涵，应用范围不断扩大。

虫类药是动物药组成的一部分，形体较小，多数属昆虫类。由于它是"血肉有情""虫蚁飞走"之品，具有独特的生物活性，所以历代医家都较重视。从文献记载来看，虫类药始于《山海经》《黄帝内经》。汉代张仲景之《伤寒杂病论》，其中运用虫类药的方剂，法度严谨，寓意良深，如下瘀血汤、抵当汤（丸）、大黄䗪虫丸、鳖甲煎丸等方，对后世应用虫类药起着示范、推动的作用；成书于东汉的《神农本草经》，是总结虫类药医疗作用最早的书籍，其中列载虫类药28种，占全书所载药物的8%，占所收动物药（65味）的43%。说明在汉代对虫类药的使用就已取得宝贵的经验。

朱良春在深入研究历代虫类药功效后，结合自己的应用体会，并根据其配伍不同，将虫类药的功用主治概括为如下10个方面：

（1）**攻坚破积**：虫类药应用其咸软、辛散、以毒攻毒的药性特点攻坚破积或软坚散结,可用于治疗痰核、瘰疬、癥瘕积聚等症,即机体的脏器发生病理变化所形成的坚痞肿块,如内脏肿瘤、肝脾肿大等。此类药物有牡蛎、海蛤壳、海浮石、鳖甲、蜈蚣、全蝎等。方剂如仲景鳖甲煎丸用蟅虫、蜣螂、鼠妇、蜂房等治疗"疟母"(疟久肝脾肿大),《医学心悟》消瘰丸用牡蛎配伍浙贝母、玄参等治疗瘰疬,近人用全蝎、蜈蚣、斑蝥诸药治疗癌肿等。

(2) **活血祛瘀**:虫类药以其蠕动之性,飞灵走窜,具有搜剔络中瘀血,推陈致新之功,广泛应用于机体循环瘀滞或代谢障碍,出现瘀血征象者,尤以妇科为常用,如血瘀经闭、产后瘀滞腹痛、癥瘕等症。因妇女以血为本,病常瘀血阻滞。常用药物如水蛭、地鳖虫、穿山甲、鼠妇、五灵脂等。《神农本草经》论水蛭"主逐恶血,瘀血,月闭,破癥瘕积聚,无子,利水道",可见其化瘀效果显著。方如张仲景抵当汤(丸)用水蛭、虻虫等治疗热性病瘀热在里,其人如狂(精神错乱);大黄蟅虫丸、下瘀血汤用蟅虫等治疗诸伤血瘀或妇人血瘀腹痛、经闭等。现也常用于心脑血管疾病、糖尿病、肿瘤等见血瘀证者。

(3) **息风定惊**:息风定惊是虫类药的另一功效,适用于温热病热极动风、小儿惊风、肝阳化风等所致的眩晕昏仆、抽搐痉挛、项强肢颤,或风阳挟痰、痰热上扰之癫痫,风毒内侵之破伤风等症。常用羚羊角、水牛角、牛黄、石决明、地龙、全蝎、蜈蚣、僵蚕等药。如大青膏用蝎尾、乌梢蛇等治疗惊痫,止痉散用全蝎、蜈蚣等治疗急慢惊风、流行性脑脊髓膜炎、流行性乙型脑炎昏迷、抽搐等。

(4) **宣风泄热**:一些虫类药具有宣风清热、化毒透疹作用,用于热性病早期,邪热郁于肌表,发热、疹发不透等,如蝉蜕、僵蚕等药。升降散用僵蚕、蝉衣治疗温热病;消风散用蝉衣治疗风热瘾疹等即是此意。

(5) **搜风解毒**:爬行虫类药性善走窜,长于治风,有搜风通络、解毒止痛之功。其效宏力专,常用于风湿顽痹、头风诸疾,更可用于大风、历节,如麻风病、风湿关节病之类。药如全蝎、乌梢蛇、白花蛇、僵蚕、地龙等,方如苦参丸、搜风散。如许叔微麝香丸用全蝎、地龙等治疗白虎历节诸风疼痛;叶天士用蜣螂虫、全蝎、地龙、蜂房等治疗周痹等。

(6) **行气和血**:气郁血滞,出现脘腹胀痛诸症,可用行气和血之虫类药治疗。如乌龙丸用九香虫治疗肝胃气痛。《孙氏集效方》《太平圣惠方》及王孟英等用蜣螂虫治疗膈气吐食、大便秘塞及吐粪等症。

(7) **壮阳益肾**:部分虫类药甘咸性温,或为血肉有情之品,能温补肾阳,强壮筋骨。肾阳不足的畏寒肢冷、腰膝酸软、阳痿不举、宫冷不孕、尿频遗尿等症均可使用。如露蜂房、鹿茸、海狗肾、紫河车等,《本经逢原》称鹿茸"专主伤中劳绝,腰痛羸瘦,取其补火助阳,生精益髓,强筋健骨,固精摄便,下元虚损,头旋眼黑,皆宜用之"。蜘蜂丸用花蜘蛛、蜂房治疗阳痿、遗尿等。

(8) **消痈散肿**:毒邪壅结,导致痈肿、恶疽、顽疮等,每用此法治疗。如《救急方》用蛴螬治疗足胫烂疮;《直指方》将斑蝥用于痈疽拔毒等。

(9) **收敛生肌**:痈疽溃疡,久而不愈,需用收敛生肌之品。如《普济方》屡用五倍子治一切诸疮;各种金疮或跌仆外伤出血,尝用虫白蜡,朱丹溪盛赞其为"外科圣药"。

(10) **补益培本**:诸虚之中,唯阴阳为甚,需长期调养方能补之。常用的补益培本虫类药,如补益肺肾之冬虫夏草,补肾纳气之蛤蚧、紫河车,滋补肾阴之龟甲,养血补血之阿胶,温补肾阳之海马、鹿茸、桑螵蛸等。治疗肺肾两虚之虚喘,宜用"参蛤散";肾阳虚衰之阳痿、遗尿或小便失禁,尝用桑螵蛸、蜂房、海马等。

朱良春认为,虫类药的应用具有十分广泛的前景。要通过不断的实践探索,去发掘新药,开辟应用的新天地;要注重剂型改革,做到既方便运用,又提高疗效,努力拓宽虫类药应用之新途径。

2 王绵之的中药配伍中有哪些奇效药对?

国医大师王绵之,善治疑难杂症,尤以方剂学研究称道杏林。他学研俱丰,临证既重规矩准绳,又不落旧套。立法遣药重视疏导气机升降出入,主张顺应肺脾肾三焦之相互生理关系而调治。处方独具匠心且以擅长运用对药而为人称道。

(1) **升麻伍生地**:这种配伍属于升降配对。升麻助生地黄上行,清肺胃之热而凉血止血。《本草新编》云:"夫吐血出于胃,衄血出于肺,止血必须地黄,非升麻不可止……"王绵之对此段经文深思敏悟,颇具见解,且更有发挥。他说,《本草新编》之所以云生地黄非配升麻不效,是因为生地黄甘苦而寒,能清热凉血止血;升麻性主升举上行,伍以生地黄,可载生地黄甘苦寒凉之药性上达肺胃而清肺胃之热.以达凉血止血之功。然而,先生又认为,升麻毕竟辛散升发,性主上行,量大耗气,有碍于止血。因此,他强调升麻虽需用但剂量宜轻,且佐之以微量黄连以坚阴降火,方能相济而成功。如先生治一李姓支气管扩张咯血患者,据其形体羸瘦、干咳少痰、咯血鲜红、舌红少苔、脉细数的综合表现,确认咯血当属阴虚火旺、肺络灼伤所致。处方:生地黄15克,升麻2克,黄连1.5克,玄参10克,茜草炭10克,黛蛤散10克,生甘草10克。每日1剂,水煎服。连服5天后,咯血渐止,干咳、咽干、五心烦热亦相继而愈,续投六味地黄丸调治月余固本善后。

(2)桂枝伍白芍:这种配伍为动静配对。桂枝伍白芍,从阳而扶卫,走阴而益营,解表邪,和里气,营卫自调。桂枝配芍药,具有良好的调和营卫气血作用,对其配对的作用机制,先生阐述得十分精辟。王绵之说;"桂枝辛甘而温,气薄升浮,能解肌表、通阳气而入卫祛邪。芍药味酸而寒,性涩收敛,能敛阴液、养营血而入营和里。二药合用,一气一血,一收一散,一动一静,开合相济,使表邪得解,里气和而营卫自调——融'汗''补'二药于调和营卫一法。"

(3)黄连伍肉桂:这种属于寒热配对。黄连伍肉桂,泻心火,制阳亢,降心中之阳下归于肾,而不独盛于上。黄连、肉桂相伍同用,首出《韩氏医通》,后冠名为交泰丸。王绵之先生对该二药的配伍关系独具见解,认为:"黄连味苦性寒,寒可清火,苦能降泄,故能泻心火、降心中之阳下归于肾而不独盛于上;肉桂辛甘大热,能温肾阳,引火归原,致肾中之阴得以气化而上济于心。"如先生治一持续2年久治不愈的遗精、不寐患者,根据患者常年头晕耳鸣、腰酸梦遗、心悸怔忡、五心烦热、舌红、脉数的主证特点,拟方:黄连1.5克,生白芍15克,肉桂3克,阿胶10克(烊冲),生龙骨、生牡蛎各15克(先煎),炙甘草10克。每日1剂,水煎服。5剂后诸症显减,后随病情变化而略作加减,共服药20剂病愈。

(4)黄连伍半夏:这种属于苦辛配对。黄连配半夏,辛开苦降,调肠胃,畅气机,善治胃热痰结呕吐。黄连与半夏同用,重在调胃肠、理气机、和阴阳。先生说:"黄连苦寒,功擅清热燥湿、和胃止呕;半夏辛温,善化痰浊积聚、降气宽中。二药同用,取黄连之苦降,以清痰湿所生之热,用半夏之辛开,理湿所壅之结。"先生将此法运用于伴有心下痞闷、胸脘胀满，或呕逆欲吐，或咳痰黏稠，或肠鸣泄泻，舌苔黄腻、脉象濡数等痰热互结，或湿热中阻、气机失畅的多种病证，屡获效验。他还将此法变通剂型，移用于小儿胃热呕吐病证，每每得心应手。方法是取黄连、清半夏、干姜，药量比例依次为1∶2∶3，各研细末后过100目筛，并用均筛混合法充分和匀储瓶备用，用时按体重和病情，每服0.3~1g，每天2~3次，温水调下。

(5) 芍药伍甘草：这种属于酸甘配对。芍药伍甘草，甘酸化阴，有缓肝和脾、益气养阴、缓急止痛等功效。白芍与甘草同用，乃《伤寒论》芍药甘草汤，亦是伤寒家推为群方之魁的桂枝汤的基本组成之一。先生极为推崇此二药的协同作用及其在方剂学中的地位，称赞芍药甘草汤起到"开酸甘化阴之先河，标调和肝脾之楷模"的作用。如治一诸药无效一月之久的顽固性呃逆患者，先生据其呃声急促，伴有口干舌燥、舌红脉细数等特征，施以芍药甘草汤合益胃汤化裁[生白芍15克，炙甘草10克，黄连1.5克，北沙参15克，玉竹15克，麦冬10克，绿萼梅6克(后下)，佛手花6克(后下)]，先后服药10剂，呃逆即止，口干舌燥亦渐除。

(6) 浙贝伍连翘：这是相使配对。浙贝母合连翘，清热毒、化痰浊、开郁滞，有散结消肿之功。浙贝母味苦性寒，有清热化痰、开郁下气的作用；连翘味苦性凉，具清热泻火、消肿散结之功效。《药品化义》谓其"总治三焦诸经之火，一切血结气聚，无不调达而通畅也"。先生对此二药配对所形成的清热毒、化痰浊、开郁闭、散结肿之功能尤为赏识，临床习将其相使配对，且加大剂量，掺揉于治疗痰火郁结而致的瘰疬、瘿瘤等方药之中，因药力专宏，屡治屡验。如治一数年经治不愈的淋巴结核患者，先生抓住口苦、便结、舌红、苔黄燥而腻等主证，拟方：浙贝母15克，连翘15克，玄参15克，皂角刺15克，海藻10克，昆布10克，生大黄10克(后下)，生甘草10克。随证略作加减，共服25剂，结核消散，诸症悉除。

(7) 当归伍桂枝：这是气血配对。当归伍桂枝，补中有行，行中有补，既可补血温经又能通阳行血，血虚寒凝所宜。先生认为，当归虽主入血，然其味甘、气轻、质重，集补血、行血、温阳于一体，故血虚者能用，血瘀者亦能用；桂枝虽入气分，然其味辛甘而气厚，味辛通阳，气厚助热，甘则补虚，故阳遏者能用，阳虚者亦能用。且归桂合用，即属气血配对，内涵动静相兼，寓补于行，寓行于补。

本组对药广泛适用于具有血虚寒凝的多种病证。先生十分重视此二药在《伤寒论》当归四逆汤中的配伍作用,临证常以二药为主,配合其他药物,治疗血栓闭塞性脉管炎、小儿麻痹症、雷诺病等,收到良好效果。

3 郭子光认为小柴胡汤有哪些奇妙的运用?

国医大师郭子光,为成都中医药大学教授,国内外公认的伤寒和各家学说专家、中医康复学科开创者。

小柴胡汤是《伤寒论》中运用最广的一个方子,人们对其方法理法探讨得也最多,各有千秋,而郭子光对其的运用更是达到了出神入化的地步。

郭子光认为,对于小柴胡汤的应用首先要定证,根据《伤寒论》中的第98条、第99条、第249条,定证有五:口苦,咽干目眩,往来寒热,休作有时,胸胁苦满,心烦喜呕,默默不欲饮食。然后定则,根据原文第101条、第103条、第104条,在任何情况下,只要有柴胡定证在,就用小柴胡汤治疗。郭子光认为,太阳病时用柴胡汤,是因为出现了向少阳传变的征兆,力图把传变阻止在萌芽状态;厥阴病出现柴胡证,是病机由阴转阳,由里转表之佳兆,用小柴胡汤促其转化向愈;阳明病有柴胡证,表明邪气未离半表半里,用小柴胡调节枢机。太阳、阳明、厥阴之用小柴胡,都与半表半里有关,都出现柴胡证,因此定证是正确运用小柴胡汤的关键。

郭子光根据自己定证定则的方法,运用小柴胡汤治疗了众多疑症杂症。郭子光认为定证第一条的口苦、咽干、目眩,必须同时存在,否则不能成为柴胡证。例如在治疗阵发性睡眠性血红蛋白尿、血尿、心肌炎、虚劳病等疾病时,患者均会出现口苦、咽干、目眩,郭子光运用小柴胡汤加减,均取得神奇疗效。定证第二条为往来寒热,休作有时。《伤寒论》中热型有9种,即发热恶寒,但热不寒,但寒不热,往来寒热,寒热如疟,日晡潮热等热型,只要兼其他柴胡定证之一,均可确定为柴胡证。每晚定时发热恶寒,不明原因的长期性发热,寒热往来,均可用小柴胡汤治疗。曾经一位17岁女孩因患免疫性、病毒性脑炎生命垂危,就诊时,难治性癫痫持续发作,患者进入昏迷状态,每天靠打麻醉药缓解症状。郭子光得知她晚上高热白天降温,夜热早凉,认为她问题出在体内伏气为病,第一步先要透邪外出,用小柴胡汤加减,7 服药后,患者退热,抽风也停了。定证之三的胸胁苦满,表现为两侧或一侧胸胁或胁下,呈胀满或满痛状,也可表现为牵连右上腹或胃脘部;或右上腹,胃脘部胀满牵引胸胁,均为柴胡定证。郭子光治疗过一个自发性气胸的患者,该患者出现右侧胸胁苦满严重、往来寒热、心烦、口苦、咽干的症状,还是用小柴胡汤治疗。定证是心烦喜呕,多呈干呕状,因欲呕而烦,或因烦而呕,除太阴无烦证,其他五经皆有烦证,而六经皆有呕吐证,可见心烦喜呕缺乏特质性,之所以认为定证,是因为在柴胡证中出现频率很高的缘故。

郭子光认为,小柴胡汤具有"高"(法度高)、"精"(用药精)、"广"(应用范围广)、"确"(治标明确,疗效确切)四大特点。他对小柴胡汤的妙用在于进行定证定则,这种方法具有普遍意义,外感热病或内伤杂病都可遵循。

4 李济仁"归芎参芪麦味方"为什么是治疗冠心病的名方?

国医大师李济仁,安徽皖南医学院及附属弋矶山医院教授、主任医师,为国内风湿病学、新安医学学科带头人之一,行医 60 余载,以内、妇科疑难杂病见长。

李济仁善用"归芎参芪麦味汤"治疗各型冠心病,故它被认为是治疗冠心病的名方。

归芎参芪麦味方的组方:当归 15 克,潞党参 15 克,紫丹参 15 克,川芎 10 克,五味子 10 克,黄芪 20 克,麦冬 12 克。功用是益气养阴,活血通脉。适用于各型冠心病。用法是每日 1 剂,水煎分 2 次服。

其方解为:方中当归专擅补血,又能行血,养血中实寓活血之力,与川芎配伍,益增活血祛瘀、养血和血之功,故推为主药;党参、黄芪益气补中,实为治本求源之施,辅主药以共同扶正;丹参长于治瘀治血,麦冬养阴益肾、润肺清心,于冠心病确有佳效;又取五味子以益气生津,改善血液循环。

本方加减:归芎参芪麦味汤是李济仁用于治疗冠心病的通治方,临证常以此方为基本方加减。具体分型如下:

(1) 气虚、阳虚型:心悸心慌,心中惕惕而动,阵发性气喘,体乏无力,畏寒胸闷,气短自汗,舌淡或有瘀点,苔薄白,脉细弱或虚大无力。治当益气温阳,开痹通络。基本方加大黄芪的用量(30克左右),潞党参改为红参(为6克),阳虚症状明显者,则加肉桂、附子各8克。

(2) 气滞型:胸痛走窜或刺痛,胸胁满闷,气短,每因情绪波动而增减,纳食少,喜太息,舌黯苔薄,脉多弦。当以开胸理气为治疗大法。基本方加金铃子散10克、广郁金10克、枳实9克调治。

(3) 痰浊阻滞型:心脾亏虚,痰浊阻络则见胸中痞塞,心悸气短,喘咳频作,痰呈粉红泡沫状,呼吸急促,不得平卧,舌淡苔厚腻,脉滑。治宜宣痹通阳,活血化痰。药用基本方合瓜蒌薤白汤加枳实调治。

(4) 血虚、阴虚型:眩晕、心悸而烦,惊惕不安,失眠怔忡,心中灼热似饥,肢麻、口干面赤,舌质绛,苔少或无,脉细数或结代。阴虚阳亢者,血压往往升高。治以滋阴养肝,补肾安神。用基本方并早晚分服柏子养心丸。高血压者酌加何首乌12克,白芍、干地黄各10克调治。

(5) 血瘀型:胸痛如针刺,痛有定处或牵引肩背,拒按,夜痛甚,心悸气短呈阵发性,舌质紫黯,脉沉涩。当活血祛瘀、通络止痛,以基本方加失笑散及红花、甘松等调治。

综上所诉,归芎参芪麦味汤可广泛用于治疗各类型冠心病,所以是治疗冠心病的名方。

5 张学文的"绿豆甘草解毒汤"能濒危救急吗?

国医大师张学文,陕西汉中人,1935年10月出生,陕西中医学院主任医师、教授,中医急症高手,为全国老中医药专家学术经验继承工作指导老师。

《辞海》记载:"物之能害人者皆曰毒。"温病学中的"毒"是一个病因概念,是一类致病物质的总称。此类物质体积微小,多混杂于其他物体之中,难以用肉眼直接观察,但具有较强的致病作用,对人体危害甚大,因而古人称之为毒。

张学文在总结前人经验的基础上,指出"毒"有内外之分,外毒是自然界产生的对人体有毒害作用的致病物质,内毒是人体在病理状态下化生的有害物质,二者在疾病的发生、发展、变化中均起着重要作用。解毒主要从两个方面考虑:一是用针对邪毒的药物直接解除,使正气免遭损伤;二是增强或调节机体清除邪毒的能力,以达到解毒的目的。

张学文配制的"绿豆甘草解毒汤"对解毒效果显著,是濒危时救急的良方:

[**组方**]绿豆 120 克,生甘草 15~30 克,丹参 30 克,连翘 30 克,草石斛 30 克,白茅根 30 克(鲜者为佳),大黄 15~30 克(后下)。

[**用法**]清水煎熬,日夜各 1 剂,必要时 6 小时服 1 剂,口服。昏迷患者可下胃管鼻饲。

[**功用**]清热养阴,通利排毒。

[**主治**]食物、药物(包括农药、毒药)等中毒后引起的呕吐、腹泻、昏迷、四肢逆冷,或高热、抽搐、惊厥、汗出等症。

本方方解:一般中毒的主要病机是毒热内聚,耗伤津液,伤及神明。绿豆甘草解毒汤中用绿豆性味甘寒,具有清热解毒利尿之功;甘草甘平,是解毒常用药;丹参苦微寒,能活血祛瘀、清热除烦安神;白茅根甘寒,清热养阴利尿,可防止出血,并加速毒物从小便排出;大黄苦寒降泄,荡涤毒物实热,使毒物从大便而泄;连翘苦寒,清心除烦,解毒安神;石斛甘寒,清热养阴,防止毒物伤阴。各药皆重用,以重剂抢救中毒患者,以免病重药轻、毒物吸收。综合全方,有强有力的清热解毒、养阴护胃、排泄毒素的作用,可用于多种药物、食物中毒患者。

此方是张学文抢救一位误食大量商陆中毒患者所用之方。后来推广用于各种食物、药物中毒,表现为热毒伤阴型者,皆取得较好疗效。应用时,首先要问清何物中毒,时间久暂。患者清醒时,应先用催吐、洗胃等方法,尽量排出未吸收的毒物。若属神志昏迷的患者,应同时应用输液、洗胃,配合针对性较强的解毒剂等多种救治措施,综合治疗。据应用体会,此方可以直接排泄毒素,有加速毒素从大小便排泄的作用。如出现中毒性黄疸时,可加板蓝根 30 克,茵陈 30 克,郁金 30 克;如遇抽搐惊厥,可加羚羊角 6 克(另煎)、钩藤 15 克(后下)。

6 任继学的"增损珠珀散"是做什么的？

国医大师任继学,1926 年 1 月出生,吉林扶余人。20 世纪 80 年代,即已成为业绩卓著的中医学家,在国内外享有极高的声誉,具有广泛的学术影响。他敢为天下先,治疗肾脏病经验丰富,创立的任氏经验方"增损珠珀散"治疗肾风有很好疗效。

《素问·奇病论》言:"病生在肾,名为肾风。"指出肾风证之病位在肾。风邪有内统寒温、燥毒之性,随着人体内阴阳偏盛偏衰而发作成病,有穿透之能,引邪聚毒,伤于肾之膜原,故曰肾风。

任继学在治疗肾风方面经验丰富,疗效显著。

肾风属于西医的慢性肾脏疾病。慢性肾脏病的发病多在脏腑亏损、气血不足的基础上,遭受外邪或内伤因素,致脏腑功能受损,产生湿、热、痰、瘀等多种病理产物,形成本虚标实的病机特点。

任继学在治疗肾风方面有自己独特的认识及宝贵的经验,对于不同的类型辨证施治,如水湿肿满证型,方用鲤鱼汤;浊毒瘀结证型,方用泄浊解毒汤;阳虚瘀浊,方用渗浊汤。以上各种,任继学认为,若蛋白尿阳性者,必须重用土茯苓,并加爵床子 50 克。根据任继学的经验,在疾病的发展过程中治疗咽喉疾病也十分重要。肾风证,其本在肾,但咽喉为发生、发展的关键,若出现咽喉肿痛,治宜利咽解毒,透经达络,方用利咽解毒汤。肾风如见镜检潜血不消,则在基础辨证基础上加用增损珠珀散(任氏经验方):琥珀 50 克,珍珠粉、象皮炭各 60 克,水蛭 30 克。共研为细末,每次 3 克,每 8 小时 1 次。增损珠珀散对治疗肾风镜下血尿疗效明显。

7 邓铁涛为什么认为冠心病从脾胃论治？

国医大师邓铁涛,广州中医药大学终身教授,现代著名中医学家。邓铁涛自20世纪50年代末开始研究脾胃学说,先后发表《祖国医学的脾胃学说提要》《略论脾胃学说》《李东垣的脾胃学说在临床上的应用》《补脾与免疫功能的关系》等论著,体现继承前人脾胃学说精华并使之发扬光大思想。

邓铁涛认为,冠心病乃本虚标实之证,正虚(心气虚和心阴虚)是本病的内因,痰与瘀是本病的继发因素。气虚、阴虚、痰浊、血瘀构成了冠心病病机的4个主要环节。初期的冠心病气虚(阳虚)而兼痰浊者为多见;中后期或发生心肌梗死的患者,则以心阳(阴)虚兼血瘀或兼痰瘀为多见。在本病的治疗上,邓铁涛强调以心脾相关理论作指导,运用调脾护心、补气除痰法治疗,取得较好疗效。

人体以五脏为核心,以五脏间的生理、病理联系为疾病发生、发展及表现的内在因素,每一种疾病都是五脏相关的局部体现。同样,冠心病的病位在心,病变为心脏、血脉气血阴阳失调,痰瘀痹阻。而且冠心病不仅病位在心,与其他四脏生理、病理及病证方面也密切相关。其中脾胃与冠心病的发病、病证及治疗尤其相关。邓铁涛指出:冠心病从脾胃论治的病因病机主要体现于心脾相关、痰瘀相关。

(1) **气血运行失和**:气血的正常运行有赖于诸脏腑间相互协调的作用,脾胃作为后天之本,气血生化之源,其功能的失调可对气血运行造成直接影响。心主血脉,血行脉中,虽由心气推动,但究其动力则在于宗气所为。"宗气不能自动,心借宗气之力以运之。"宗气的充沛则赖于脾胃的功能正常。《灵枢·邪客》曰:"五谷入于胃也,其糟粕、津液、宗气分为三隧,故宗气积于胸中,出于喉咙,以贯心脉,而行呼吸焉。"

李东垣曰:"夫饮食入胃,阳气上行,津液与气,入于心,贯于肺,充实皮毛,散于百脉。"这不但说明了宗气具有贯心脉推动血液循环的重要功能,还明确指出宗气与中焦脾胃的密切关系。若脾胃失调,运化无权,则宗气匮乏,推动无力,轻则血运不畅,重则"宗气不下,脉中之血,凝而留止"。心脉滞涩不通,则胸闷、胸痛、憋气等症随之而起。

(2) **痰瘀相关**:饮食失调导致脾胃损伤,是胸痹发生的关键因素,这一点在当今社会尤为突出。随着生活水平的提高,人们的膳食结构发生了很大的变化,膏粱厚味在食品中的比重不断增加,过嗜茶酒、肥甘无度之人随处可见。但是膏粱之品,消化不易;肥甘之物,助湿生痰;过嗜茶酒,则水湿停蕴。冷饮凉食,生冷油腻,刺激肠胃,困遏脾阳,导致中土失健,脾阳不运,或生活节律加快,饮食失节,饥饱无常。然而"食贵有节",有节制、节律地进食,能使脾胃保持"更虚更实"的生理状态,饮食自倍或过度饥饿及餐饮无度,都能损伤脾胃,使运化失司。

脾胃损伤,一方面使气血津液生化乏源,中气衰弱,则正气亦固之不足;心气不足,则无力推动血运,致脉道迟滞不畅;气虚不能自护,则心悸动而不宁。气虚日久,可致心阳虚弱,阳虚则寒邪易乘;津血不足,则使心血虚少,久则脉络瘀阻。另一方面,脾主运化,脾胃损伤则运化迟滞,内蕴生湿,湿浊弥漫,上蒙胸阳致胸阳不展,胸闷、气短乃作;湿浊凝聚为痰,痰浊上犯,阻滞胸阳,闭涩心脉,则胸痹疼痛。胸痹之形成,首先因于脾胃之损伤,气血生化不足;其次乃因湿邪痰浊内蕴,复因心脏正虚不能自护而上犯。

8 方和谦的加味和肝汤是治疗慢性浅表性胃炎的专方吗?

国医大师方和谦,1948年8月起从事中医临床工作,全国老中医药专家学术经验继承工作指导老师。

方和谦善用和法,提出"和为扶正,解为散邪"的精辟见解。其自拟"加味和肝汤"作为和法的代表方剂,来源于《太平惠民和剂局方》"逍遥散"的化裁。先生在此方的基础上加用党参、香附、苏梗、大枣四味药,使其和中有补,补而不滞。全方扶正祛邪:扶后天之本之正气,祛郁滞之邪气;既保留了逍遥散疏肝解郁、健脾和营之内涵,又加重了培补疏利之特色,从而拓宽了逍遥散的用途。

"加味和肝汤"以当归、白芍为君,养血柔肝,调理气机;以党参、茯苓、白术为臣,补中健脾益气,君臣合用,理气健脾,养血益气,共奏治肝实脾、气血同调之功;以柴胡、薄荷、苏梗、香附、生姜、大枣为佐,柴胡、薄荷疏肝以解郁,加入苏梗、香附不仅降肝之逆,且能条达上、中、下三焦之气,四药合用有疏肝解郁、行气宽中之功,此所谓"肝欲散,急食辛以散之"。本方以参、苓、术、草四君为佐,甘温益气,健脾和胃,既遵仲景"见肝之病,知肝传脾,当先实脾"之旨,又收"肝苦急,急食甘以缓之"之用,达到以甘温缓急杜其变的目的。上述特点使"和肝汤"成为一个调和气血,疏理肝脾,体用结合,补泻适宜的方剂,在临床上广泛应用于肝脾失和的病证。

[**组方**] 当归12克,白芍12克,白术9克,柴胡9克,茯苓9克,生姜3克,薄荷(后下)3克,炙甘草6克,党参9克,苏梗9克,香附9克,大枣4枚。

[**主治**] 肝郁血虚,脾胃失和,两胁作痛,胸胁满闷,头晕目眩,神疲乏力,腹胀食少,心烦失眠,月经不调,乳房胀痛,脉弦而虚者。

临床表明,加味和肝汤可以明显改善患者临床症状及胃镜下表现。根据《中国慢性浅表性胃炎共识意见》提出的"慢性胃炎的治疗目的是缓解症状和改善胃黏膜炎症",可以认为加味和肝汤切合慢性浅表性胃炎病机而达到了治疗目的。

加味和肝汤经过大量的临床实验,已经证实对于慢性浅表性胃炎的有明确的疗效。但是,它不仅仅只是治疗慢性浅表性胃炎的专方,还可以治疗一系列肝郁脾虚所致疾病,如功能性消化不良等。所以,它不只是针对某一个疾病的方,而是针对肝郁脾虚这一类证型所致疾病的良方。

9 唐由之治干眼病有什么特效方剂?

国医大师唐由之,中国中医科学院主任医师、研究员,1946年起从事中医临床工作,为全国老中医药专家学术经验继承工作指导老师。唐由之建立了现代化的中医眼科医院和眼科研究所;组织成立了中华中医药学会眼科分会,中国中西医结合学会眼科专业委员会;创办了一流的刊物《中国中医眼科杂志》。

干眼病是能引起患眼不适、视觉障碍和泪膜不稳定,损害眼球表面,并伴有泪膜渗透性增加和眼表炎症的泪液和眼球表面的多因素疾病。临床表现为眼部干涩、异物感、灼热感、畏光流泪、视物模糊等。

干眼病属中医学"神水将枯"范畴,并认为其发生与神水(泪液)关系密切。

中医学认为"肝开窍于目""肝在液为泪",肝所收藏的精微物质输送于目,使目受滋养,从而维持正常的泪膜功能;反之,肝郁不达,阴精不能养目,则出现神水将枯。

逍生散颗粒剂的主要组成为:党参颗粒 10 克,当归颗粒 10 克,生地颗粒 20 克,白芍颗粒 20 克,麦冬颗粒 10 克,五味子颗粒 10 克,柴胡颗粒 8 克,薄荷颗粒 8 克。

逍生散颗粒剂具有缓解症状、增加泪液分泌、提高泪膜稳定性、减轻眼表损伤等作用,是以逍遥散和生脉饮为基础方进行调整的中成药颗粒制剂。现代药理学研究显示,本方中运用的中药药理作用如下:白芍中的有效成分能调节淋巴细胞功能。白芍能够显著抑制前列腺素、白三烯等与疼痛相关的细胞因子的过高水平表达,达到抗炎的效果。柴胡总苷对许多炎症过程包括渗出、炎症介质释放等都有影响。柴胡总苷对机体特异性免疫功能及非特异性免疫功能均有一定的调节作用,并呈剂量依赖性。生地能对活性淋巴细胞的白细胞介素的产生有明显的增强作用,使低下的细胞免疫功能增强。当归能促进细胞因子的表达,并能促进放射损伤小鼠的免疫功能。党参增强小鼠巨噬细胞的吞噬活性,从而增强整个机体的免疫反应。麦冬多糖具有免疫活性,促进体液免疫和细胞免疫功能,并诱生多种细胞因子,提高血清溶血素抗体水平。五味子能增加免疫抑制,促进淋巴细胞转化。薄荷的主要有效成分薄荷醇,有明显抗炎作用。此组方是唐由之治干眼病的特效方剂。

10 班秀文认为带下病和湿热下注证有什么联系?

国医大师班秀文,中医妇科大家,从医 60 余年,治学严谨,医德高尚,学验俱丰,对中医经典著作和历代名家学术思想颇有研究;用药常从脾胃入手,主张辨证审慎,用药精专;对中医妇科造诣尤深,崇尚肝肾之说,喜用花类之品。

带下病指带下量明显增多或减少,色、质、气味发生异常,伴有全身或局部症状者。带下过多的病机主要有脾虚、肾阳虚、阴虚夹湿和湿热下注及热毒蕴结;白带过少的病机主要有肝肾亏虚、血枯瘀阻。临床上白带过少者少见,白带过多者多见(以湿热下注者多见)。湿热下注者表现:带下量多,色黄或呈脓性,质黏稠、有气味,或带下色白质黏,呈豆渣样,外阴瘙痒,小腹作痛,口苦口腻,胸闷纳呆,小便短赤,舌红,苔黄腻,脉滑数。

《丹溪心法》认为带下过多与湿痰有关,主张燥湿为主,佐以升提。《女科撮要》提出,带下过多乃由脾胃亏损、阳气下陷所致,主张健脾升阳止带。《傅青主女科·带下》认为带下俱是湿。

"湿为阴邪,最遏阳气;湿与热合,一阴一阳,异性相吸,互为阻遏;湿热有形,胶着难开。故湿热邪气侵袭人体,更易阻滞气机。"无论温热或湿热邪气侵袭人体,阻遏阳气,所形成的病机改变均为热郁,并随邪所至,形成热结。

国医大师班秀文认为,治疗带下分五色,重点调脾,兼治肝肾,治湿为主,兼以治血,血水两治,效果卓越。正如《女科经纶·带下门》引缪仲淳云:"白带多是脾虚……脾伤则湿土之气下陷,是脾精不守,不能输为荣血而下白滑之物。"他治疗带下,提出"治带不忘瘀"的学术观点,在对湿热兼夹瘀及肝郁化火等的辨证治疗上,本于经典,临阵活用,经验独特,疗效显著。

11 周仲瑛怎么用紫雪丹和安宫牛黄丸治热证?

周仲瑛(以下称周老)祖籍浙江慈溪,1928年出生于江苏如东,家世业医。父亲周筱斋是全国著名老中医之一,因此,周老幼承家训,耳濡目染,自然走上学习中医之路。尚在年少之际,周老每天都要跟随父亲出诊临证,晚上则聆听父亲传授医理、医道,从《黄帝内经》等四大经典到《药性赋》,从金元各家到温病学派,多数内容都是在能够背诵的基础上再进行讲解。这样边读书边临证,在反复体悟中感受到中医的神奇,从那时起周老就开始痴迷于中医。周老认为,温热暑疫都可能因高热引起患者神识昏迷,谵妄惊狂,烦躁不安,四肢抽搐,尿赤便闭,口渴唇焦等。这些症状都是温疫热毒内窜心包,扇动肝风,导致神识失常所致。

紫雪丹由羚羊角、犀角(现水牛角代)、磁石、滑石、石膏、寒水石、炙甘草、木香、沉香、丁香、升麻、硝石、朴硝、玄参、辰砂、麝香、黄金等药组成。方中取羚羊角、犀角(现水牛角代)清心凉肝;寒水石、滑石、石膏寒凉退热;朴硝、硝石导浊通便;玄参、甘草护阴解毒;辰砂、磁石、黄金镇心安神;丁香、木香、沉香、麝香宣窍利气。诸药性均主降,唯独用一物升麻,升而后降,以降为主,使诸经的邪火热毒,都从下窍而出。如是则神识清明,诸证可解。

安宫牛黄丸配伍精巧,效果良好,适用于温热时因邪热内陷,逆传心包,以致神昏痉厥,以及大人因热邪入中、小儿热痰惊风等证。本方由犀角(现水牛角代)、牛黄、黄芩、黄连、山栀子、郁金、梅冰片、雄黄、朱砂、珍珠、麝香等药组成,蜜丸,金箔为衣。方中用犀角(现水牛角代)、牛黄、雄黄、黄芩、黄连、山栀子清心泻热,化痰解毒;珍珠、朱砂、金箔镇心安神,定惊止搐;郁金、梅片、麝香宣郁开窍,醒脑安神。亦即吴鞠通所谓"芳香化秽浊而利诸窍,咸寒保肾水而安心体,苦寒通火府而泻心之法"。安宫牛黄丸最适用于中医辨证中脏腑之阳闭证,临床可见到突然意识障碍、偏瘫,同时伴有烦躁不安、面红身热、口臭、大便秘结、舌苔黄腻、脉象弦滑等邪热内闭之象。

典型病例:1998 年 8 月 26 日,学校有位女大学生,因"发热、咳嗽、胸痛"入住某省级西医院,入院诊断为"重症肺炎、胸膜炎",先后用数十种抗生素及多种支持疗法,患者仍然持续发热,并出现呼吸困难,胸片见"右侧气胸、双侧胸腔积液",血培养示"金黄色葡萄球菌和霉菌生长"。至 9 月 30 日开始出现"中毒性休克,多脏器衰竭"。当时的医院和家属本着"死马当活马医"的心态,提出请中医会诊。学校领导首先想到的是请周老出山。患者此时表现为高热、神昏、痉厥、喘脱等多症相叠,病情极为凶险。周老临危不惧,准确辨证为"痰热壅盛、闭塞肺气、内陷心包,引动肝风,伤阴耗气,而致内闭外脱",治以扶正固脱、清化痰热、平肝息风、开窍醒神等数法复合并投、协同增效,同时使用中医急救药如安宫牛黄丸、紫雪丹、羚羊角粉、猴枣散等,继之予清化、固脱、开窍、息风诸法并用,危候基本缓解,窍机渐开,脱象得固。1 周后邪热之势渐缓,身热渐平,神志已清。

12 张灿玾为什么用交泰丸治遗精?

国医大师张灿玾,1928 年 7 月出生,山东中医药大学主任医师、教授,1949

年1月起从事中医临床工作。

遗精是指不因性生活而精液自行泄出的现象,有生理性与病理性的不同。一月4次以上者,方是病理性表现。其中有梦而遗者为"梦遗",无梦而遗,甚至清醒时精液自行滑出者为滑精。多由肾虚精关不固,或心肾不交,相火妄动;或湿热下注,扰动精室;或脾虚不摄,精气外溢所致。

张灿玾熟谙中医经典,通晓中医理论,医术精湛,验识俱丰,擅长治疗各类疑难重症,尤其在治疗遗精方面造诣颇深,疗效卓著。对于本病的成因,认为五脏皆可导致遗精,以肾肝为最。肝肾同居下焦,水木相生,癸乙同源,因此在病理上常常相互影响,两脏同病;常用交通心肾、育阴潜阳之法治疗。药用:黄连1.5克,生白芍15克,肉桂3克,阿胶10克(烊冲),生龙骨、生牡蛎各15克(先煎),炙甘草10克。并认为本方的用药特色为寒热配对,黄连伍肉桂,泻心火,治阳亢,降心中之阳回归于肾,而不独盛于上。黄连肉桂相伍同用,首出《韩氏医通》,后冠名为交泰丸。

交泰丸以交通心肾,固精止遗为治则。黄连苦寒,泻心经之火;苦寒者主阳有余,苦以除之,疗下焦虚,坚肾。肉桂性大热,味辛、甘,重厚内行,直达脏腑,下行而补肾,能引火归原以通其气,和调阴阳,能使心肾水火阴阳二气相交。《本草新编》中提到"盖虚火益补,而实火益泻,以黄连泻火者,正治也,以肉桂治火者,从治也,故黄连、肉桂寒热实相反,似乎不可并用,而实有并用而成功者。盖黄连入心,肉桂入肾也。凡人日夜之间,必心肾相交,而后水火始得既济,水火两分而心肾不交矣。心不交于肾,则日不能寐;肾不交于心,则夜不能寐矣。黄连与肉桂同用,则心肾交于顷刻,又何梦之不安乎?"陈潮祖认为:"方用肉桂温肾以助气化,是补肾阳的不足;黄连泻心火以挫热势,是泻心阳的有余。"

临床显示,加减交泰丸具有交通心肾、固精止遗的功效,可明显减少遗精次数,改善遗精患者神疲乏力、腰酸腿软、烦躁失眠、梦则遗精、头晕和耳鸣症状。

13 张琪如何用"加味清心莲子饮"清心?

国医大师张琪,1922年12月出生,黑龙江省中医研究院主任医师,1942

年 1 月起从事中医临床工作,为全国老中医药专家学术经验继承工作指导老师。他钻研肾病 40 多年,临床科研硕果累累,是当之无愧的肾病权威。他对复杂肾病或各类疑难重症都辨证精准,生死边缘救人无数。他性情温和,但为中医之兴衰,曾多次致信总理,医之大者,天下为公。

加味清心莲子饮的组成:黄芪 50 克,党参 20 克,地骨皮 20 克,麦冬 20 克,茯苓 15 克,柴胡 15 克,黄芩 15 克,车前子 20 克,石莲子 15 克,白花蛇舌草 30 克,益母草 30 克,甘草 15 克。水煎服。方中以石莲子为君,入脾胃,取其清心火之功,并有收涩作用。

14 程莘农的"程式三才针灸法"是怎么回事?

国医大师程莘农,全国老中医药专家学术经验继承工作指导老师,中国针灸界第一位中国工程院院士,是中国针灸国际培训事业开拓者之一,为中国的针灸事业作出了卓越贡献。

程莘农从医 70 余年,自幼继承师道,精研针灸医术,旨在治病救人,临床实践中形成了许多独特的学术思想和治疗经验。他指出针灸疗疾要在辨证论治的基础上达到理、法、方、穴、术的统一,注重经络理论,主张明性配穴,辨证施术;重视临床疗效,以用为本,手法独特,创立"程氏改进三才法";强调针刺大法,因病而别,提插捻转,得气为先,留针、电针、艾灸多法综合应用。

20 世纪 70 年代,针灸以成本低、无消耗、见效快等特点,被广泛应用于临床。程莘农在推广针灸疗法的同时,还不断对自己的针灸手法进行完善。他在元代开创的"三才法"基础上,经长期总结、摸索,终于形成了自己独特的针灸手法,医界同行称之为"程氏三才法"。在针灸界,人们对这种手法的普遍评价是:进针快、穴位准、见效快。

程莘农认为,三才进针法最适合教学。在过去,中医扎针的方法有百十来种,学起来非常麻烦,学生不容易掌握。而三才法则把针灸简单化了,天、地、人叫三才,天在上面,地在下面,人在中间。他把扎针叫天、人、地,天就是浅,人就是在中间,地就是深,实际上就是"浅、中、深",从而轻巧利索、准确迅速地将点穴、押指、穿皮、进针等融合为一体,在一两秒内快速完成,让患者没有任何疼痛感。程莘农认为医生临床要以患者为本,不仅重视疾病,更要关心患者。在患者体位、针具选择、进针方法、针刺深浅等方面,既要确保疗效,又要注意患者能否接受,尤其是初次被针灸的人,进针的快慢、是否疼痛等因素,直接影响针灸的疗效。方便操作和快速熟练的进针方法,是成功的关键。深厚的书法功底和多年的针灸临床经验,总结出了一种易学、易教、患者痛苦少的进针法,取名为"程式三才进针法"。程莘农强调,针灸治疗时,进针手法的好坏关系到针灸的治疗效果。《灵枢·九针十二原》云:"持针之道,坚者为宝。"程莘农强调持针要有"手如握虎"之力,方能"伏如横弓,起如发机",进针时指力和腕力必须配合好,悬指,悬腕,悬肘,切循经络,针随手入。程莘农的"程式三才进针法",取意天、人、地三才,即是浅、中、深,进针时分皮肤、浅部和深部3个层次操作,先针1~2分深,通过皮肤的浅部,为天才,再刺5~6分深,到达肌肉为人才,三刺3~4分深,进入筋肉之间为地才,然后稍向外提,使针柄与皮肤之间留有一定间距。如此进针,轻巧迅速简捷,由浅入深,逐层深入,得气迅速,一则减少患者的疼痛,二则可以调引气机之升降。进针讲究指实腕虚,专心致志,气随人意,方使针达病所,气血和调,正胜邪去。这一刺法吸取了中国传统针法与管针进针法的长处,仅进针这一操作,将点穴、押指、穿皮、送针等动作糅合在一起,得气(感觉)极为迅速而效果良好,具有快速无痛、沉稳准确的优点,临床深受患者好评,吸引了不少国内外的学者前来学习。"程式三才进针法"的练习,主要是对指力和手法的锻炼。由于毫针针身细软,如果没有一定的指力,就很难力贯针尖,减少刺痛,对各种手法的操作,也不能运用自如,影响治疗效果,因此针刺练习,必须进行指力练习(纸垫练针法)、手法练习(棉团练针法)和自身练针,才能掌握基本技能。

15 为什么颜德馨用纯中医法能有效治疗白血病?

国医大师颜德馨,同济大学附属第十人民医院主任医师,1939年8月起从事中医临床工作,为全国老中医药专家学术经验继承工作指导老师,国家级非物质文化遗产传统医药项目代表性传承人。他继承家学，又入科班学习，在综合医院率先开辟中医病区。他提出白血病中医证治分型和有效药物，提升了中医急性热病的诊疗能力。他发展气血学说，创立"衡法"，丰富了中医治则学，揭示了人体衰老奥秘，开拓疑难杂症治疗和养生长寿新途径。

白血病是一种原因不明的恶性疾病，主要病变为造血细胞组织异常增生，全身各组织和脏器遭受浸润。常见症状有贫血和出血等。发病原因，有病毒感染、放射物质与化学品损伤、神经体液障碍(内分泌或某种代谢失调)及遗传等。本病属于中医学中的温毒、虚劳、癥瘕、积聚等范畴。

颜德馨在用中医治疗白血病方面颇有心得，如本虚标实白血病用解毒消癥青黄散。颜德馨认为，中医治疗白血病主要有以下几个方面：

(1) 正气虚弱，不能抗邪：病程中必须密切关注正气复原和巩固，积极战胜病邪，于病变过程中辨识正邪斗争所反映的虚实征象，把扶正作为主要治疗原则。

(2) 舌脉与本病的关系密切：本病的舌质多淡，类似一般阳虚，其实多为血虚，如血象好转，舌质即由淡转红。因此，从舌质之变化亦可推测红细胞、血红蛋白之变化。临床上舌质紫者，多见肝脾肿大；出血时亦可见紫色；病程中舌苔垢腻时见，似属脾胃运化障碍，事实上虚实之证均可见之。实证为痰浊内阻，应化湿醒胃。虚证由于脾胃生化无权，基于脾气虚弱，可用六君子汤加黄芪，苔垢可化。从舌苔变化还可以观察疾病的深浅。舌苔多见厚腻或腐腻不润，症多险恶；舌质红绛者，白细胞亦较不稳定，易于变化，应予以注意。白血病的脉象以脉证相符为顺证，脉证不符为逆证。白血病多属虚证，应见虚脉，若反见实脉则为病情恶化或即将恶化之先兆。临床上见弦、数、洪大之脉，病多主凶；见沉、细、涩、微之脉，病情发展较慢，有条件争取转化，预后较好；如在病程中阳脉突然平静，则预示病情有缓和之机。

(3) 中药对血象的影响很大：滋阴与补阳(健脾温肾)药均有提升红细胞、血红蛋白之作用，滋阴药获效时，亦有刺激白细胞上升的可能，但一般以阴阳并补疗效为佳。滋阴药如何首乌、生熟地、阿胶、枸杞、当归、白芍、玉竹、黄精、山萸肉等应用较多；对阳虚型以白术、山药、鹿角、仙茅、人参叶、巴戟天、补骨脂、肉苁蓉等用之较为应手，其他如牛骨髓与胎盘煎服疗效亦较好。

对各型白血病白细胞减少的治法，则应分寒性或热性两类分别进行治疗，热性用何首乌、地骨皮；寒性以肉桂、附子、鹿角等应用较多，特别对白细胞降至 $1 \times 10^9/L$ 以下者，西洋参之疗效较为显著，往往得以转危为安。其他如人参、紫河车等，可选用。血小板减少，有时单用连翘、红枣即有效，在复方中用胶类，特别是龟鹿二仙胶或鹿角胶效果较好。

（4）对发热的治疗可用很多方剂：各型发热可选用安宫牛黄丸、羚羊角、神犀丹、紫雪丹等药（后两种对白细胞偏低者，用之应慎重），对寒性各型则以甘温除热等法治疗。急性白血病之发热，患者多精神委顿，方中必参以益气扶正等培本之药，但用药方面与白细胞升降有关，上升者可用凉药，低下者当分轻重缓急，慎用羚羊角等味。对经治热不退或药后热退者即当进补，所谓"病久属虚，贵在补益"，在治疗中甚为重要。

（5）对出血治疗应结合辨证，参入生地、阿胶、鱼鳔胶、童便等内服，并参合外用法，如附子、生姜同捣敷两足心，同时用大黄末敷两太阳穴。在止血药中酌加大黄，每可增强疗效。慢性粒细胞白血病可用解毒、化瘀、消瘤的药物来治疗。解毒是针对病因；化瘀、消瘤是针对病理改变和证候。古方青黄散正具有这方面的作用。其中青黛味咸寒，可消肿散瘀、凉血解毒；雄黄味辛温，可解百毒，消积聚，化腹中之瘀血，两药并用，则有解毒、化瘀、消瘤作用。

16 李振华的香砂温中汤和沙参养胃汤到底怎么养胃？

国医大师李振华，河南中医药大学终身教授，主任医师。他对脾胃病学说有卓越贡献，被中医学界公认为脾胃病国手。他承担的国家"七五"重点科技攻关项目"慢性萎缩性胃炎脾虚证临床及实验研究"，丰富和发展了中医脾胃学说。

李振华多年潜心于脾胃学说和脾胃病证的治疗，提出"脾本虚证无实证，胃多实证；脾虚是气虚，甚则阳虚，脾无阴虚而胃有阴虚；治脾胃必须紧密联系肝；治脾兼治胃，治胃亦必兼治脾，脾胃病不可单治一方；胃阴虚治疗用药宜轻灵甘凉"等学术观点。他用自拟的香砂温中汤和沙参养胃汤对300例萎缩性胃炎患者的治疗,经卫生部验收鉴定,有效率达98.7%,治愈率32%,达到国内外先进水平。经对近20余年千余例患者的治疗随访观察,凡坚持服药者未发现一例转为胃癌,突破了国外资料认为该病是"癌前病变""胃黏膜不可逆转修复"的记载和观点。

(1) 香砂温中汤

[组方]党参12克,白术10克,茯苓15克,陈皮10克,半夏10克,木香6克,砂仁8克,厚朴10克,干姜10克,川芎10克,丁香5克,炙甘草3克。

[主治]适用于浅表性胃炎、萎缩性胃炎、反流性胃炎、十二指肠球炎等病。症见胃脘隐痛、喜暖喜按、遇冷加重、腹胀纳差、嗳气泛吐清水、大便溏薄、倦怠乏力、神疲懒言、畏寒肢冷、形体消瘦、舌质淡、舌体胖大、苔薄白、脉沉细无力等,辨证属于脾胃气虚、阳虚者。

[典型病例]王某,男,54岁,干部,1987年4月13日初诊。患者自述10年前因饮食不当致胃脘疼痛,10年来虽经中西药治疗,病情时轻时重,每因饮食失宜、情志不遂则症状加重。1987年10月经胃镜检查诊为慢性萎缩性胃炎,病理活检示胃黏膜萎缩性胃炎伴轻度肠上皮化生。患者恐惧癌变,前来诊治。

诊视中见胃脘隐痛,喜暖喜按,遇冷痛甚,脘痛时连及两胁,腹胀纳差,肢倦乏力,大便溏薄,日行2~3次,面色萎黄,形体消瘦,舌质淡,舌体胖大,边见齿痕,脉弦细。证属脾胃阳虚,兼肝郁气滞。治宜温中健脾,疏肝和胃。方用香砂温中汤加香附10克、乌药10克,水煎服。

二诊:上方服用18剂,胁痛消失、胃痛大减、纳食增加,仍便溏,日行2次。方中去香附、乌药,加薏仁30克,以增健脾祛湿之力。

三诊:上方又服18剂,大便正常、胃痛消失,仍感身倦乏力、食后腹胀。方中去薏仁,加焦三仙各12克,继服。上方前后共服3个月余,精神饮食好,大便正常、诸症消失、面色红润、体重增加。后复查胃镜及胃黏膜活检,示胃黏膜轻度浅表性炎症。1年后追访,知其身体健康,正常生活工作。

(2) 沙参养胃汤

[组方]辽沙参20克,麦冬15克,石斛15克,白芍20克,山楂15克,知母12克,鸡内金10克,天花粉12克,丹皮10克,乌梅肉10克,陈皮10克,生甘草3克。

[功能]养阴和胃,理气清热。

[**主治**] 适用于各种慢性胃炎。症见胃脘隐痛,脘腹胀满或牵及两胁,嗳气,纳呆食少,少食即饱,胃中灼热嘈杂,口干咽燥,便干,身倦乏力,面色萎黄,形体消瘦,舌体瘦小,舌质红而缺津,少苔或花剥,脉细弱或细数等,中医辨证属于脾胃阴虚者。

本方为阴虚胃病而设。药证相符,收效颇著。虽以大剂养阴之品为主,但伍以陈皮、山楂、内金之属则不致腻胃重滞。养阴而不腻膈,消导而不伤中,故为治疗胃病之良方。

17 徐景藩怎么治疗急性胰腺炎的?

国医大师徐景藩,生于1927年,原任江苏省中医院主任中医师,南京中医药大学教授。擅长治疗脾胃病,著有《脾胃病诊疗经验集》等。

徐景藩潜心脾胃病诊治研究60余年,对食管、胃肠、肝、胆、胰腺等脏腑病证形成自己独特见解和辨证方法;他引领学科建设,使江苏省中医院中医消化科成为全国唯一的中医脾胃病研究基地;培养了一支结构合理的高水平中医人才队伍,使中医药事业生生不息,薪火相传。

徐景藩首创"糊剂方卧位服药法",解决食管炎中药附着难题,让患者甚至同行叹服。徐景藩不断研究,运用中西医结合方法改进剂型和服用方法,取得了较好疗效。治疗急性胰腺炎,他采用清化通腑消滞法和外治法,颇有良效。他也常将现代中药药理学的研究成果在辨证的基础上参用于临床,提高了疗效。

治疗胰腺炎徐景藩用3种方法:

(1) 用皮硝(或芒硝)60~90克,以薄纸包成方形,外加一层纱布,贴于疼痛中心部位,再用布带围裹固定,卧时加盖衣被。翌晨取下,清洁皮肤。

(2) 大黄、蚤休(块根)等研成细末,加饴糖适量,调匀呈膏状。如无饴糖,可用清水和醋各半,调匀呈糊状。外敷疼痛部位,加盖塑料薄膜一层,再覆纱布、胶布粘贴固定。每日换药1~2次,根据病情可连续外用3~7天。适用于急性胆道感染、急性胰腺炎。

（3）葱白1把,捣烂,加入生姜汁少许,肉桂粉0.5~1克,和入面粉适量,加水拌揉呈饼状,敷于上腹部痛处,盖以纱布固定。每天1次。适用于慢性胆囊炎、胰腺炎。

18 李玉奇为什么说"萎缩性胃炎"就是"胃脘痈"？

国医大师李玉奇,生于1917年,从医60余载,精于内、妇、儿三科,尤其擅长治疗脾胃病,率先提出"萎缩性胃炎以痈论治"之学说,打破了长期以来萎缩性胃炎不可逆转的认识。

起初,在治疗萎缩性胃炎时,李玉奇也曾沿用古方从寒热虚实论治,然而临床实践证明,应用这种方法治疗萎缩性胃炎时,虽症除而病却经久不愈。后来受《金匮要略》之启发,张仲景在治疗五劳虚极赢瘦之证时,不用大补气血之剂,反以大黄䗪虫丸攻坚破积,其意旨在化瘀而后生新。得此启示,敢于跳出框框之外另立学说,以痈论治。

（1）**胃脘痈的古代论述**：以痈论治并非凭空设想,而是有古法可循的。《素问·病能论》云："黄帝问曰：人病胃脘痈者,诊当何如？ 岐伯对曰：诊此者,当候胃脉,其脉当沉细,沉细者气逆,逆者,人迎甚盛,甚盛则热；人迎者,胃脉也,逆而盛,则热聚于胃口而不行,故胃脘为痈也。"《圣济总录》中对胃痈作了精辟分析并提出治疗方剂："夫阴阳升降,则营卫流,以咳治热聚胃脘,留结为痈,连翘升麻汤方；胃腑实热,留结为痈……犀角汤方；营卫不流,热聚胃口,血肉腐坏,胃脘成痈,射干汤方；胃脘蓄热,结聚成痈,芍药汤方；热气留聚胃脘,内结成痈,麦门冬汤方。"

（2）**胃脘痈的本质**：李玉奇谓："胃痛之为病,乃胃阳之气不得宣发而受遏抑,所谓胃阳遏抑亦可视为胃之表证,即寒气隔阳；胃的里证乃热聚于胃口,故萎缩性胃炎是因脾胃俱病而出现的寒热交错诱发的瘤痈。"

其实,"痈"是一个广义的疾病概念,是中医对感染和热毒引起的发炎和化脓性疾病的总称。从现代医学的观点看,大多数中医的"痈"都与细菌和微生物感染有关。中医治疗痈的方法是"清热解毒",而很多清热解毒的中药都具有抗菌和抗病毒的作用。李玉奇提出的"以痈论治"中医理论的核心是用"清热解毒"的方法治疗胃炎,常用大量苦参、黄连、黄芩、蒲公英等,每每取得奇特疗效。

还应该强调的是,李玉奇虽然是中医出身,但是十分尊重西医,力主用科学方法研究和提高中医。李玉奇借鉴胃镜用于诊断,非但没有削弱中医四诊,相反反而促进四诊提高,尤其以舌诊突出。他独创"观舌识病"之长,通过放大镜观察患者舌象变化,就能准确判断疾病的性质、轻重及预后转归,与胃镜、病理诊断相比,总符合率达 90% 以上。

(3) **胃脘痈的治疗与预后转归**:李玉奇在临床中根据中医四诊,发现萎缩性胃炎伴异型增生或肠上皮化生改变,处于癌前病变,经胃镜病理确诊后,立即给予阻断监护治疗,并规定 4 个月一次胃镜病理复查,根据病变程度指导治疗,直到病变解除,免于癌变的发生。

针对本病的演变转化趋势,李玉奇制定了严密的治疗观察方法,提出了治疗本病的四大法则,即升阳益胃、生津救阴、解毒除湿、去腐生新。此外,对于早期发现胃癌,立即行之手术治疗,术后配合中药抗放化疗毒性反应,挽救患者生命。

19 李辅仁如何用独参汤、生脉饮、十全大补汤治疗急症?

国医大师李辅仁出身中医世家,从事高干医疗保健和临床工作 60 多年,精通医理,用药公允,疗效卓著,在医学界享有较高的声誉。

李辅仁在抢救危重症时,尤重扶助正气,固本培元。临证时独参汤、生脉饮、十全大补汤是李辅仁常选的方剂。

独参汤,由单独一味人参组成。功能补气固脱。主治诸般失血与疮疡溃后,气血俱虚,面色苍白,恶寒发热,手足清冷,自汗或出冷汗,脉微细欲绝者。用法:用水 300 毫升,枣子 5 个,同煎至 150 毫升,随时细细服之。令患者熟睡一觉。

(1) 生脉饮

[组方] 人参、麦门冬、五味子。

[功用] 益气生津,敛阴止汗。

[主治]

1) 温热、暑热,耗气伤阴证。汗多神疲,体倦乏力,气短懒言,咽干口渴,舌干红少苔,脉虚数。

2) 久咳伤肺,气阴两虚证。干咳少痰,短气自汗,口干舌燥,脉虚细。(本方常用于肺结核、慢性支气管炎、神经衰弱所致咳嗽和心烦失眠,以及心脏病心律不齐属气阴两虚者。生脉散经剂型改革后制成的生脉注射液,经药理研究证实,具有毒性小、安全度大的特点,临床常用于治疗急性心肌梗死、心源性休克、中毒性休克、失血性休克及冠心病、内分泌失调等病属气阴两虚者)

(2) 十全大补汤:十全大补汤来自于《太平惠民和剂局方》卷五。由人参、肉桂(去粗皮,不见火)、川芎、地黄(洗,酒蒸,焙)、茯苓(焙)、白术(焙)、甘草(炙)、黄芪(去芦)、川当归(洗,去芦)、白芍各等分组成。

[功用] 温补气血。

[主治] 诸虚不足,五劳七伤,不进饮食;久病虚损,时发潮热,气攻骨脊,拘急疼痛,夜梦遗精,面色萎黄,脚膝无力;一切病后气不如旧,忧愁思虑伤动血气,喘嗽中满,脾肾气弱,五心烦闷;以及疮疡不敛,妇女崩漏等。

[方解] 本方由四君子汤合四物汤再加黄芪、肉桂组成。方中四君补气,四物补血,更与补气之黄芪和少佐温热之肉桂组合,则补益气血之功更著。唯药性偏温,以气血两亏而偏于虚寒者为宜。

20 裘沛然的"一花四叶汤"怎么用?

裘沛然(1916—2010),在中医基础理论、各家学说、经络、伤寒温病、养生诸领域颇多见解,对内科疑难病的治疗亦颇具心得,为培养中医人才作出了贡献。中国特大型综合性辞典《大辞海》的副主编。

裘沛然是我国著名的中医学家,行医 70 余载,以善治疑难杂病,享誉全国。许多人对裘老的健康甚为好奇,揣度其必有养生秘诀。裘老说,养生贵在识度与守度。孙思邈提倡饮食应达到"饥中饱、饱中饥"为最合适,就是饮食之度;汉代华佗主张"人体欲得劳动,但不当使极耳",就是劳逸之度;《内经》载:起居有常,不竭不妄,就是房事之度;《论语》曰:"惟酒无量,不及乱",就是饮酒之度;另如:"乐而不淫,哀而不伤",就是悲欢之度;"君子爱财,取之有道",就是理财之度;"亲亲而仁民,仁民而爱物",就是精神文明之度;"仰不愧于天,俯不怍于人",就是做人之度。

裘老提出一个著名的概念,即"全神"。他所说的"全神"是指"神明"的妙用。作为万物之灵长,人类的"神"是最全面的,人体的生长壮老以及气血精髓的充养、喜怒哀乐的调控、对外界环境的适应等诸多生理活动,无不依靠"神"来主宰。它具有自我调节、自我修补、自我适应、自我控制四大功能,而这四大功能只有在精神不受损害的情况下,才能充分发挥作用。因此,要想身强体健,首先要"全神",而要达到"全神"状态,必须运用各种修身养性、澄心息虑的方法,使心态保持恬淡宁静。

裘沛然认为,养生最重要的是养心。他提出养心要遵循"1+4"原则,并创造出一张养生的精妙方剂———"一花四叶汤",对健康长寿独具效果。一花,即指身体健康长寿之花;四叶,即一为豁达,二为潇洒,三为宽容,四为厚道。

豁达即胸襟开阔。裘老说:"荣华富贵有什么好稀罕的,即使你多活几十年,也只是一刹那,任其自然,何必强求。"人只有具备了裘老这样"富贵于我如浮云"的豁达胸襟,才能看淡得失、心平气和、形神康泰。

潇洒原指清高洒脱、不同凡俗之意,而裘老意为轻松、舒畅,即充满生机、超越自我、身心愉悦,从而有利于健康。

宽容即宽恕,能容纳他人。裘老认为,宽容待人是一种美德,也是处理和改善人际关系的润滑剂,不但能使人心宽体胖、气血调和,而且对于社会的和谐也有重要意义。

厚道即为人处世之道要敦厚、仁厚。裘老经常强调,厚道对维护和培养人身元气有重要作用。厚道最为重要的就是做人要仁厚、乐于助人、扶危救困,同时要常怀感恩与报恩之心,多帮助他人。

裘先生说"养生贵在全神",就是努力使自己保持至善至美、恬淡宁静的心态。摒除邪恶和贪欲之心,不慕求浮荣,不损人利己,破除私心杂念,要有忠恕仁厚、纯一无伪的精神,这样,人体才能气血和畅、五脏安宁、精神内守、真气从之,达到应享年寿。

参考文献

1. 王礼贤. 杏林夜话[M]. 上海:上海画报出版社,2004.

2. 胡献国. 中医原来这么有趣[M]. 北京:农村读物出版社,2006.

3. 王焕华. 中药趣话[M]. 天津:百花文艺出版社,2006.

4. 王鸿谟. 王鸿谟自诊祛病法[M]. 南京:江苏文艺出版社,2010.

5. 王鸿谟. 察颜观色[M]. 北京:学苑出版社,2009.

6. 中里巴人. 求医不如求己[M]. 北京:中国中医药出版社,2007.

7. 张国玺. 做自己的健康管家[M]. 桂林:漓江出版社,2007.

8. 李灿东,吴承玉. 中医诊断学[M]. 北京:中国中医药出版社,2012.

9. 张普陶. 走出亚健康[M]. 太原:山西经济出版社,2010.

10. 钱云,王丽萍,叶静. 钱氏中医养生18法[M]. 天津:天津科技翻译出版公司,2009.

11. 米虹静. 中医养生保健一本通[M]. 贵阳:贵州科技出版社,2013.

12. 郭海英. 中医养生学[M]. 北京:中国中医药出版社,2009.

13. 詹锦岳. 家庭中医养生全书[M]. 北京:化学工业出版社,2013.

14. 侯又白. 中医养生秘方[M]. 北京:团结出版社,2008.

15. 蒲志兰. 春季中医养生[M]. 北京:中信出版社,2008.

16. 王莒生. 中医养生历书[M]. 南昌:江西科学技术出版社,1993.

17. 刘道清. 家用民间疗法精选[M]. 成都:四川辞书出版社,2001.

18. 刘道清. 中国民间疗法大典[M]. 郑州:中原农民出版社,1999.

19. 刘道清. 家用民间疗法大全[M]. 成都:四川辞书出版社,1996.

20. 李业甫. 特殊民间疗法[M]. 北京:人民体育出版社,1995.

21. 黎文献. 中国常用民间疗法[M]. 广州:广东高等教育出版社,1991.

22. 孙广仁. 中医基础理论[M]. 北京:中国中医药出版社,2002.

23. 周仲瑛. 中医内科学[M]. 北京:中国中医药出版社,2007.

24. 李时珍. 本草纲目[M]. 北京:北方文艺出版社,2007.

25. 蔡光先. 湖南药物志[M]. 长沙:湖南科学技术出版社,2004.

26. 兰茂. 滇南本草[M]. 昆明:云南人民出版社,1959.

27. 王士慎.随息居饮食谱[M].西安:三秦出版社,2005.

28. 赵其光.本草求原[M].广州:广东科技出版社,2009.

29. 孙思邈.千金翼方[M].太原:山西科学技术出版社,2010.

30. 国家药典委员会.中华人民共和国药典[M].北京:中国医药科技出版社,2011.

31. 张景岳.景岳全书[M].太原:山西出版集团,2006.

32. 宗懔.荆楚岁时记[M].太原:山西人民出版社,1987.

33. 葛洪.西京杂记[M].西安:三秦出版社,2006.

34. 孙星衍.神农本草经[M].太原:山西科学技术出版社,2011.

35. 陈自明.妇人大全良方[M].北京:人民卫生出版社,2006.

36. 吴谦.御纂医宗金鉴[M].太原:山西出版集团,2011.

37. 姚春鹏.黄帝内经[M].北京:中华书局,2009.

38. 董兴鲁,良石.跟国医大师学保健[M].石家庄:河北科学技术出版社,2009.

39. 朱良春学术经验传承研究室.擅用虫药解顽疾[N].中国中医药报,2013-05-27004.

40. 邱祖萍,曹杰.王绵之运用对药经验[J].中医杂志,2002,43(2):105-106.

41. 王玉川.略谈"五脏受气"及其临床意义[J].中医杂志,1979(7):11-12.

42. 郭子光.我对《伤寒论》热入血室的认识[J].浙江中医学院学报,1981(5):17-18.

43. 李济仁.归芎参芪麦味汤[N].家庭医生报,2003-01-27014.

44. 张学文.绿豆甘草解毒汤治疗多种中毒[J].陕西新医药,1978(2):38-39.

45. 李蔚,孙伟.国医大师任继学治疗肾风及肾劳经验撷萃[J].中国中医急症,2012,21(2):203,234.

46. 赵益业,吴焕林,阮新民,等.从五脏相关论治冠心病[J].四川中医,1999(11):12-13.

47. 侯乐.逍生散颗粒剂对干眼免疫、内分泌及泪膜影响的研究[D].北京:中国中医科学院,2012.

48. 钟以林,班秀文.班秀文治带下的经验[J].中医杂志,1996(5):280-282.

49. 方樑.基于周仲瑛教授学术思想的瘀热病机辨证研究[D].南京:南京中医药大学,2013.

50. 高尚社.国医大师张灿玾教授辨治遗精验案赏析[J].中国中医药现代远程教育,2012,10(7):14-15.

51. 孙元莹,郭茂松,吴深涛,等.清心莲子饮治疗难治性慢性肾盂肾炎疗效观察[J].辽宁中医杂志,2006,33(12):1603-1604.

52. 颜德馨.中医对白血病的辨证论治[J].上海中医药杂志,1963(11):28-31.

53. 全国名老中医治病经验谈系列——李振华治胃病方——香砂温中汤[J].家庭医药,2011(12):24.

54. 急慢性胰腺炎辨治[J].中医药研究,1990(1):2-3.

55. 鲁国良.李玉奇教授以痈论治慢性萎缩性胃炎[J].新中医,1994(4):12-14.

56. 陈雪楠.国医大师李辅仁治疗老年咳嗽用药特点[D].北京:北京中医药大学,2011.

57. 王庆其,李孝刚.裘沛然先生谈中华文化与养生之道[J].上海中医药杂志,2007,41(9):1-3.

58. 刘小娟,唐涛,罗杰坤,等.补阳还五汤对脑出血大鼠脑内血管内皮生长因子 mRNA 表达的影响[J].中药新药与临床药理杂志,2007,18(2):100-103.

59. 肖洪彬,刘立萍,李然.补阳还五汤现代研究进展与临床应用[J].中医药信息,2005,22(6):52-53.

60. 杨金生,王莹莹,程凯,等.国医大师程莘农针灸临床三要[J].中国针灸,2010,30(1):61-65.